Amati Holle

Steckbriefe bewährter homöopathischer Arzneien

Mit Quintessenzen wegweisender Schlüsselthemen

Amati Holle

Steckbriefe bewährter homöopathischer Arzneien

Mit Quintessenzen wegweisender Schlüsselthemen

lehmanns media

Impressum

Bibliografische Information der Deutschen Nationalbibliothek
Die Deutsche Nationalbibliothek verzeichnet diese Publikation in der Deutschen Nationalbibliografie; detaillierte bibliografische Angaben sind im Internet unter `http://www.dnb.de` abrufbar.

Helmholtzstr. 2-9
10587 Berlin
Umschlag:
Abbildungen: Amati Holle
Satz & Layout: LaTeX(Libertinus) Volker Thurner, Berlin
Druck und Bindung: Totem • Inowrocław • Polen

ISBN 978-3-96543-414-1 www.lehmanns.de

Inhaltsverzeichnis

Kapitel 1

Steckbriefe

Gerade zu Beginn des Homöopathie Studiums ist es wichtig, eine gute Grundlage der wichtigsten sog. Polychreste – der vielgeprüften Arzneien – zu bekommen. Dieses Buch beinhaltet die wichtigsten altbewährten Arzneien von A–Z.

Es ist fast so, als würden sich all die homöopathischen Arzneien wie in einem großen Haus befinden. Es gibt darin Große Flure mit den altbewährten Arzneien, doch hinter den Türen befinden sich weitere Abteilungen.

Wenn z. B. Lyopodium an der Tür unseres Wissens steht, kann es sein, dass hinter dieser Tür verwandte Mittel zu finden sind, die vielleicht noch besser passen, z. B. aus ihrer Familienzugehörigkeit und Verwandtschaft mit den Bäumen, aber auch andere Differenzierungen.

Wenigstens die größeren Flure sollten wir gut kennen. Das Dahinterliegende erschließen wir dann mit der Zeit, durch solche Wegweiser und dann durch unsere Erfahrung in unsere Arbeit, sodass wir mit der Zeit in die tieferen Bereiche des Hauses vordringen.

Aber überfordern wir uns (und unsere Patienten) nicht mit „Halbwissen". Die altbewährten Arzneien werden anfänglich immer noch eine großartige Wirkung zeigen. Aber es kann sein, dass wir mit der Zeit erkennen, dass der letzte Schliff erst durch die Feinjustierung möglich ist. Bei dieser Forschung können uns die Wegweiser helfen zu verstehen, was noch hinter dem Geschehen verborgen war.

Mit Absicht gibt es viel Platz für eigene Randbemerkungen.

Die Quintessenzen der Tabellen als Wegweiser im Anhang sind sehr hilfreich auf der Suche nach der besten Arznei. Wenn Sie tiefer eintauchen wollen in die Familien und Reiche, empfehle ich Ihnen das Buch: „Wesentliches auf den Punkt gebracht" (s. Seite

189), dort können Sie mehr über die vielen sog. „kleinen Mittel" finden. Die nur aus dem Grunde „kleine Mittel" genannt werden, weil sie noch nicht vielgeprüft wurden und unser Wissen darüber kleiner ist als bei den Polychresten, die hier verwendet werden.
Für mich sind dieses Wegweisen und die Anhaltspunkte zur Orientierung wichtige Grundpfeiler unserer Arbeit. Natürlich berücksichtigt es ebenso die Familien der Komplementäre, Differenzierungen und psychologische Hintergründe.

Gutes Gelingen wünscht

Im März 2023 Amati Holle

Mein besonderer Dank gilt allen Homöopathen und Homöopathinnen, deren Wissen hier eingeflossen ist.

Aethusa Cynapium – Hundspetersilie Aeth.

- #3-666.74.13
- *Familie:* Apiaceae (Doldenblütler). Müssen ihre Gefühle unter intellektueller Kontrolle bewahren, um keine Ablehnung zu erfahren. Selbstbeschränkung.
- *Wie:* Von plötzlicher Gewalttat, Schock, Unglück. Schwäche, Lähmung, Krampf.

Sie meiden die Menschen, lieben Tiere. Für sie sind Tiere vertrauenswürdiger als Menschen. Unverbunden leben sie in einer eigenen Welt. Fühlen sich anders als die anderen. Verschlossen, scheu in der Öffentlichkeit, eher AußenseiterIn; Wollen sich auf nichts und niemanden verlassen müssen. Hauptlebensinhalt sind Haustiere, TierschützerIn. Rückzug von den Menschen, Selbstgespräche. Zufrieden mit sich selbst. Selbstmord (durch Fenstersturz) wird in Erwägung gezogen. Meiden des Ungewissen, vor emotionalen Begegnungen. Kultiviert, auch spirituell, mit Distanziertheit. Poetisch, künstlerisch. Verlegen beim Sprechen. Ruhelosigkeit, Konzentrationsstörungen.

Ängste: ***Geliebte Menschen (oder Tiere) zu verlieren.*** Beim Einschlafen, dass sie nicht mehr aufwachen könnten. Dunkelheit. Erwartungsangst. Von ***Narkose*** nicht mehr zu erwachen. PRÜFUNGEN UND KONTROLLÄNGSTE.

Täuschung: eine großartige Person zu sein. Kontakt zu Menschen würde schaden. Sieht Tiere.

Schlaf: Aufschrecken aus dem Schlaf. Schlafwandeln. Speichelfluss im Schlaf. ***Epilepsie.***

Weinen um die Gesundheit.

Körperlich: Schwindel. Hautausschläge, besonders auch an der Nasenspitze, Aphten, Herpes. Darmträgheit. Blähungen, Erbrechen nach dem Essen. Pylorusstenose. Schlafwandeln. Epilepsie. Asthma. Krämpfe. Taubheitsgefühle in Händen und Füßen.

Verstopfungsgefühl in Nase oder Ohren, Darmträgheit. Blähungen, Erbrechen nach dem Essen. Pylorusstenose. Unverdaute Stühle.[35]

Fieber mit großer Hitze, ohne Durst und Verlangen zugedeckt zu sein [42]

Beschwerden mit Erschöpfung und Schläfrigkeit [9.1]

Empfindung WIE LANZIERENDER SCHMERZ IM UNTERLEIB. WIE EIN SCHRAUBSTOCK IM RÜCKEN.

Verlangen: nach Käse, Salz, Stärkehaltiges.

Abneigung: Telefonieren. Gegen Obst. Fett. Geruch von Männern.

Besserung: nach Essen, Erbrechen, Dunkelheit, durch Bedecken, Ruhe, Gespräche. Im Freien.

Verschlechterung: ***Milchunverträglichkeit,*** Kaffee, Wein. Überanstrengung. Vor und nach der Menses, Sommer.

Märchen: Brüderchen und Schwesterchen

Äußerliche Merkmale: Alt, runzelig, hippokratisch. Ausgeprägte Naso-Labialfalte.

Ergänzung zu Calcium carbonicum. Es antidotiert Opium. [35]

Vergl.: Aethusa, Cicuta, Conium, Koriander, Pastinake

Besondere Tierliebe Sulfur, Medorrinum, Lac-felinum, Calcium u. a.

Aceticum acidum – Essig(säure) ($C_2H_40_2$) Acet-ac.

- *Anwendung in der Medizin:* Essigsäure ist fähig, fibröse und albuminhaltige Ablagerungen zu erweichen. Dekubitus und Gangräne werden mit verdünnter Essigsäure behandelt. Essig antidotiert Lebensmittelvergiftungen. Vermag es unter Umständen, Krebszellen im Epithelgewebe aufzulösen (W. Owens). [76]
- *Acidum:* Symbiose. Erschöpfung. Aktivität. Isolation. Verlangen nach Einheit. Wie: Gebunden, nicht entkommen können. Assimilationsstörungen. Ausgelaugt. Wie: Brennen. Ätzend.

Sich bedroht fühlen und deshalb alles zurückweisen. Nicht genügend Kraft zum Leben haben, keinen sicheren Ort finden. Reizbarkeit; Sorge um Geschäfte. HÄNGEN AN GEWOHNHEITEN UND PERSONEN. Gefühl, es nicht verdient zu haben, nichts wert zu sein. Traurigkeit. Angstzustände. Bedrohungsgefühl nach schweren Krankheiten. Seufzen.

Beschwerden infolge von: Emotionale Erregung. Verstauchungen. Stiche und Bisse. Nach ***Rauschmitteln***. Wurstvergiftung. Inhalationsanästhetika. Antibiotika. Reizmittelabusus. Wurstvergiftung.

Angst um die Zukunft. Sorgenvoll. Angstanfall mit Atemnot. Um die Familie.

Täuschung: Betrunken zu sein. Erkennt die Angehörigen nicht.

Körperlich: Ohnmacht. Nervosität. ***Kopfschmerz nach Reizmittelabusus.***

Durchfall während Zahnung, wässrige Stühle, besonders morgens. ***Schwangerschafsübelkeit***. Rückenschmerz (gebessert durch Bauchlage). KRUPP-HUSTEN. Brennende Schmerzen im Magen. Sodbrennen. ASZITES. ENTERITIS. Schmerzhafte vergrößerte Brüste. Abszess der Brust.
Ödeme der Beine mit Durchfall. Nachtschweiß. Diabetes. Magenkrebs. ***Anämie. Erschöpfung.***

Unverträglich: kalte Getränke. Gemüse.

Abneigung: Kalte Getränke und Speisen. Milch. Salz.

Verlangen: Salz, der Durst ist unstillbar.

Verschlechterung: Milch. Brot. Butter. Verdorbenes Fleisch.

Besserung: Kartoffeln.

Vergl.: Am-ac., Benz aderiferum., Arsenicum, China, Digitalis, Nat.-chl, Tub.

Acidum chloratum (muriaticum) – Salzsäure Mur-ac.

- *Chloratum:* Beziehungsbruch. Sorgen. Trauer. Verneinung. 17. Stadium: Das Ende. Alles wird ausgelöscht, alles loslassen. Silicium-Serie: Verbindungen mit anderen Menschen.
- *Acidum:* Symbiose. Erschöpfung. Aktivität. Isolation. Verlangen nach Einheit.
- *Wie:* Gebunden, nicht entkommen können. Assimilationsstörungen. Ausgelaugt.
- *Wie:* Brennen. Ätzend.

Nach Enttäuschung in Beziehung: Erschöpfung und Isolation.

Schwäche der Beziehungsebenen. Reizbar mit unterdrückter Wut. Erschöpfung. Konzentrationsschwäche. Gefühl von Unglück. Selbstmitleid. Klagen und fühlen sich isoliert. Wortkarg.

Beschwerden infolge von: ***Erschöpfung durch Pflege und Sorge. Abtreibung.***

Kränkung. Erniedrigung. Schwäche nach langen fieberhaften Erkrankungen.

Ängste: Vor dem Tod der Mutter und der Familie. ***Vor Unglück,*** der Zukunft. Scheitern. Alleinsein. Gefahr. Krankheit.

Träume: Tod der Mutter.

Täuschung: Sieht Tiere. Ungeziefer.[6.4]

Schlaf: Einschlafstörungen.

Körperlich: Erschöpfung. ***Schwäche.*** Kollapsneigung. Schläfrigkeit tagsüber. Kopfschmerz, Migräne. Erkrankungen der Zähne. Aphten. Fisteln. Nasenbluten. Durchfall. Hautausschläge. Lähmungen des Organ- und Schließmuskel. ***Hämorrhoiden schon bei Kindern.*** Schmerzen der Füße, Achillessehne. Rheuma. Verstauchungen.

Septisches Fieber. Furunkel. Masern. Scharlach. Keuchhusten. Krebs der Zunge. Epitheliome.

Wie als wenn das Gehirn lose wäre. Gequetscht, zerrissen. Taubheit.

Besserung: Sonne. Anstrengungen. Berührung. Druck. Meer.

Verschlimmerung: Berührung, Gehen. Kalte Getränke. Baden. Sonne. Feuchtes Wetter. Ruhe. Nach dem Schlaf und nach dem Essen.

Abneigung: Sauer. Fleisch.

Unverträglichkeit: Wein.

Verlangen: Pizza. Salz. Sauer. Fisch. Mehlspeisen.

Häufiger Beruf: HomöopathIn. KrankenpflegerIn. TherapeutIn.

Vergleiche: Hydrocyanicum acidum. Cocculus. Sepia.

Chloratum/Muriaticum-Verbindungen.

Acidum nitricum, Aqua fortis – Salpetersäure Nit-ac.

- *Acidum:* Symbiose. Erschöpfung. Aktivität/Eile. Verlangen nach Einheit.
- *Kohlenstoff-Serie:* Entwicklung des „Ich". Es gibt Grenze zwischen dem „Ich" und der Welt. Besitz. Geben und Nehmen. „Ich bin ..."
- *Nitricum:* Genießen. Raumbedarf. Explosivität.
- *15. Stadium:* „Der Verlust". Wollen nicht nachgeben, aber müssen doch abdanken. Gift/Vergiftet. Vergebung.

Müssen alle Möglichkeiten des Genusses bis zur Erschöpfung ausnützen.

Das gebrochene Herz bleibt unversöhnlich. Chronisch unglücklich, schwach und träge, nachtragend. Rachegefühle. Mitfühlend nur gegenüber Freunden. Hass gegen Feinde. Reizbarkeit. Mit dem eigenen Leid beschäftigt. Wollen nicht angesprochen werden. Morgens nicht ansprechbar.

Beschwerden infolge von: Trennung von der Mutter/Freunden. Erschöpfende Krankenpflege. Gebrochenes Herz. Kummer mit Wut (absichtlich verletzend). Hospitalismus. Schlafmangel. Wirbelsäulenverletzung. Antibiotika und Quecksilber.[76]

Ängste: Um die Gesundheit. Krebs. Genesung. Begleitet von Verzweiflung. Tod. Selbstmordgedanken. Angst durch Schlafmangel.

Träume: Tod. Gespenster. Tagesgeschäfte.

Körperlich: Allgemeine Schwäche. Frostig. Kopfschmerzen werden durch Bandagieren gebessert. Kopfschmerz mit Bandgefühl. *Leicht erkältlich, zu Durchfall neigend.* Kopfschmerz mit Bandgefühl. Photophobie. Epilepsie. Nasenbluten. Geschwüre. Kachexie. Dyspepsie durch Salzmissbrauch. Magenaufstoßen. Krämpfe im Darm. Kurzatmigkeit beim Treppensteigen. Schwere Glieder. Wechselfieber.

Verletzungen der Wirbelsäule. Knochenschmerzen. Übelriechende und scharfe Ausscheidungen. Analfissuren. Erkrankungen der Übergänge von Haut und Schleimhäuten. Alle ***Körperöffnungen*** sind betroffen. Kondylome. Warzen. Schmerzhafte Narben, Ekzeme und Warzen an Mundwinkeln und After. Quecksilberintoxikation.

Empfindlichkeit: Lärm.

Schmerz: Stechend wie Splitter. Wund. Brennen.

Verlangen: Fett. Salz. Kräftig Gewürztes. Fisch. Hering. Unverdauliches.

Verschlechterung: Milch. Fett. Geringe Ursachen. Berührung. Erschütterung. Geistige Anstrengung. Schmerzen nachts. Lärm morgens. Wetterwechsel.

Besserung: Warme Anwendungen.

Ergänzung: Calcium. Lycopodium. Arsenicum album. Calendula.

Vergleiche: Aconitum. Chamomilla. Hepar sulfuris. Anacardium. Argentum nitricum.

Acidum sulfuricum – Schwefelsäure Sul-ac.

Auch als Vitriol benannt.

- *Acidum:* Symbiose. Erschöpfung. Aktivität/Eile. Verlangen nach Einheit. Isolation.
- *Sulfur:* Kleidung. Schönheit. Einzigartigkeit. Liebe und Beziehungen. Eifersucht.
- *16. Stadium:* Alles ist vorbei, aber in der Phantasie kann noch etwas Großartiges sein. Ekel.
- *Silicium-Serie:* Beziehungen. Zuhause. Familie. Nachbarschaft.
- *Verbindungen mit anderen Menschen:* „Bin ich geliebt oder nicht?"

Erschöpfende Liebesbeziehungen. Zehrende Beziehungen, die alle Kräfte rauben. Übernimmt sich und muss dafür bluten. Schwanken zwischen Freude und Traurigkeit. Respektlos zur eigenen Familie. Viele Ideen. Will sich beweisen mit dem, was nicht zu schaffen ist. Nervöse Erschöpfung. Ungeduld. Dem Krankheitszustand unangemessen große Schwäche.

Abwechselnd Weinen und Fröhlichkeit. Pendeln zwischen ***Hoch und Tief. Eile.***

Beschwerden infolge von: Liebeskummer. Unfall. Gehirnerschütterung. Selbstverletzung. Gewalteinwirkung. Klimakterium. Prellung. Operation. Verbrennungen. Quetschungen. Verstauchung. Alkohol.

Schlaf: Schlaf dient als Flucht.[6.4]

Körperlich: ***Kopfschmerzen mit Empfindung, als ob das Gehirn lose sei.***

Schluckauf der ***AlkoholikerInnen. Magenbeschwerden*** alter WhiskeytrinkerInnen. Hitzewallungen mit Zittern. Tremor mit Schwäche. Überheben. Leistenbruch. Rückensteifheit. Husten. ***Sickerblutungen.*** Rotblaue Narben. Diabetes. Krebs. Leukämie.

Verlangen: ***Alkohol.*** Zucker. Frisches Obst.

Verschlechterung: Winter. Frische Luft. ***Kalte Getränke***. Geruch von Kaffee.

Folgt gut nach: Arnica. Conium. Ruta graveolens.

Komplementär: Pulsatilla.

Vergleiche: Säuren. Sulfur-Verbindungen. Gelsemium, Nux vomica.

Aconitum – Blauer Sturmhut   Acon.

- #3-642.13.01
- *Ordnung:* Ranunculales (Hahnenfußartige). Familie: Ranunculaceae (Hahnenfußgewächse).
- *Verbindung mit anderen Menschen:* Empfindlich, Entrüstung, möchte gleichmütig bleiben. *Wie:* nervös, elektrische

„Gerade noch einmal mit dem Schrecken davon gekommen." Plötzlich, heftig, ruhelos, ängstlich, lebensbedrohlich. Panische Angst. LIEBER NICHT ZU FRÜH FREUEN. DAS LEBEN KÖNNTE BEDROHLICH SEIN. SCHLIMME ERFAHRUNGEN KÖNNTEN SICH WIEDERHOLEN.

Beschwerden infolge von: Schock. Unterdrückung der Emotionen, aus Angst, ausgeliefert zu sein. Todesschreck. Notfall. Krise. Fehlgeburt. Nach Anblick von einem Unfall. Erdbeben. Lebensgefahr. Bombenexplosion. Qualvolle Angst. Sagt die Todeszeit voraus (Arg-n. Agnus).

Ängste: Tief sitzende Angstneurosen. Existenzangst. Klaustrophobie in Menschenmenge. Erdbeben. Tod. Flugangst. Schlimme Nachrichten.

Körperlich: Rotes Gesicht, Eine rote, eine blasse Wange. Erkältung. Trigeminusneuralgie. Augenverletzungen durch Fremdkörper. Asthmaanfall. Krupp-Husten. Lungenentzündung. Angina pectoris. Fieber. Unruhe. ***Todesfurcht mit trockener Hitze.*** Schüttelfrost. Plötzliches starkes Fieber mit schnellem Puls. Harnretention bei Säuglingen oder Müttern nach der Geburt. Schlaganfall. Herzrasen. Ohnmacht und Schlaflosigkeit nach Schreck. ***Kurze und heftige Verläufe.*** Trockene Haut. Schweissausbrüche senken das Fieber. Hauptmittel für Frühstadien des Krupp-Husten. Angina-pectoris Anfall oder akuter Myokardinfarkt mit Taubheitsgefühl im linken Arm.

Schmerzen: Äußerste ***Unruhe und Angst. Wahnsinn*** durch unerträgliche Schmerzen. Schreien vor Schmerz.

Empfindlichkeit: Licht und Geräusche, alle Sinne überreizt.

Verlangen: Kalte Getränke mit ***viel Durst***.

Abneigung/Verschlechterung: ***Berührung***. Spaß. Schreck. Sonne. ***Kalter Wind***. Warmes Zimmer/Wetter. Geringster Luftzug. Unterdrückte Menstruation. Zorn.

Erscheinung: Gesichtsausdruck ängstlich, stürmisch, hochrot. Eine Wange rot, die andere blass (Cham.), wechselnd.

Ergänzung: Sulfur. Arnica. Coffea cruda.

Vergleiche: Ranunculaceae. Belladonna. Arsenicum album. Rhus toxicodendron.

Anmerkung: die akute Indikation endet, wenn der Schweiß eintritt.

Agaricus muscarius – Fliegenpilz Agar.

- *Ordnung:* Agaricales (Blätterpilze). Familie: Amanitaceae (Knollenblätterpilzartige).
- Fungi – Pilze. Geringe soziale Kompetenzen. Symbiotische Beziehungen. Verzerrte Wahrnehmung. Mutig sein, Grenzüberschreitung. Eindringen, Ausbreiten.
- Von Schamanen zur Kraftsteigerung verwendet. Muscaria = Fliege = Herr der Fliegen (Beelzebub). DÄMONISIERT. SYMBOLISCH AUCH FÜR UNAUFHÖRLICHES SUCHEN UND GESCHÄFTIGKEIT.[36]

Keine passende Einstellung zu realen Dimensionen finden. Halt suchen in der Welt der Vorstellung. Ohne Verbindung und sozialen Rückhalt. Empfindung von Verlassen des Körpers. Gestörte Wahrnehmung, besonders für Dimensionen, Größe und angemessenes Maß. Aberglaube. Möchte andere Dimensionen erreichen. Neugier. Berauscht, glücklich, verrückte Einfälle. Reden. Singen. Reimen. Aberglaube. ***Fehlende Sensibilität für Gefahr***. Mut. FÜHLEN SICH ALS VERLIERENDE, OHNE CHANCE. Beschäftigung mit dem Tod.

Beschwerden infolge von: ***Tadel.*** Außerkörperliche Erfahrungen. ***Horrortrip***. Kritik/bloßgestellt werden. Gehorsames Verhalten und Versuch, ***Ansprüche anderer zu erfüllen***. Desorientiert.

Ängste: Gesundheit. Krebs. AIDS.

Täuschung: Raserei. „Fuchsteufelswild", wenn sie ausgenutzt werden oder sich blamieren. Melancholie. Delirium. Im Wahn ***vermehrte körperliche Kraft***.

Körperlich: Schwindel. Tics (hören im Schlaf auf). ***Gestörte Motorik mit ungewöhnlicher körperlicher Kraft***. Zähneknirschen. Augenzwinkern. Gähnen. Trockene Schleimhäute und Reizhusten. Herpes zoster. Psoriasis. Nächtliche Erstickungsangst. Lungenentzündung. Herzklopfen nach Tee, Kaffee oder Tabak.[43] Parkinson. Multiple Sklerose. Taubheit. Kälte. Ischialgie. Lumbago. Zuckungen. Zittern. Epilepsie. Spasmen. Zeckenbiss. Pilzvergiftung. ALKOHOLISMUS.

Empfinden: Vibrieren.

Schmerz: Punktuell. Stiche. Körper mit Eisnadeln durchstochen.

Verlangen: Salz. Eier. Gesteigerter Hunger. Sonne. Wärme.

Verschlechterung: Augenüberforderung. Schielen. Nach Koitus. ***Vor Gewitter.***

Ausgeübter Beruf: Clown. Schamane. Spaßmacher.[8]

Literatur: „Herr der Ringe". „Die Blechtrommel".

Märchen: Rumpelstilzchen.

Vergleiche: Fungi (Pilze). Cannabis indica. Anhalonium.

z. B.: Agaricus, Bovist, Secale, Schimmelpilz.

Alcoholus – Äthylalkohol, Ethanol Alco.

- *Weltweit größte Hauptdroge.* Ein Drittel aller Verbrechen geschehen unter Alkoholeinfluss. Unter Alkohol kann eine Situation nicht mehr adäquat beurteilt werden, deshalb kommt es zu typischen Fehleinschätzungen (auch bezüglich der eigenen Abhängigkeit).

Möchte Hemmungen herabsetzen und aus sich rauskommen.

Verlangen nach Aufmerksamkeit. Enthüllen Geheimnisse. Übertriebenes Lachen. Plötzlicher Stimmungswandel. Dulden keinen Widerspruch. Erregung. Beklagen sich. Zorn, beleidigend. Konzentrationsstörungen beim Lesen. Verworrene Sprache.

Täuschung: Von Beleidigungen. Verfolgt zu werden. Glauben, wohlhabend zu sein. Wollen Gegenstände in Brand setzen. Später auch gewalttätige Handlungen.

Ängste: Alleinsein. Abgründe hinabfallen. Selbstverleugnung. [93.2] Verlust der Individualität und Spiritueller Anbindung. Anpassung.

Träume: Erotische. Freunde. Unfälle. Zerstörung. Wasser. Ertrinken. Verirrung.

Körperlich: Schläfrigkeit. Kopfschmerzen nach dem Erwachen. Sodbrennen. Verstopfung. Leberschäden. Infektionskrankheiten. Wirkt vermindernd auf die Verarbeitung anderer Nährstoffe. Einfluss auf das ZNS. Zusammenzucken wie bei elektrischen Schlägen. Verlangsamt Herz- und Atmungsaktivität. Schlecht heilende Wunden. Rosacea. Akne.

Arzneimittelprüfung von Paul Herscu: „Nach anfänglichem Wohlgefühl, besser aus sich herauskommen. Heiterkeit. Schwebezustand. Die Sinne werden empfindlicher, besonders gegenüber Licht, Geräuschen, Geschmack und Gefühl. Alles wird lebhafter wahrgenommen, oder sogar alles gleichzeitig. Reaktionszeit verringert sich. Motorische Koordination wird herabgesetzt. Die Geschwindigkeit des Denkvermögens senkt sich. Ängste und Hemmungen werden herabgesetzt.

Später folgen plötzliche Ausbrüche und Wutanfälle; danach Verwirrung. Es sind zu viele Eindrücke zu verarbeiten. Zur Linderung ziehen sich die Betroffenen zurück. Schwäche und Depression beginnen. Um aus dem Zustand herauszukommen, entsteht ein neues Verlangen nach Alkohol. Verlangen nach neuem Kick. Hemmungsverlust. Täuschung bis hin zum Lügen. Lügen aus Spaß an der Lüge. Vergnügungsdrang. Erhöhte Sinneswahrnehmung bis zu verzückten Zuständen. Sexualtrieb anfänglich erhöht. Plötzliche Wutanfälle. Dann überwältigende Schläfrigkeit mit unruhigen Träumen."

Vergleiche: Verschiedener Alkohol: z. B. Wein (Humorvoll. „Göttliche Vereinigung").

Nachtschatten. Nux vomica. Opium. Sulfur. Medorrhinum.

Alumina – Ausgeglühte Tonerde Alum.

- Ton besteht größtenteils aus *Aluminiumoxid.* Formbar.
- *Silicium-Serie:* Beziehungen Zuhause. Familie. Verbindungen mit anderen Menschen.
- *3. Stadium:* Die Suche nach dem Richtigen. Alles ausprobieren. Zögern.

„Nur ein kleines Licht." Identitätsverwirrung. Handeln im Auftrag anderer. Rollenverwechslung. Anpassung. Identitätskrisen. Zweifel, sich selbst leben zu dürfen. Schwierig, den eigenen Standpunkt zu finden.[93] Willensschwäche, zu gutwillig, lässt sich überreden. Entrüstung über Irreführung. Immer zur Eile getrieben, aber innerlich langsam. Verzweiflung über Genesung. Schwere. Depression. Antworten kommen schwerfällig. Wechselnde Stimmung. *Langsamkeit*: Denken. Sprechen. Nachtragend.

Täuschung: Zeit vergeht zu langsam. Die Aufgabe nicht rechtzeitig zu erledigen. Übeltäter oder ohne Freunde zu sein. Niemand kann helfen. Beim Sprechen, er sei jemand anderer. Körperteile sind von einer anderen Person. Impulsivität. Aggression. Impuls, Selbstmord zu begehen beim Anblick von Messern und *Blut.*

Beschwerden infolge von: Unterdrückung. Muss im *Auftrag anderer* handeln. Immer zur Eile getrieben. Verlust von Beziehungen. Von Zorn oder Verachtung anderer. Geschlagen worden sein. Enttäuschung. Bleivergiftung. Aluminiumvergiftung.

Ängste: Um Andere. Gewissensangst. Angst vor eigenen Impulsen. Scheitern. Akute Panikanfälle. Diebe. Korruption. Leben. Freude. Zukunft. Reisen. Fliegen. Weite Plätze. Straßen. Krankheiten. Tod. Messer. Blut. Verrücktheiten.

Träume: Geister. Tote. Würmer. Diebe. Kakerlaken.

Körperlich: Trockenheit (nichts fließt). Ohnmacht. Schwindel. Taubheit. Wiederkehrende Erkältungen. Nahrung bleibt in der Speiseröhre stecken. Leber. Verstopfung. Langsame Verdauung. Nieren. Hoden. Eierstöcke. Muskeln. Paralyse. Morbus Parkinson. Fortschreitende Lähmungen mit Beginn in den Beinen. Hautausschläge.

Empfindlichkeit: Wärme. Hitze und Trockenheit.

Abneigung: Kartoffeln. Fleisch. Bier. Körperliche Anstrengung. Gesellschaft. Geistige Arbeit. Koitus. Rauch.

Verlangen: Hinlegen. Trockenes Essen. *Kartoffeln.* Mehlspeisen.

Verschlechterung: Wein. Pfeffer. Salz. Stärkehaltige *Kartoffeln.* Berührung. Enge. Kälte.

Besserung: Fasten. Rückzug.Im Freien. Nach Sonnenuntergang.

Erscheinung: Stirnrunzeln, früh gealtert.

Vergleiche: Barium. Calcium.

Empfindlichkeit: Parfüm.

Verlangen: Wasser. Reinigung.

Vergleiche: Chloratum-Verbindungen, Eisen, Mangan, Lithium.

Ambra grisea – Ambragries, Walfischdreck Ambr.

- *Frisches Ausscheidungsprodukt* aus dem Darm (schützt vor Verletzungen durch Schalentiere). Wachsartige, fettige Masse. Zuvor übelriechend, riecht es nach längerem Verbleib im Meerwasser sehr fein. Verwendung als Parfum. [6]
- *Meeresmittel:* Urmutter, Geborgenheit. Verlassenheit, emotionale Minderversorgung. Unsicherheit, Abhängigkeit.
- *Verl./Abn.:* Salz, Meeresfrüchte

Peinlich, dass man sich schämen musste. Schamhafte Zurückhaltung. Schüchternheit, Schweigsamkeit, wollen nicht angesehen werden. Mangel an Selbstvertrauen. Schwierigkeit, sich auf Neues einzulassen. Klammern sich an eine stärkere Person. Große Empfindlichkeit: Musik ist eine Art Schutzhülle. Wie im „Kindlichen" zu bleiben und nicht erwachsen werden können.[93] Fehlendes Selbstvertrauen. Albernheiten und frühe Vergreisung.

Beschwerden infolge von: **Erlittene Peinlichkeit**, die in der Familie überdeckt wurde, z. B. Alkoholprobleme des Vaters/finanzielle Probleme. Scham darüber.

Ängste: Telefonieren (zu schüchtern).

Körperlich: Vergreisung und frühe Senilität (Alum., Bar-c., Plb., Sec). Erröten. Schwitzen. Heißer Kopf. Globusgefühl im Hals. Herzklopfen. Obstipation. Hemmung der Stuhl- oder Harnentleerung, wenn jemand anwesend ist. Krämpfe. Esssucht. Husten. Zwischenblutungen. Frostig. Taubheitsgefühle (an kleinen Stellen).

Empfindlichkeit: Lärm.

Verschlimmerung: Lärm und Musik. Im Liegen. **Gesellschaft von Fremden.**

Verlangen oder Abneigung: **Meeresfrüchte.** Wasserthemen.

Freunde: Lycopodium. Pulsatilla. Sepia. Sulfur.

Vergleiche: Barium carbonicum, Homarus, Calcium carbonicum. Meeresmittel

Ammonium chloratum/muriaticum - Salmiak am-mur

- *Ammonium:* Groll. Enttäuschung. Idealisieren. Verlust der Kreativität. Auferlegtes Schweigen. Geringschätzung.
- *Chloratum (muriaticum):* (Silicium-Serie, 17. Stadium) Loslassen und Festhalten von Beziehung. Sorge. Symbiose. Suche nach mütterlicher Zuwendung. Gefühl von Vernachlässigung.

Nachtragend besonders gegenüber der eigenen Mutter, wegen fehlender Geborgenheit. Hassbeziehungen. Besserwisserisch, kritisch, enttäuscht, verbittert oder gleichgültig. Ziehen sich nach innen zurück. Abstumpfen. Groll. Rache. Hassbeziehungen. Besserwisserisch. Kritisch. Enttäuschung. ***Verbitterung*** oder Gleichgültigkeit. Zynismus. Verschlossenheit und Reserviertheit. Abneigung gegen „gewisse" Menschen. Fehlendes Urvertrauen. Empfindlich gegen an Kindern verübtes Unrecht.

Beschwerden infolge von: Verlust der Ehre. Karriereverlust durch die Mutterschaft. Verlust der Mutter und Verwandten. Katastrophen. Erniedrigung. Missbrauch.

Ängste: Höhe. Enge. Alleinsein. Wasser. Gefahr. Aufführungen.

Weinen: ist nicht mehr möglich.

Körperlich: Verfroren durch äußere Kälte. Chronische Verletzungsfolgen. Ohrenschmerzen. Hautauschläge brennend und abschilfernd. Haarausfall. Jucken der Kopfhaut. Gesicht blass. Gesichtswarzen. Herpes. Grauer Star. Verlust von Geschmack oder Geruch. Heiserkeit. Asthma. Aufstoßen nach dem Essen. Hungergefühl mit Völle. Magen-Darmsymptome, Darmgeräusche und Hämorrhoiden. Menses zu früh, klumpig. ***Verkürzungsgefühl der Muskeln und Sehnen.*** Gefühl, als würden die Blutgefäße kochen. Hitzewallungen mit Schweiß. Insektenstiche.

Empfindlichkeit: Kälte.

Abneigung: Betrachtet zu werden. ***Gesellschaft.*** Reden. Trost. Fleisch. Kartoffeln. Alkohol. Fasten.

Verlangen: Kaffee. Schokolade. Süßes. Tabak. Saure Gurken.

Erscheinung: Groß, dünn. Oder kräftiger Oberkörper mit dünnen Beinen.

Vergleiche: Ammonium carbonicum. Natrium chloratum. Chloratum-Verbindungen. Causticum. Nitricum-Verbindungen.

Anacardium orientale, Elefantenlausbaum (Tintenbaum) anac

- *(#3-655.42.12)*
- *Botanischer Name:* Semecarpus anacardium. Samen des Ostindischen Tintenbaums. Familie: Anacardiaceae (Sumachgewächse). In unterdrückenden Strukturen gefangen Versuch sich unterordnen oder daraus entfliehen.

Im Zwiespalt mit sich selbst. Wie zwei Personen, zwei Willen. Unentschlossenheit. ***Können sich nicht entscheiden.*** „Engel und Teufelchen." ***Minderwertigkeitsgefühle.*** Plötzlicher Stimmungswechsel. Demütig, unterwürfig. Sicherheit durch Gehorsam. Misstrauen. Unentschlossenheit. Passiv-aggressives Verhalten. Böse. Verbale Gewalt. Mangel an moralischem Empfinden mit überhöhter Forderung nach Unfehlbarkeit. Gewissensangst. Beherrschen nur Auswendiggelerntes. Gedächtnisschwäche. Kleinigkeiten machen wütend.

Beschwerden infolge von: Schreck. Ärger. Demütigung. Übermäßiger Druck durch die Eltern. Missachtung. Misshandlung. Zurückweisung. Strenge. Rivalität. Emotional ausgehungert. Alles, was sie tun, ist falsch. Mangelnde Existenzberechtigung. Fehlende Anerkennung.

Ängste: ***Prüfung. Fehler machen***. Verfolgt werden; „von Feinden umgeben". Eigene Gesundheit. Bis hin zu Paranoia.

Täuschung: Stimmen. Gegenstände erscheinen weit weg. Alles erscheint gegen sie gerichtet. Von Feinden verfolgt. Traum und Wirklichkeit vermischen sich. Fixe Ideen.

Körperlich: Gefühllosigkeit äußerlich. Ohnmachtsneigung. Verwirrung. Apoplex. Gedächtnisschwäche. Stumpfheit. Nackensteifigkeit. Druck auf den Schultern. Schlafstörungen. Schwäche. Alkohol- und Drogenprobleme. Warze an der Handinnenfläche.

Empfindung: ***Zusammengeschnürt***. Wie ein Pflock oder Pfropfen.

Verschlechterung: Anwendung von heißem Wasser.

Besserung: **Essen.** Liegen auf der Seite. Reiben. Treppensteigen.

Erscheinung: Alt, verbraucht, abgemagert, unscheinbar.

Persönlichkeit: Kain und Abel.[8]

Freunde: Anhalonium. Pilze (Fungi). Rhus toxicodendron. Platinum.

Vergleiche: Anhalonium. Agaricus. Alumina. Schlangen. Sumachgewächse.

Anhalonium lewinii – Peyote anh.

- *(#3-663.14.17)*
- *Familie:* Cactaceae (Kakteengewächse)
- ***Lophophora williamsii*** Lopha = Haar (Haare statt Stacheln).[6.1] *Peyote:* frische Kakteenköpfchen. Der größte Teil des Pflanzenkörpers lebt unterirdisch. Die Reisen des Carlos Castaneda wurden davon inspiriert. Mit Ecstasy eng verwandt. (Love Parade-weites Herz).

Fühlen sich von der Welt getrennt, von fremdem Willen beherrscht. Spaltung zwischen Bewusstsein und Unbewusstem. Wie im Rausch. Unentschlossenheit mit dem Gefühl, allein gelassen zu sein. Neben sich stehen. Kontrollwünsche mit rituellen Verhaltensweisen. Unruhe. Reger Gedankenfluss. Umschlagen der Stimmung mit plötzlicher Verschlossenheit. Sehnsucht zur Gemeinschaft, dazu zu gehören. Störungen im Identitätsgefüge. Außerhalb von Raum und Zeit.[93] Verlassenheitsgefühl und Vereinsamung. Beschäftigung mit Innenwelten. ***Verändertes Zeitgefühl.*** Übersensibel. Hellsichtig. Konfusion der Identität. Anfänglich offen wie die Kinder, später Paranoia. Ironie.

Ängste: Scharfe Gegenstände. Vor einem Herzstillstand (mit dauerndem Bewegungsdrang).

Täuschung: Visionen von Farben und bizarren Formen. ***Gesichter erscheinen maskenhaft.*** Unvermögen, Entfernungen richtig einzuschätzen. Alles erscheint wie abgestorben. Zunehmendes Schlafbedürfnis.

Körperlich: Beklemmungsgefühl. Störung der Schlaf-Wach-Rhythmik und des Zeitsinns. Klopfender Stirnkopfschmerz. Schwindel. Stottern. Steigerung der Sehfähigkeit. Gestörter Schlaf, hellwach mit Visionen. Störungen bei Herz und Kreislauf. Atmung. Gelenkbeschwerden. Taubheitsgefühle. Muskelschwäche

Empfindungen: Elektrischer Strom. Schweben. Nicht im Körper sein.

Verschlechterung: Augen schließen. Bewegung.

Besserung: Liegen. Musik und Trommeln.

Miasma: Krebs.[4]

Vergleiche: z. B.:Cannabis indica. Agaricus. Belladonna. Coca.[65]

Cact. (Königin der Nacht), Riesenkaktus, Schlangenkaktus, Opuntia vulg.

Antimonium metallicum – Antimonium ant-met.

- *Name:* griechisch „ Anti-monos“ = gegen Einsamkeit.
- *Stibidum = Grauspießglanz.* Ist wegen der Sprödigkeit nicht formbar. Verwendung: Augenstifte (Kajal). Batterien. Streichhölzer. Feuerverzögerer u. in der Keramikindustrie.
- *Silber-Serie:* Kreativität. Darstellung. Show. Anklang finden. Glänzen. Wissenschaft. Kunst. „Ich stelle dar ... Bühne.“
- *15. Stadium:* Der Verlust. Auch wenn man nicht nachgeben will, muss man doch abdanken. Gift/Vergiftung. Vergeben.

Fürchten sich vor Verlust der Bewunderung, wenn sie und ihre Talente überflüssig geworden sind oder sie kritisiert werden. Gefühl, keine neuen Ideen mehr zu bekommen oder zeigen zu können. Eigensinn. Mitunter rechthaberisch. Reizbarkeit. Ablehnung um jeden Preis. Schockieren. Punker oder Opfer aus Überzeugung. Imponiergehabe. ***Anti-Kunst.***

Beschwerden infolge von: ***Enttäuschte Liebe und Ideale.*** Geringschätzung. Kränkung und Erniedrigung. Rufschädigung.

Körperlich: Asthma, Husten mit Schwäche. Erstickungsgefühl. Nägel beißen. Hauterkrankungen. Furunkel an Nase und Genitalien. Granulome, Windpocken, Warzen. Magenbeschwerden, Aufstoßen, Erbrechen, Auftreibung, Diarrhö, Obstipation. Bilharziose, Schlafkrankheit.[37] Hauterkrankungen. Furunkel an Nase und Genitalien. Granulome. Windpocken. Warzen. Bilharziose. Schlafkrankheit.

Abneigung: Berührung.

Literatur: „Die Leiden des jungen Werther“[34]

Vergl.: Antimonium crudum (Antimonsulfat),

Antimonium tartaricum (Brechweinstein, das Tartrat von Antimon und Kalium), Antimonium arsenicosum (begleitet Sterbende), Cuprum, Ipecacuanha, Magnesium, Mercur, Plumbum.[37]

Miasma: Tuberkulose.

Antimonium crudum – Grauspießglanz, Antimoniumsulfid ant-c.

- *Stibidum, Antimonium sulfuratum nigrum* (Schwefelverbindung)
- *Antimonium:* Verlust der Kreativität. Geringschätzung.
- *Crudum = sulfuratum:* Liebe. Eigenliebe. Kleidung.
- *Stadium:* Der Verlust. Auch wenn man nicht nachgeben will, muss man doch abdanken. Gift/Vergiftung. Vergeben.

Die Gefühle von Minderwertigkeit dürfen nicht ans Licht kommen. Igeln sich ein! Wollen nicht angesehen oder berührt werden. (Antimon = gegen das Alleinsein). ***Widerspenstig. Wollen anders sein. Bitterkeit.***[43] Sentimentalität. Ideenreichtum. Mit dem (harten) Leben nichts mehr zu tun haben wollen.[93] Schreiben Gedichte bei Vollmond. Mitfühlend, mildes Wesen. Romantische Ideale. Auch Lebensüberdruss. Unberührbarkeit (Stachel in der Tiefe). Verlust von Kreativität bedeutet Verlust der Liebe. Versuch, mit Liebe zu kompensieren. Können auch eifersüchtig/ruppig sein.

Beschwerden infolge von: ***Sticheleien.*** Ablehnung. Enttäuschung durch Bezugsperson. Ausgestoßen. Betrug. Beschwerden nach dem Schwimmen oder ins Wasser gefallen sein. Insektenstiche.

Ängste: Aufführung. Kritik. Aufgabe nicht erfüllen. Ersticken. Verschlucken. Alleinsein. Verlust der Liebe. Geister. Armut. Hässlichkeit. Schmutz. Freiheit. Baden. Wasser. Lärm. Höher gelegene Orte. Enge.

Träume: Von Verstümmelung. Von Toten gerufen zu werden.

Körperlich: Rissige Mundwinkel. Aphthen, Zahnfleischbluten. Affinität zum Magen-Darm-Trakt. ***Gicht, abwechselnd mit Verdauungsstörungen***. Beschwerden durch Überessen im Sommer, mit Übelkeit. Unbehagen mit typisch weißer Zunge. Sommerdiarrhö wechselt ab mit Verstopfung (häufig bei alten Menschen).Verbrennungen. ***Verdickte Nägel, Schwielen.*** Hautausschläge. Ekzem. Warzen. Fingernägel wachsen gespalten. ***Warzen an den Füßen.***

Verschlechterung: Berührung ist unerträglich. Abend. Mondschein. ***Hitze.*** Wasser und Waschen.

Abneigung: Eier. Brot. Obst.[43]

Verlangen: Saures. Mixed Pickles. Alkohol. Frischluft.

Modalitäten: Beschwerden durch Kaltbaden und Hitze, besonders Sonnenhitze (ruft hervor oder verschlimmert). Besser im Freien und in Ruhe.

Vergleiche: Cocculus. Ignatia. Pulsatilla. Sulfur. Graphites. Antimonium muriaticum. Squilla maritima.

Antimonium tartaricum: Brechweinstein ($C_8H_{10}K_2O_{15}Sb_2$)

Fühlen sich als soziale AußenseiterInnen. Ohne Ansehen. Isolation. Ertragen es nicht, berührt oder betrachtet zu werden. Reizbar, widerborstig, hochmütig. *Körperlich:* Atemnot. Keuchhusten. Kollaps. Weißfleckenkrankheit.

Apis mellifica – Honigbiene apis

- *Ordnung: Hymenoptera (Hautflügler). Familie: Apidae.* Europäische Honigbiene. Da sie Honig erzeugt, wird sie (über)-gezüchtet. Tragen die Hauptfürsorge für die Bestäubung von Blüten. Staatenbildendes Fluginsekt. Die Arbeiterinnen besitzen einen Giftstachel, wenn sie ihn einsetzen, kostet es ihr Leben. Die Königin kann „vom Volk abgewählt" werden, wenn es mit ihr nicht einverstanden ist. Die Drohnen werden bis zum Herbst mitversorgt und dann „hinausgeworfen". Pheromone und der sog. Schwänzeltanz zeigen den Weg zur besten Blütenquelle.

Im Stich gelassen sein. Ausgestochen werden. Pflichterfüllung. Für die Gemeinschaft da sein, um jeden Preis. [93] Aggressionen dürfen nicht gezeigt werden. Mangel an Schutz (häufig durch die Mutter). Starke Familienbindung. Besorgt, langes Kümmern. Viel Arbeit. Fleiß. Geschäftig, ruhelos. Neugier. Perfektionismus und Leistungsorientiertheit. Intensive Ausstrahlung. Sammeln von Schönem. Ungeschicktheit, lassen Dinge fallen.

Beschwerden infolge von: Verlust von PartnerIn oder Besitz. ***Schreck.*** Schlechte Nachrichten. Sorge. Ärger. ***Eifersucht.*** Enthaltsamkeit, unterdrückter Sex, sexuelle Gewalt. Menopause. Nach Masern, Scharlach und Chininmissbrauch. Insektenstiche und Stiche giftiger Tiere.

Ängste: Durch Aggression die Geborgenheit (Existenz) und Zugehörigkeit zu verlieren. Sterben, vergiftet werden. Alleinsein. Es nicht verdient, Pflichten vernachlässigt zu haben. Seelenheil. Vögel.

Täuschung: „Schöne Dinge stehen mir nicht zu!". Nur Undank ernten. Todesahnung.

Weinen: Scheinbar grundlos. Kann schlecht weinen (Nat-m.). Überspielt Traurigkeit mit Lachen.

Körperlich: Ohnmacht in der Sauna (Hitze). Angina, Stechendes Halsweh. Meningitis. Rötung und Schwellung von Augen, Ohren, Gesicht, Zunge, Hals, Hoden, Gelenken. Scharlach. Halsentzündung mit Schwellung des Zäpfchens. Glottisödem. Kopfschmerz. ***Meningitis.*** Hydrocephalus. Erkrankungen des Gehirns und der Hirnhäute, verursacht durch plötzliche Unterdrückung von Hauterkrankungen. Herpes zoster, besonders im Gesicht. Obstipation. Nagelwallentzündungen. Pneumonie. ***Pleuraergüsse.*** Nieren- und Blasenentzündungen. Harnretention bei Neugeborenen. Unwillkürlicher Urin oder Stuhlabgang. Harnsperre. Nach Hysterektomie. Abort. Tumore und Zysten an Ovarien. Endometriose. Fehlgeburt Orchitis. Allergie. Anaphylaxie. Quinckeödem. Hautausschläge. Erysipel. ***Ödeme.*** Geschwollene Extremitäten. ***Durstlosigkeit.*** Neigung zu Übergewicht und vergrößerten Drüsen. Rechtsseitigkeit.

Empfindungen: ***Brennen. Stechen.*** Heftig, wie Stich einer Biene.

Verlangen: Körperliche Betätigung. Hände immer in Bewegung. Süßes.

Empfindlichkeit: Berührung (auch der Kleidung). Bettwärme.

Verschlechterung: Hitze. 15 Uhr (Fieberanstieg). Einengung. Vor Mens. Honig.

Besserung: ***Kalte*** Anwendungen. Im Freien. Abdecken.

Erscheinung: Ausgelassenheit. Helles Aussehen. Glänzendes Gesicht.

Ergänzung: Acon., All-c., Ars., Led., nat.chl., Plant., Rhus-tox., Urt-u.,

Aqua marina – Meerwasser aq-mar.

- *Meerwasser aus dem Ärmelkanal*
- *Meeresmittel:* Urmutter, Geborgenheit. Verlassenheit, emotionale Minderversorgung. Unsicherheit, Abhängigkeit.
- *Verl./Abn.:* Salz, Meeresfrüchte

Schämen sich wegen ihrer Bedürfnisse und Individualität. Fürchten, sich ***durch das eigene Bedürfnis eine Blöße zu geben.*** Suche nach Ersatzbefriedigung (Bulimie). Verstecken sich, fühlen sich beobachtet. ***Isoliert.*** Fühlen sich anders als andere. Mangel an Selbstvertrauen. Unzulänglichkeit. Zartheit. Empfindsamkeit. Verschlossenheit. Künstlerisch. Können sich im Innern ein kleines Paradies erschaffen.

Beschwerden infolge von: Gefühl, nicht tun zu dürfen, was man gerne möchte. Verletztes Schamgefühl. Heimweh und Regression.

Täuschung: Beschattet werden.

Träume: Ratten. Mäuse.

Körperlich: Kopfschmerzen. Neuralgische Schmerzen. Gräten- oder Haargefühl im Hals. Übelkeit. Hochräuspern von zähem Schleim. Neigung zu Fettleibigkeit oder Anorexie. Bulimie. Essstörungen. Enteritis. Asthma. Blasenentzündung. Tuberkulose. Lupus. Ekzeme. Wirkt blutreinigend und vitalisierend. Trockene Haut (Sal matris mortus). Tiefe Risse in Händen und Füßen.

Empfindlichkeit: Kaltes Wasser.

Verlangen: Im Wind sein. Pizza. Salziges. Fisch. Übermäßiges Essen.

Verschlechterung / Besserung: Am Meer.

Vergleiche: Meeresmittel – Natrium chloratum. Chlorum-Verbindungen. Aquamarin (s. unter Edelstein). Aqua amniota humana (Liquor amnii) Fruchtwasser s. u. Muttermittel. Thalassinum (gewonnen aus dem Mittelmeer). Aqua pluvis (Regenwasser. „Ereignisse aus heiterem Himmel, aus allen Wolken fallen“.[2]

Aranea diadematus – Gartenkreuzspinne aran-d

- *Sie benetzt ihre Fäden mit Klebriger Substanz an denen die Beute hängen bleibt.*
- *Spinnen, Mygale:* Böse oder gute Mutter. Liebe & Hassbeziehung. Fäden in den Händen. Musik. Bewegungsdrang. Zeitempfinden. Wie: Abgetrennt, angegriffen, stechend, unter Strom, Lähmung.

Trotz Bemühen wurden die nicht geachtet, sondern bevormundet.

Fühlt sich überfallen und in die Enge getrieben. Bleibt angespannt und abwehrbereit.[1a] Kontrollbedürfnis. Alles muss festgelegt sein. Verwirrung und das Gefühl von Verlorenheit. ***Muss daher die Zügel in den Händen halten.*** Leistungsorientiert. Sture Kreative Arbeit als Ventil für die Anspannung.

Angst: Bewegungslos im Körper gefangen zu sein. Flugangst. Von Seilen und Schnüren. Enge. Ersticken. Menschenmenge. Berührung. Leben ist Bedrohung, eigene Aggression verbergen. Überaktivität, bes. der Hände. Ruhelos. Unermüdlicher Fleiß, um Aufmerksamkeit zu bekommen, oder Verweigerung, Zurückhaltung. Eigenwillig. Misstrauen gegen Normen. Von der kalten und lieblosen Herkunftsfamilie abgeschnitten sein wollen. Der Geduldsfaden reißt oft. Eigene Aggression verbergen. Ständig auf dem Sprung. ***Perfektionistisch. Liebt Schmuck.***

Angst: Das eigene Kind könne ersticken. Im Wachkoma bewegungslos im Körper gefangen zu sein. Flugangst, von Ufos entführt zu werden.

Träume: Aus dem Nichts taucht jemand auf, bedroht sie mit dem Messer. Gläserner Sarg. Frei durch die Luft fliegen. Von der Steilwand abzustürzen. Von Seilen und Schnüren.

Täuschung: Körperteile vergrößert oder großartiges zu tun. Verfolgt zu sein. Vergrößerungs- und Schwellungsgefühle. Empfindlich gegen Berührung.

Körperlich: Gesichtsneuralgie, kälteempfindliche Zähne, Gelenkentzündungen. Knochenschmerzen. Epilepsie, Ovarialzysten, Stechen vor dem Eisprung. Menses reichlich und früh. Periodizität. Rheuma, Ischialgie. Parkinson, ***Lähmungen und Taubheitsgefühle***, Niere. Hämorrhagien bes. der Lungen.

Verschlechterung: Feuchte Kälte. Schlaflos trotz Übermüdung.

Schmerz: Messerstichartig, brennend.

Verlangen: nach Milch, Erdnüssen. Stricken. Rauchen.

Verschlechtert durch: nasskaltes, nebeliges Wetter. Essen.

Vergleiche : Mygale/Arachniden/Spinnen

Miasma: Malaria [69]

Aranea ixobola/Larinioides sclopetarius – Brückenkreuzspinne

- *Ordnung: Araneae (Webspinnen).* Familie: Araneidae (Echte Radnetzspinnen). Larinioides sclopetarius. Die Radnetzspinne, Schwarze Kreuzspinne stammt aus Amerika, jetzt auch in Europa. Ähnlich der Gartenkreuzspinne, ist jedoch viel größer.

Selbstvertrauen, vielschichtig intellektuell u. literarisch interessiert. Aggressiv und liebevoll. Euphorie und Depression. Kontrolle.[1] Zwänge. Sexuelle Themen. Mit Späßen gegen die Norm. Ärgert die Umgebung aus Neugier. Witzig. Unterdrücken der eigenen Wünsche zugunsten anderer. Abneigung gegen Berührung.

Beschwerden infolge von Vernachlässigung, Tod oder bevorstehender Tod von Angehörigen/eines Kindes.

Furcht um das Wohl ihrer Kinder, Gesundheit. Geisteskrankheit. Vor Ärzten. Vor Stromstößen.

Täuschung: Angehörige seinen krank. Alles erscheint unwirklich. Kleiner sein. Geruchsbezogene Täuschung.

Träumt: das Haus steht in Flammen. Von toten Personen.

Körperlich. Halsentzündungen, trocken. Auftreibungen des Abdomens. Durchfall. Schilddrüsenerkrankungen. Herzklopfen. Hitzewallungen. Beschwerden der Verdauung, Gallenblase. Epilepsie. Parkinson. Taubheit und Schwere der oberen Extremitäten. Arthritis. Hautausschläge. Psoriasis. Asthma.

Empfinden: Die Nerven stehen unter Strom.

Verlangen: Brot. Käse. Alkohol. Kaffee.

Verschlimmerung: Fett, Alkohol. Kaffee.

Besser Bewegung an frischer Luft. Rückwärtsbeugen oder Strecken.

DD: Aranea diadema

Miasma: Sykotisch[74]

Argentum metallicum – Silber (Ag) arg-m.

- *Blattsilber.* Silber hat Mondbezüge. Name: griechisch „Arguros“ = glänzend weiß. Verwendung: Münzen. Schmuck und Zierrat. Photographien mit Bromsilber. Sonnenbrillen mit Silberchlorid. Das Licht wird von Silber reflektiert.
- *Silber-Serie:* Kreativität. Darstellung. Show. Anklang finden, glänzen. Wissenschaft. Kunst.
- *11. Stadium:* Bewahrung des Erreichten. Privilegien. Das Erreichte schützen, wohlwollend teilen. Großzügigkeit.

Möchten sich eindrücklich ausdrücken und kommunizieren. Inspiration mit Vorsicht. Hochspannung. Eilig, eigensinnig. Gefühl, sich nicht mitteilen zu können. Unsicherheit, falsch verstanden zu sein oder Anstoß zu erregen. Anstrengung, gehört zu werden. Bestreben, ***Beachtung zu finden.*** Vorstellung, viel wert zu sein. Zurückhaltender Hochmut. Fehlendes Urvertrauen bzgl. Existenzberechtigung. [93] Nachtragend, fröhlich, hastig, sanft, niedergeschlagen. Gesten und Tics. Konzentrationsstörungen.

Beschwerden infolge von: Verständigungsprobleme. Katastrophen. Kränkung. Erniedrigung.

Ängste: ***Erwartungsangst.*** Öffentlich sprechen. Verlust des Erfolges ... muss ihn halten. Verrückt werden. Höhe. Kritik. Enge. Menschenmenge. Eingeschlossen sein. Alleinsein. Auf der Straße. Krankheiten. Herzanfall. Gesundheit.

Täuschung: Gebäude fallen zusammen. Zeit vergeht zu langsam.

Träume: Feinde. Aufschreien im Schlaf. Fallen aus einer Höhe.

Einschlafen mit dem Gefühl von elektrischen Schlägen. *Weinen* aus Verärgerung.

Körperlich: Spannung / Knacken im Kiefer. Stottern. Zu schnell und zu viel sagen wollen. Heiserkeit bei RednerInnen und Sängern. Laryngitis. Stimmprobleme. Kehlkopfkrebs. Schwindel, besonders beim Anblick von fließendem Wasser. Herzrasen. ***Neuralgien*** und Krämpfe. Schwäche, besonders nach geistiger Überanstrengung. Angstgefühl im Magen. ***Durchfall*** und häufiger Harndrang durch Erwartungsspannung. Hunger nach dem Essen. ***Auftreibung und Aufstoßen.*** Ovarien. Uterus. Prolaps. Husten, besonders im Liegen. Kontraktion der Finger. Rheuma, besonders von Knie und Ellenbogen. Osteomyelitis. Knorpel- und Knochenerkrankungen. Verdickung des Gewebes. Hodenschmerzen. Uterusprolaps. ***Bindegewebs- und Knochenprobleme.*** Osteoporose. Unwillkürliche Bewegungen.

Schmerz: Zerschlagen, wund, roh. Einschießende elektrische Schmerzen.

Verlangen: Sauer. Schokolade. Alkohol. Süßes. Frisches Obst. Wein. Whiskey. Würstchen.

Abneigung: Denken an Speisen. Kohlrabi. Fett. Fleisch. Saure Getränke. Paprika. Kohl. Rosenkohl. Gurke. Äpfel.

Verschlechterung: Liegen. Sitzen. Wärme. Sonne. Feuchtigkeit. Kälte. Koitus. ***Zucker.***

Besserung: Bewegung (wird in geschlossenen Räumen unruhig). Kälte. ***Frische Luft.*** Kalte Bäder und Getränke. Druck. Kaffee. Einhüllen.

Miasma: Sykose.

Argentum nitricum – Silbernitrat arg-n.

- *Höllenstein*
- *Silberserie* (Kunst / Wissenschaft) im 11. Stadium. Erfolg behalten und teilhaben lassen. Nitricum (Hochdruck, Spannung).
- *15. Stadium (der Verlust).*

„Es gibt keinen Ausweg … muss trotzdem immer einen finden." Müssen sich beweisen, etwas ganz Eigenes auf die Bühne bringen. Hochspannung. Eilig, ruhelos, eigensinnig. Fixe Ideen. Empfinden nicht genügend Schutz und Nestwärme bekommen zu haben. Geistige Schwäche.

Beschwerden infolge von: Geburtstrauma. Versuchte Abtreibung. Krankheit und / oder Tod in der Familie. Gonorrhö. Kränkung. Katastrophen. Ärgernisse. ***Schock. Nach geistiger Überanstrengung. Erwartungsspannung.***

Ängste: Höhe. Menschenmenge. Straßen. Brücken. Tunnel. Enge. Eingeschlossen sein. Alleinsein. Ohnmächtig werden. Todesfurcht. ***„Sagt die Todesstunde voraus"*** (Acon). Erwartungsangst. ***Lampenfieber***. Scheitern durch Spannung.

Täuschung: Ohne Erfolg zu sein. Vernachlässigt zu werden.

Körperlich: Epilepsie. Ohnmachtsneigung. Kopfschmerzen. Konjunktivitis. Heiserkeit und Stimmverlust. Splittergefühl im Hals. Herzrasen. ***Neuralgien*** und Krämpfe. MS. Hunger nach dem Essen. Gastritis. Durchfall und häufiger Harndrang von Erwartung. ***Auftreibung und Aufstoßen.*** Hautausschläge mit Juckreiz. Diabetes.

Abneigung: Denken an Speisen.

Verlangen: Nach ***Süßem und Herzhaftem miteinander.*** Schnell gehen.

Verschlechterung: Überfüllte Räume. ***Hitze.*** Sonne. Zucker. Wenn eine Zeit festgesetzt ist. ***Erwartungsspannung.*** Geistige Anstrengung. Liegen. Sitzen. Enge Kleidung. Rolltreppe. Fahrstuhl.

Besserung: Kälte. ***Frischluft***. Kalte Bäder und Getränke. Druck. Kaffee. Einhüllen.

Persönlichkeit: Scheinriese in „Jim Knopf".[8]

DD: Phosphorus. Argentum phosphoricum (gebraucht Kunst, um kommunizieren zu können; Lungenprobleme; Ödeme).

Musik: Querflöte.

Astrologisch: Mond–Saturn Verbindungen.

Miasma: Sykose.

Ergänzung: Calcium. Gelsemium. Natrium muriaticum. Pulsatilla. Sepia.

Vergleiche: Silber-Serie. Argentum nitricum, Stannum, Selenium, Falco

Arsenicum album – Weißes Arsenik ars.

- *Pharmazeutisch:* Arsentrioxyd. Acidum arsenicosum.
- *Eisen-Serie:* Schutz. Angriff. Verteidigung. Pflichten für die Gemeinschaft. Gut machen.
- *15. Stadium:* Miasma: Tuberkulose: Freiheit und in die Falle gegangen. Verlust. Auch wenn man nicht nachgeben will, muss man doch abdanken. Gift/Vergiftung. Vergeben.

Perfektionismus und Leistung aus tiefer Verunsicherung. Askese. Ängstlichkeit. Sparsamkeit. Starke geistige und körperliche Ruhelosigkeit mit großer Erschöpfung. Ständiger Bewegungsdrang. Es darf ihnen kein Fehler unterlaufen. Kontrolle. Dogma. Lieber sterben als sich verändern.[93] Überaus sparsam und gewissenhaft in Kleinigkeiten. Pünktlichkeit.

Beschwerden infolge von: Verängstigung. Verunsicherung. Dominante Erziehung. Drill, Pflicht und Sorge; hochgesteckte Ziele. Dürfen keine Fehler machen. Gesetz und Ordnung. ***Stellenverlust,*** Empörung über die Entlassung. Einbruch (Diebe machen sie zum Opfer). Abkühlung. Überanstrengung. Krebs. Tod. Vergiftung, z. B. Nahrungsmittelvergiftung durch Eis. Bleivergiftung. ***Fürchten Alleinsein.*** Kontrollverlust. Krankheiten. ***Tod,*** Seelenheil. Verzweiflung um Genesung. Vor Infizierung. Räuber. Armut. Panik. Abkühlung. Überanstrengung. Krebs. Malaria. Gibt Ruhe in der Todesstunde.

Ängste: ***Alleinsein.*** Kontrollverlust. Um die ***Gesundheit. Tod.*** (bes. durch Gewalt), Todesangst. Armut. Verzweiflung um Genesung.

Täuschung: Beobachtet werden. Insekten. Diebe. Waschzwang. Anorexie. Impuls, sich das Leben zu nehmen (kann sich selbst verletzen wie Lyssinum). Selbstmord durch Erhängen.

Träume: Ängstlich. Feuersbrünste, Tod, Wasser und Finsternis. Zuspätkommen.

Körperlich: Frostig. Mangel an Lebenswärme. Schwäche. Krebsartige Leiden. Ohnmacht. ***Periodizität. Schwindel. Geistige und körperliche Unruhe, mit großer Erschöpfung.*** Kachexie. Allergie. ***Asthma.*** Pneumonie. Diabetes. Brech.-Duchfall durch kleinste Fehler. Kachexie (Malaria). Anorexie. Bulimie. Lebensmittelvergiftung. ***Blutungsneigung.*** Maligne Entartungen. Magenschmerz (schlimmer durch geringste Aufnahme von fester oder flüssiger Nahrung – besser durch Milch). Trinken in sehr kleinen Schlucken. Erbrechen. ***Durchfall.*** Jucken und Brennen der Haut. Herzangst treibt aus dem Bett. Hautleiden trocken, schuppig und brennend. Psoriasis. Blutgefüllte Bläschen. Krebs. *Schmerz:* Brennend, wie von glühenden Kohlen. Periodizität.

Empfindlichkeit: Geräusche. Schmerz.

Abneigung: Bohnen. Schleimiges. Ungesundes.

Verschlechterung: Kälte. Alleinsein. Mitternacht. Kalte Getränke. Eis. Milch. Geruch von Speisen. Obst. *Besserung:* Gesellschaft. ***Wärme.*** Kopf hochlagern. ***Milch.*** *Verlangen:* Gesellschaft. Milch. ***Zitronen.*** Alkohol. Gesundheitsdiäten.

DD: Kalium carbonicum, Silicea. Germanium. Veratrum album. Carbo vegetabilis. Silicea. Kalium carbonicum. *Ergänzt:* Natrium sulfuricum, Phosphorus, Sulfur, Thuja (akut zu Thuja).

Miasma: Malaria.

Aurum - Gold (Au) aur.

- *Blattgold.* „Sonne" der Alchemisten. Verwendung als Zahlungsmittel und für Wertgegenstände. Werterhaltung.
- *Gold-Serie: Macht.* Verantwortung. Führungskraft. Autorität. KönigIn. Selbstverwirklichung. „Ich (be-)herrsche ... Königreich."
- *11. Stadium:* Bewahrung des Erreichten. Privilegien. Das Erreichte schützen. Wohlwollend teilen. Großzügigkeit.

Überverantwortung, da sie der Familie / Gott beweisen wollen, dass sie wertvoll sind. Verantwortung. Führung. Schwere. Schuldgefühle. Perfektion. Ehrgeiz. Sturheit. Herrisch und reizbar. Wutausbrüche. Jähzorn. Ärger über Abwesende. Religiös und cholerisch. Selbstvorwürfe. Festhalten an der Macht. Empfindlich gegen Kritik. Zorn durch Widerspruch.

Beschwerden infolge von: ***Übersteigerte Verantwortung***. Mangelnde Zuwendung. Enttäuschte Liebe. Demütigung. Erniedrigung. Gram. Ärger. ***Geschäftliche Rückschläge.*** Wutausbrüche. Widerspruch. Schreck.

Täuschung: Pflicht vernachlässigt zu haben. Alleinsein. Depression mit ***Selbstmordgedanken*** und Menschenfurcht.

Träume: Aus der Höhe fallen. Streiten. Töten / Tod. Gewalt. Trauer. Dunkelheit. Einbrecher. Unglück. Kränkung. Erotische Träume.

Körperlich: ***Herzerkrankungen***. Erhöhter Blutdruck. Adipositas. Angina pectoris. Tumore. Knochenkaries. Schlaflosigkeit. ***Photophobie.*** Erkrankungen der Nebennieren und Geschlechtsorgane. Mundgeruch.

Schmerzen: Zum ***„aus dem Fenster springen"*** (tut dies notfalls auch). Bohrend. Zusammenkneifend.

Verlangen: ***Klassische Musik.*** Gebet. Alkohol. Milch. Brot. Süßigkeiten. Delikatessen. Kaffee.

Besserung: Musik. Abend. Bewegung im Freien. Reiben. Waschen.

Verschlechterung: ***Ruhe. Nachts*** (stöhnen und heulen im Schlaf). Dunkelheit. Von ***Sonnenuntergang bis Sonnenaufgang*** (Syph.). Aufdecken. Menstruation. Schwangerschaft. Geburt. Autofahren. Quecksilber.

Persönlichkeiten: Alexander der Große, Anton Bruckner.[8]

Ergänzung: Sulfur, Syphilinum.

Vergleiche: Mercurius = Angst vor Machtverlust.

Platinum. Kalium. Lac leoninum. Syphilinum. Digitalis. Lachesis. Nitricum acidum.

Barium carbonicum – Schwererde bar-c.

- *Barium:* Verzögert sein, ausgelacht werden.
- *Gold-Serie:* Macht. Verantwortung. Führungskraft. Autorität. Selbstverwirklichung. „Ich (be-)herrsche ..."
- *1. Stadium:* Neuanfang, der spontane Beginn. Gedankenlosigkeit.
- *Carbonicum:* Sinn – Bewertung. 10. Stadium: Selbstverständnis. Frei in der Entscheidung. Hochmut.

Fühlen sich (klein) verunsichert und fürchten, dass andere über sie lachen könnten. Man kann alles von ihnen haben. Keine eigene Energie für Widerstand, außer Verzögerung. ***Möchten Position einnehmen, die sie nicht einhalten können.*** Überschätzen sich. Macht im Verborgenen. Unentschlossenheit. Können nicht gut „auf eigenen Beinen" stehen und für sich entscheiden. Entscheidungsschwierigkeiten. Sich schwer (Schwererde) auf der Erde zurechtfinden. Nichts wert sein. Kindlich geblieben, einfach, gehemmt, unentschlossen, ernst, schüchtern, verlegen. Sicherheitsbedürftig. Möchten sich an Regeln halten. Langsamkeit. Gewissenhaftigkeit. Verantwortlichkeit.

Beschwerden infolge von: Zurücksetzung und Unterordnung. ***Ausgelacht werden.*** Schämen sich wegen Problemen in der Familie, denen ein Makel anhaftet. Verlust von Personen, die sie beschützten. Nach Schlaganfall.

Ängste: Vor eigenen Entscheidungen. Versagen. Fehler zu machen. Veränderung. Dunkelheit. Sich lächerlich zu machen. Um andere.

Täuschung: Verlacht sein. Andere halten nichts von ihr/ihm (mit dem Verlangen sich zu verstecken).

Weinen beim Erzählen.

Körperlich: Rechts. ***Entwicklungsverzögerung.*** Demenz. Konzentrationsstörungen. Schwindel. Sehstörungen. Erkältungsneigung. Haarausfall. Unterdrückte Hautausschläge, kratzen, bis es blutet. ***Schwäche.*** Lymphknotenschwellung. ***Drüsen.*** Mandeln. Hoden. Ovarien. Asthma. Brustbeklemmung. Herzbeschwerden. Verstopfung. Auftreibung nach dem Essen. Menses verzögert. Morbus Parkinson. MS. Krebs. Down-Syndrom. Nägelbeißen.

Abneigung: Eier. Salz.

Verlangen: Süßes. Reisen (mit Angst davor).

Erscheinung: Bedecken das Gesicht mit den Händen und schauen durch die Finger. Mund geöffnet. Kleiner Daumen. Unauffällige Kleidung. X-Beine.

Persönlichkeit: Forrest Gump[8]

Literatur: „Entdeckung der Langsamkeit".

Ergänzung für: Antimonium tartaricum, Dulcamara, Psorinum.

Vergleiche: Calcium-Verbindungen = was andere denken. Barium-Verbindungen, Caesium, Borum, Carcinosinum, Pulsatilla.

Verlangen: Süßes, Salz, Gewürztes.

Abneigung: Fleisch.

Vergleiche: Barium-Verbindungen. Borum, Plumbum, Aurum muriaticum, Calcium carbonicum.

Belladonna – Tollkirsche bell.

- *(#3-665.71.06)*
- *Familie:* Solanaceae (Nachtschattengewächse). Enthält Lithium.
- *Mut – Gefahr – Gewalt.* [4] Was sie brauchten, gab es nur unter gefährlichen Bedingungen.
- *Wie:* Explosiv, zerreißen. Terror verfolgt sie, erschrecken.

Aufmerksamkeit und Darstellung. Es ist lebenswichtig, gesehen zu werden.

Auseinandersetzung zwischen Vernunft und überdimensionalen Gefühlen. Ruhelos. Heftige Emotionen. Benommenheit und Verwirrung. Heftigkeit bei allen Emotionen. Reagiert auf Erregung, bleibt in Erregung. Beißen, Schlagen.

Beschwerden infolge von: Extreme Bedrohung. Enttäuschte Liebe. Verachtung und Missachtung. Vernachlässigung und sexuelle Gewalt. Hormonelle Veränderungen. Jede Form der Abkühlung. Haare schneiden. Sonnenstich. Impfung (Fieber dadurch). Scharlach. Epilepsie, durch Schrecken ausgelöst.

Ängste: Hunde. Wilde Tiere. Geister. Einbrecher.

Täuschung: Fieberwahn, sieht Soldaten, hält einen Stock für ein Gewehr.

Sieht Wölfe, Vögel. Jemand ist im Feuer. Wird verfolgt. Spricht mit Toten. ***Hexen.***

Schlaf: Träume von Gewalt. Heftigkeit. Notsituationen. Blindheit. Unruhe. Sprechen und Schreien im Schlaf. Bohren den Kopf ins Kissen (Tub.).

Körperlich: Rechte Seite. ***Heftiger und plötzlicher Beginn. Ruhelosigkeit. Erregung. Durstlosigkeit.*** Kopfsymptome, Kopf heiß, Extremitäten kalt, Gesicht rot. Heftiger Schmerz (besser: Hinlegen; schlechter: Druck, Einbinden). Schlägt den Kopf gegen die Wand. Haare empfindlich. ***Neuralgie*** im Gesicht, besonders nach Wind. Weite Pulpillen. Zahnschmerz. Mumps. Parotitis. Plötzlichkeit. Entzündlichkeit. Schneller Verlauf. Rot und heftig klopfend. Fieberhafte Kinderkrankheiten mit heißem, rotem Gesicht; Empfindung wie benommen. Entzündungen, besonders im Anfangsstadium: Mandelentzündung. ***Otitis media.*** Sinusitis. Pneumonie. Blinddarm. Ruhelose Beine. Nach Impfungen. Eklampsie. Brustentzündung durch unterdrückte Sekretion. Milchstau. ***Dysmenorrhör.*** Harnverhalten. Bauchkolik. Gallenkolik. Akut: Erysipel. Sonnenbrand. ***Sonnenstich.*** Genitalien: Blutungsmittel nach Abtreibung. Fehlgeburt. ***Gehirnhautentzündungen durch Impfung*** oder sexualisierte Gewalt. ***Krampfhusten.*** Trocken, bellend. Keuchhusten. Kehlkopfkrampf. Erkältung nach Haare schneiden (Sil.). Fieberkrämpfe. Gesten. Zupfen an der Bettdecke.

Empfindung: Einschnürungen.

Empfindlichkeit: Licht. Lärm. Quietschgeräusche.

Verlangen: **Limonade**, Zitrone, Säure, Brot, nach kaltem Wasser – aber durstlos.

Abneigung: Wasser, Fett, Gemüse, Saures.

Verschlechterung: Lärm. Licht. ***Leichteste Erschütterung.*** Berührung.

Besserung: Um 15 Uhr. Fester Druck. Halbaufrechte Position. Liegen im Dunkeln.

Vergleiche: Solanum nigrum, Aconitum, Bryonia, Apis, Glonoinum, Palladium.

Miasma: Akut.

Capsicum – Cayennepfeffer/Spanischer Pfeffer Caps.

- *(#3-665.75.13)*
- *Ordnung:* Solanales (Nachtschattenartige)
- *Capsicoideae* (#3-665.75): Gewalt und Sex. Selbstbewusst, kontaktfreudig. Fürchten vor Zurückweisung.

Verlangen nach Veränderung und gleichzeitig Furcht davor. Heimatlosigkeit. Heimweh mit Fernweh. Sich im Körper nicht zuhause zu fühlen, eigene Mitte nicht finden.[93] Auf Zugehörigkeit angewiesen. Aufgeschlossenheit. Reizbarkeit. Launenhaft. Möchten mit allen Freund sein, sind aber schnell beleidigt. Zornesausbrüche. Suchen soziale Sicherheit. An der Vergangenem hängen. Überempfindlich gegen alle Sinneseindrücke. Apathie, wünscht sich den Tod.

Beschwerden infolge von: ***Heimatverlust.*** Verlust der sozialen Zugehörigkeit.

Angst vor Tadel. Polizei (Merc., Nat-c.).

Träume: Wie von Höhe herabfallen. Zusammenfahren. Tote. Monster.

Körperliche Beschwerden: Kälteempfindlichkeit. Hitze durch Erregung. Schleimhäute. Mittelohrentzündung. ***Mastoiditis.*** Aufstoßen. Gastritis. Magen bläht sich durch geringste Speise. Schlaffes Gefühl. Stoffwechsel reduziert. Gelenkschmerzen. Ischias. Herpes. Karbunkel. Sonnenbrand.

Wie gelähmt, einbandagiert.

Schmerz: Brennend.

Verlangen: ***Alkohol,*** Kaffee (erzeugt aber Übelkeit), Gewürztes, Paprika, Bier. Stimulanzien, Pfeffer, Salz.

Abneigung: Veränderung.

Verschlimmerung: Nach Ortswechsel. Nach dem Essen. ***Luftzug.*** Kälte. Abdecken. Baden. Kalte Getränke. Gemüse. scharfe Speisen.

Besserung: Wärme und anhaltende Bewegung. Beim Essen.

Miasma: Malaria.

Vergleiche: Calcium phosphoricum, Kalium bichromicum, Graphites, Phosphorus, Ferrum.

Bismuthum metallicum (subnitricum) – Wismutnitratgemenge (Bi) bism.

- *Bismut* (fachsprachlich) bzw. *Wismut*
- Mischung aus Wismutnitrat und Wismutoxid. Radioaktives Gift, wurde in Russland zur Vergiftung missliebiger Personen eingesetzt. Seine Halbwertzeit ist länger als das Alter des Universums.[77] Es dehnt sich aus, wenn es erwärmt wird. Verwendung: Feuermelder. Kosmetik- und Pharmaindustrie[37].
- *Gold-Serie* (Verantwortung / Macht) : 15. Stadium. (Verlust).

Die Fassade kann nicht mehr aufrechterhalten werden. Brauchen viel Halt, aus Furcht, nicht auf eigenen Beinen stehen zu können. ***Konkurs***. Machtlosigkeit. ***Kampf um Geltung***(auch für andere). Opfern oder verlieren den Thron. Selbstzerstörung. ***Tod ist besser als der Verlust der Ehre.*** Geltungssucht. Diktatoren. Mögen nicht allein sein, haben deshalb Schwierigkeiten mit den eigenen Grenzen. Ruhelosigkeit. Angst bei Alleinsein. Anklammern. Beklagen sich. Verwirrung. Ruhelosigkeit. Nervosität. Schutzthemen.

Beschwerden infolge von: Tod von Angehörigen. Zeugung. Chirurgische Eingriffe im Bauchbereich.

Ängste: Verlassen zu werden.

Täuschung: Pflicht nicht erfüllt zu haben.

Schlaf: Störungen. Schläfrigkeit nachmittags.

Träume: Lebhaft mit Ängsten. Erfolglose Versuche zu gehen, zu schreien.

Körperlich: Tics, unwillkürliche Bewegungen. Kopfschmerz und Übelkeit durch Schokolade. Schwindel. Ohnmacht. Kräfteverfall. Pförtnerkrampf: Kleine Mengen werden nach dem Genuss sofort wieder erbrochen. Essstörung. Aufstoßen. Sodbrennen nach dem Essen. Erbrechen (bes. beim Zahnen des Kindes). Enteritis. Brennender, punktueller Schmerz. Colitis ulcerosa. Diarrhö. Multiple Sklerose. Sehnen- und Schleimbeutelentzündung. Warzen. Husten nachts. Kopfschmerzen wechseln mit Magensymptomen. ***Magenschmerz***. Erbrechen. Flatulenz. Auftreibung. Magenkrebs. Häufiges Urinieren.

Schmerz: ***Reißend,*** schneidend.

Verlangen: Kalte Getränken und Speisen. Fisch. Gesellschaft. Anklammern.

Verschlechterung: Tadel. Alleinsein. Essen. Sommer. Winter.

Besserung: Kalte Getränke und Anwendungen. Bewegung.

Vergleiche: Veratrum album.

Miasma: Tuberkulose

Bitis arietans – Puffotter Cloth/Biti-a

- *Clotho arietnas.* Reptilien, Schuppenkriechtiere, Schlangen, Familien der Vipern. Echte Viperinae, Puffotter. Familie Viperidae. Clotho ist ihr alter Name. Der Gattungsname Clotho wurde auf Bitis ändert. Clotho ist eine der 3 Nornen (wie Lachesis).
- *In Afrika verbreitet,* verursacht viele Todesfälle. Ihr Biss wirkt zersetzend, verursacht Blutungen und starke Schwellungen.
- *Schlangen:* Konkurrenzkampf. Mutter-Tochter-Beziehung. Verrat. Eifersucht. Misstrauen. Sprache. Bedroht und verfolgt. Spaltung. [2]

Bläht sich seelisch und körperlich auf. [69] Versucht, Gefühle zu unterdrücken durch viel arbeiten. Impulsiv. ***Aggressiv***, mitunter gewalttätig durch geringsten Widerspruch. Unangepasst und intolerant suchen sie doch Gesellschaft und Aktivität. Ermüden schnell. Lethargisch mit Mangel an Lebensfreude. Gedächtnisstörungen. [66]

Beschwerden infolge von unterdrückter Wut.

Fürchtet die eigene Wut und ***verrückt zu werden.*** Angstattacken. ***Herzinfarkt*** zu bekommen.

Träume: Glücksspiel. Geld. Von Gewalt. Rufen und Sprechen im Schlaf.

Körperlich: ***Schwindel*** mit Neigung nach links zu fallen. Kopfschmerz beim liegen und während des Schlafes. Herzklopfen und Angstattacken. Beklemmungsgefühl. Herzklopfen mit Angst, schlimmer morgens und nach Ruhepausen. Konzentrationsstörungen. Druckgefühle auf der Brust. Erschwertes atmen.

Halsentzündungen. Fremdheitsgefühl in der Nase. Ödeme, Schwellungen. Magenbeschwerden, Blähungen, erbrechen nach Käse. Reizdarm. Übelriechender und geräuschvoller Stuhlgang. Schlafstörungen.

Wässrige Blutungen im Schwall bei Menses. Großer Appetit.

Empfindungen von Einschnürung, Quetschung.

Abneigung gegen Gesellschaft. Gekochte Speisen.

Unverträglichkeit: Käse

Verlangen nach Beschäftigung. Arbeitssucht. Käse verschlimmert. Milchprodukte, kalte Speisen. Eis.

Verschlimmerung: Periodizität und morgendliche. Verschlimmerung nach dem Schlaf und montags. Nach Ruhepausen. Käse. Schlafmangel.

Boa constrictor – Königsboa Boa-c

- *Abgottschlange, Wowla (Belize)* Würgeschlangen aus Süd- Mittelamerika und Karibik. Hängen sich an einem Ast und überraschen aus dem Hinterhalt. Langsam und ungiftig. Gute Schwimmer. [66]
- Mit *Python* nahe verwandt. Sensor für Wärmestrahlungen. Nachtaktiv. Sie würgen ihre Opfer und verschlingen sie am Stück. Ihre bis zu 60 Jungen schützt sie, indem sie sich um sie herum windet.
- *Schlangen:* Konkurrenzkampf. Mutter-Tochter-Beziehung. Verrat. Eifersucht. Misstrauen. Sprache. Bedroht und verfolgt. Spaltung. [2]

Kontrollierend. Reizbarkeit, wenn es nicht nach ihren Vorstellungen geht. Kritisch. Zunächst werden Verbitterung und Ärger unterdrückend. Dann erschöpft und ***träge*** mit Abneigung gegen Pflichten. Wollen in Ruhe gelassen werden. Verzweifelte Impulse. Unterdrückung von Wut. Selbstzerstörung. Selbstmordgedanken durch Sprung aus Höhe, Zug.

Beschwerden infolge von Überbehütung. Erdrückende Beziehungen.

Träume: Schmutz. Sauberkeit. Eifersucht. Schönheit. Vom verachtet werden. Vaterthemen.

Täuschung: Verfolgt oder beobachtet zu werden. Die Welt sei außer Kontrolle geraten. In einen Strudel hineingezogen zu werden. Zwangsneurosen. [69]. Selbstmordgedanken. Sie müssen sich „festhalten“, um nicht in Chaos zu stürzen. Davon fühlen sie sich überlastet und eingeengt.

Ängstlich. „Erdrücken“ ihre Kinder/Partner.

Zwangsneurosen. Verlieren den Faden beim Sprechen.

Träume: Sauber/schmutzig. Hell/dunkel. Vaterthemen. Religiöse Themen. Fehler machen besonders in der Zeit. Eifersucht, Verrat. Hoffnungslos, versagt zu haben.

Schlaf: Zucken im Schlaf

Körperlich: Erschöpfung und Müdigkeit. Kopfschmerz wie durch Kater, vom kalten Wind. Ohrenschmerz. Halsschmerz. Übelkeit vor der Mahlzeit. Verdauungsbeschwerden mit brennenden Schmerzen. Auftreibungen und Krämpfe. Durchfall. Juckreiz der Vagina. Empfinden im Gesicht, als wenn die eine Hälfte nicht zur anderen gehört.

Empfindung von ziehenden Schmerzen.

Abneigung: Gesellschaft. ***Pflichten.*** Sex.

Verlangen: Essen. Bier, Brot, Butter, Senf. Wein.

Besserung: Essen[66]

Vergleiche: Python Regius, Königspython

Bovista lycoperdon – Riesenbovist bov.

- *Langermannia gigantea*
- *Ordnung:* Agaricales (Blätterpilze). Familie: Lycoperdaceae (Stäublingsartige)
- *Enthält viele Sporen,* eines der fruchtbarsten Lebewesen der Erde. [36] Ist wie durch eine „Nabelschnur" mit der Erde verbunden. Nach dem Austrocknen braucht es nur einen leichten Reiz, damit sie platzen und eine Wolke von Sporen abgegeben wird. Die Sporen sind sehr aluminiumhaltig, dadurch schnell entflammbar und werden für Theaterblitze (wie Bärlappsporen) verwendet. Getrocknete Pilze wurden zur Blutstillung auf Wunden gelegt. [36]
- *Fungi/Pilze:* Geringe soziale Kompetenzen. Symbiotische *Beziehungen.* Verzerrte Wahrnehmung. Mutig sein, Grenzüberschreitung. Eindringen, Ausbreiten.

Wissen nicht, wann es angemessen ist, etwas zu sagen oder zu schweigen.[36] Wollen die Wahrheit erzählen. Machen sich offen, verraten Geheimnisse. Danach halten sie alles zurück. Überforderung. Nicht gewachsen. Überspielen. Wollen imponieren. Aufblähen. Hellsichtig. Stimmungsschwankungen. ***Vermeiden Nähe, um nicht hinterfragt zu werden.*** Verletzlich, angreifbar, reizbar, emotional sensibel, unbeholfen im Handeln und Sprechen. ***Lässt Dinge fallen.*** Stottern. Verwirrung.

Beschwerden infolge von: Sexuelle Ausschweifungen.

Ängste: Schlangen. Ansteckende Krankheiten.

Träume: Blutende Wunden.

Körperlich: Kopfschmerz mit Tränenfluss und Urinieren. Schwindel. Benommenheit. Häufiges Aufstoßen und Naseputzen. ***Kolik mit Zusammenkrümmen.*** Rheuma und Lähmungen. ***Hautausschläge.*** Wunden. Ekzeme. Urtikaria. Akne durch Kosmetika. ***Hämorrhagien.***

Empfindlichkeit: Berührung und Erschütterung.

Empfindungen: ***Vergrößerungsgefühl.*** Schwellungsgefühl. Beengung. Aufgedunsen. Trockenheit.

Besserung: Trockenes Wetter. Zusammenkrümmen.

Verschlechterung: Sonnenlicht. Vor und während der Menses. Vollmond.

Verlangen: Brot. Durstlosigkeit und unstillbarer Durst.

Folgemittel: Alumina, Calcium, Rhus toxicodendron, Sepia.

Vergleiche: Fungi (Pilze), Lachesis, Lycopodium.

Bromium – Brom (Br) brom.

- *Bromos* (griechisch) = übler Geruch. Eine braune, ätzende, dampfende Flüssigkeit. Verwendung bei Wasseraufbereitung, Desinfektion, Tränengas, Photoentwicklung. Silberbromid. Familie der Halogene.
- *Eisen-Serie:* Pflicht. Arbeit. Schutz. Angriff/Verteidigung.
- *17. Stadium:* Miasma: Syphilis: Zerstörung. Verzweifelung. Tod und Verwüstung. Das Ende. Alles wird ausgelöscht, alles loslassen.

Gewissensbisse, die Chance vertan zu haben. Angespanntheit und Ruhelosigkeit aus schlechtem Gewissen. Vorstellung, eine Pflicht nicht genügend erfüllt, ***eine Schuld auf sich geladen*** zu haben. Die Norm nicht erfüllt haben. Ruhelosigkeit. Wollen der Ablehnung/Verurteilung entfliehen. Leidenschaft. Psychose. Schuld. Müssen in der Zweck-Gemeinschaft bleiben.[93] Trauen sich Veränderung nicht zu.

Beschwerden infolge von: Überkontrolle. Normierung. Sexuelle Unterdrückung. Nach Fieber.

Ängste: Dunkelheit. Alleinsein. Krankheit. Tod. Geister. Höhe. Geschwindigkeit. Strömendes Wasser. Schlaganfall. Geister. ***Furcht, beobachtet zu werden.***

Täuschung: Verfolgungswahn. Machen sich schuldig. wenn sie den eigenen Wünschen folgen.

Träume: Ängstlich. Auffahren aus dem Schlaf. Schläfrig beim Lesen. Von Särgen. SchlafwandlerIn.

Körperlich: Linke Seite. Warmblütig. Migräne. Schwindel beim Überqueren von fließendem Wasser. Nasenbluten. Mumps. Diphtherie. Kropf. Drüsenschwellung und -verhärtung. Schwellung von Tonsillen und Parotis. Stauballergie. Erkältungen im Sommer durch Schwitzen. ***Atemwege. Asthma der Seeleute an Land***. Emphysem. Beklemmung bei geringster Anstrengung. Epilepsie. Keuchhusten. Parotis, Hodenentzündung. Drüsenverhärtung mit Neigung zum Krebs. Keuchhusten. Asthma bronchiale. Krupp. Magenschmerz nach Austern. Brustkrebs. Brusttumore. Apoplexie. Akne. Herzerkrankungen. Luft in der Vagina. Epilepsie. Krebs.

Abneigung: Milch. Zwiebeln.

Verlangen: Schokolade. Reisen. Saures.

Verschlechterung: Kalte Luft und Speisen. Zugluft. Sommer. Warm-feuchtes Wetter. Berührung. Ruhe. Liegen links. Überhitzung. Warmes Zimmer. Milch. Meer. Baden.

Besserung: Seeluft. Am Meer. Bei Bewegung.

Erscheinung: Oft blond, mit heller Gesichtshaut, die abwechselnd rot wird. Blauäugig, bleich.

Ergänzung: Sulfur. *Freunde:* Argentum nitricum, Kalium carbonicum.

Vergleiche: Antimonium tartaricum, Chlorum, Conium, Fluor, Iodum, Lyssinum, Medorrhinum.

Bryonia alba – Weiße Zaunrübe bry.

- *(#3-644.75.08)*
- *Familie:* Cucurbitaceae (Kürbisgewächse)
- *Kraft/Arbeit* und Geld für Sicherheit, für die Familie, Unternehmen. [3S] Konfliktscheu. Speichern die Kränkungen. [2]

Das Leben ist Arbeit! Sucht Halt durch Arbeit. Brauchen Halt und Sicherheit. Abneigung gegen Veränderung. Möchten selbstständig sein. Klammern sich an materiell Verlässliches. Extrem Reizbar. Ärgerlich durch Störung. Abneigung gegen Gesellschaft. Möchten Ruhe haben.

Beschwerden infolge von: Ärger. Existentielle Verunsicherung.

Furcht: **Armut.** Hilfe zu benötigen (Abneigung, getragen zu werden). Geschäftliche Sorgen.

Schlaf: Schlaflage links.

Träume: Geschäfte.

Körperlich: ***Trockenheit*** oder Mangel an Absonderung der Schleimhäute. Schwindel bei Bewegung. Übelkeit und Ohnmacht beim Aufstehen. Plötzliche Kopfschmerzen bei heißem Wetter. Bitterer Geschmack im Mund. Übelkeit und Erbrechen. Als ob ein Stein im Magen liegt. Obstipation. ***Appendizitis. Großer Durst,*** mit großen Schlucken gestillt. Harter, trockener Husten mit wenig oder fehlendem Auswurf. Husten. ***Husten*** schmerzt in Kopf und Brust, hält sich die Brust beim Husten. Mastitis: Brüste schwer, heiß, hart und schmerzhaft. Unterdrückter Wochenfluss mit Kopfschmerz zum Zerspringen. Nasenbluten statt Menses. ***Arthritis.*** Gelenke rot, geschwollen, steif. Nach Verstauchung und Frakturen. ***Stechende Schmerzen*** bei entzündlichen Erkrankungen seröser Häute, z. B. ***Pleuritis,*** Peritonitis, Perikarditis, Meningitis.

Schmerz: Stechend. Bei geringster Bewegung. Schreit vor Schmerz.

Verlangen: Warme Milch. Kalte Getränke.

Verschlechterung: ***Bewegung.*** Unpassende Nahrung. Nach Wetterwechsel.

Besserung: Still liegen. Druck. ***Liegen auf der schmerzhaften Seite***.

Freunde: Alumina, Natrium muriaticum, Phosphorus, Rhus toxicodendron, Sulfur.

Miasma: Typhus.[4]

Vergleiche: Kürbisgewächse (Curcubitaceae) *z. B. Bryonia, Coloc., Luf-op., Cist., Passi.* Chamomilla, Sepia.

Miasma: Typhus.

Bufo rana – Erdkröte bufo

- *Ordnung:* Anura (Froschlurche). Familie: Bufonidae (Kröten). Gemeine Kröte, im Volksmund auch Muggel und Mummel genannt. Der Rücken erscheint von warzigen Hautdrüsen übersät. Die Hautgifte zur Abwehr von Fressfeinden enthalten: Bufadienolide, ein ähnliches Gift wie Digitalis, sowie Bufotenine, die bei Fressfeinden die motorischen Zentren von Gehirn und Rückenmark lähmen. Dazu noch Adrenalin, Noradrenalin, Catecholamine, Dopamin und Epinin. Erdkröten sind ortstreu und wandern zum Laichen immer wieder zu bekannten Gewässern zurück. [14]

Sich nicht liebenswert fühlen. Sehr körper- und gefühlsbezogen. Geistige ***Retardierung bis ins Instinkthafte.*** Sexualität ist vordergründig. Traurigkeit. Ruhelosigkeit. Ängstlich, besonders bezüglich der Gesundheit. Reizbar, langsam, schlicht. Stumpfsinniger Ausdruck. Einseitige Begabung (geistige Störungen von Kindern überbegabter Eltern). ***Entwicklungsverzögerung.*** Sexuelle Tics. Spielen mit der eigenen Zunge. Sprache undeutlich. Nägelkauen. (Zunge hängt heraus)

Beschwerden infolge von: Bestrafung für sexuelle Gefühle oder frühe Sexualisierung. Sexueller Missbrauch.

Körperlich: Frostigkeit. Zahnfleischprobleme. Sabbern. Lecken der Lippen. Neigung, sich selbst zu beißen. Nägelkauen. Stottern. Sehstörungen. Krämpfe, dabei Zungenbiss. Epilepsie während Koitus. Ekzem. Lymphangitis.

Verlangen: Einsamkeit (spielt mit den Genitalien). Gier nach Essen.

Abneigung: Gesellschaft.

Verschlechterung: Erwachen. Warmes Zimmer. Sonne. Musik ist unerträglich. Jedes Geräusch ist unangenehm. Anblick ***glänzender Gegenstände*** ist unerträglich.

Besserung: Baden. Kalte Luft. Feuchtigkeit. Bier.

Vergleiche: Barium (nicht so sexualisiert).

Cadmium metallicum (Cd) cadm-met.

- *Name:* griechisch. „Kadmia“ = Erde oder lat. „cadmea“ = Zinkspat. Wird meist in Verbindung mit Zink gefunden. Giftig. Verwendung: Steuerstäbe in Druckwasserreaktoren. Ist in der Lage, Neutronen einzufangen und findet deshalb bei der Schnellabschaltung eines Reaktors Verwendung. [34] Nickel-Cadmium Batterien. Telefone und Oberleitungen.
- *Antidotiert* Aluminiumvergiftungen. Kommt als Verunreinigung im Phosphatdünger vor. Es gibt keine Grenzwerte. Außerdem als Farbe bei Farbstiften und Tarnanstrichen des Militärs.
- *Silber-Serie:* Kreativität. Darstellung. Show. Anklang finden. Glänzen. Wissenschaft. Kunst. „Ich stelle dar ... Bühne.“
- *12. Stadium:* Zuviel des Guten. Die Macht ist ausgereizt und übertrieben. Streiten, um Kontrolle zu behalten. (Krebs Miasma)

Fürchten, den Anklang zu verlieren, deshalb wiederholen sie Bewährtes. Wiederholung der Künste und dabei ***Übertreibung***. Depression. Selbstverleugnung. Hoffnungslos überfordert. ***Machtlosigkeit und Misstrauen.*** Sich Geltung verschaffen. ***Reizbarkeit und Impulsivität.*** Konzentrationsstörungen. Möchten allein sein. Psychose mit Angst vor Krebs.

Täuschung: Alles erscheint unwirklich.

Träume: Laufen ohne anzukommen. Zu spät kommen.

Körperlich: Migräne. Niesen. Husten. Brustkrebs. Übelkeit. Erbrechen. Appetitlosigkeit. Reisekrankheit. Durchfall. Schwäche und Zittern. Lupus erythematodes. Kolitis. Krebs, besonders Nieren sowie Magen-Darm. Chronische Obstipation. Häufiger Harndrang. Husten. Tuberkulose. Schwere Folgen von Grippeerkrankungen. ***Schwäche.*** Abmagerung. Anämie. ***Nebenwirkung von Chemotherapie***. Strahlung und ***Aluminiumvergiftungen.***

Empfindlich: Licht und Geruche.

Verlangen: Unstillbarer Hunger mit Übelkeit.

Abneigung: Speisen bei Appetitlosigkeit.

Verschlechterung: Morgens. Anstrengung.

Besserung: Durch Hautausschläge. Essen. Heiße Anwendungen.

Vergleiche:

Cadmium sulfuricum: Enzenphalitis. Faszialislähmung, Septisches Fieber. Krebs. (Entkräftung mit Erbrechen bei Krebs oder vor dem Sterben). Resignation. Cadmium phosphoricum, Cadmium nitricum, Cadmium chloratum, Bryonia, Arsenicum. Einen hohen Cadmiumgehalt haben auch Asterias rubens, Cannabis sativa und Tabacum.

Calcium carbonicum – aus Austernschalen calc.

- *Ordnung:* Ostreoida. Familie: Ostreidae (Ausern).
- *4. Eisen-Serie:* Sicherheit. Arbeit. Pflicht. Dorf/Gruppe. Arbeiten, um beschützt zu sein. Praktisch.
- *Calcium:* „Was sagen die anderen?" Bewertung. Selbsteinschätzung.
- *Carbonate:* Arbeit ist Sinngebung. Funktionieren. Unsicherheit im Selbstwert.
- *Kohlenstoff-Serie:* Individuum. Ich. Selbstwert. Besitz. Kind. Geburt.

Wollen durch Leistung oder Funktionieren Wertschätzung erlangen. Schutzbedürftigkeit. Existenzangst. Schüchternheit. Pflichttreue und Dickköpfigkeit. ***Lassen sich (die Verwirrung) nicht(s) anmerken.*** Überarbeiten sich, passen sich an. Konfliktscheu. Sorgen. Zweifel. Familie ist wichtig. Möchten mitgehen, folgen gern. Matheschwäche.

Beschwerden infolge von: Trennung. Kummer. Überarbeitung. ***Verwirrung.*** Arbeitssucht. Anpassung. Unterdrückung von Gefühlen. Erwartung an Kinder. Verrat. Verlassenheit. Schwefel und Sulfonamide. Säfteverlust.

Ängste: ***Mäuse***. Hunde. Spinnen. Insekten. Flugangst. Höhe. Dunkelheit. Alleinsein. Veränderung. Zukunft. Um die Gesundheit. ***Zweifel an der Genesung.*** Für verrückt gehalten zu werden. Nichts wert zu sein. Andere könnten ihre Verwirrung bemerken. Bewertung durch andere. Ansteckende Krankheiten. Armut. Versagensangst. Menschen. Menschenmenge.

Körperlich: Träge Kinder. Milchschorf bei Kindern. Ekzem des Kopfes. Kopfschweiß. Knochen. Zähne. Meist kalte, weiche, schlaffe Haut. Langsam in Bewegungen. Neigung zu Körperfülle und Stoffwechselstörungen. Neigung zu Drüsenvergrößerungen. ***Verstopfung ohne Drang.*** Osteoporose. Knochenbrüche in der Klimax.

Verlangen: Süßes. ***Eier***. Unverdauliches.

Empfindlichkeit: ***Hören von Grausamkeiten.***

Verschlechterung: Wetterwechsel. ***Feuchte Kälte.*** Hungern. Denken an Symptome. ***Treppensteigen***. Entblößen. Sonne.

Besserung: Beschäftigung im Freien.

Ergänzt: Belladonna, Rhus toxicodendron, Nitricum acidum, Lycopodium, Sulfur.

Folgemittel: Lycopodium, Sulfur calcarea. Wo Calcium sich zeigt, auch an Barium denken.

Vergleiche: Kalium-Verbindungen, Carbonicum-Verbindungen. Barium, Mollusken

Calcium fluoricum – Flussspat calc-f.

- *Calciumfluorit* Das bunteste Mineral (Calcium) der Welt (violett, bräunlich, weiß, rötlich, schwarz und farblos).
- *Eisen-Serie:* Sicherheit, Arbeit. Pflicht. Dorf/Gruppe. Arbeiten, um beschützt zu sein. Praktisch. Verteidigung
- *Calcium:* „Was sagen die anderen?" Bewertung. Selbsteinschätzung.
- *Carbonserie:* Bin ich Teil von ... oder getrennt? Geborgen.
- *Fluoratum:* Glanz und Glamour. Oberflächlicher Kontakt.
- *17. Stadium:* Beenden. Vergessen. Fordern. Hemmungslos. Ausgestoßen/ausgeschlossen.
- Calcium wird schnell müde, liebt die Anbindung und Ruhe. Fluor ist energiegeladen, wird leicht abgelenkt, strebt nach vorn. „Farbe verloren".

Andere könnten denken, sie habe keinen Glanz. Familie, Haus und Besitz geben nur Halt, wenn man großartig ist. In der Jugend beweglich, im Alter erstarrt. Anfänglich entschlussfreudig, später entscheidungslos. Suchen Halt mitunter bei den „falschen" Leuten. Steigerung der Konzentration und Konzentrationsstörungen. Unternehmungslust trotz Müdigkeit.

Kinder: Was ihnen in den Kopf kommt, muss umgesetzt werden. Sprunghaft und entschlussunfähig.

Angst: **Armut**. Erwartungen nicht entsprechen. Zwecklos/wertlos sein.

Träume: Von neuen Schauplätzen, nicht unangenehm, aber mit dem Gefühl von drohender Gefahr.

Körperlich: Grauer Star. Zahnfistel. Knochenkaries. Zahnverfall. Chronisch vereitertes Trommelfell. Gehörverlust. Kribbeln im Kehlkopf nach einer warmen Mahlzeit. Gefühl, es steckt etwas darin. Vergrößerung der Mandeln. Bewegungsapparat. Gelenk- und Muskelschmerzen. Gelenkhautentzündung. Krampfadern. Gefäßsystem. Anschwellen der Füße bei heißem Wetter. Drüsenverhärtung. Tonsillen. Tumore. Geschwüre. Knötchen (Brust), Schwellung und harte Knoten im Bindegewebe. Muskel und Sehnen. Haut. Akne. Furunkel. Ekzeme. Verstopfte Haarbalgdrüsen. Hagelkörner.

Verschlimmerung: Feuchtigkeit. Wetterveränderung.

Besserung: Wärme. **Bettwärme.** Aufdecken.

Verlangen: Grelle Kleidung zu tragen.

Vergleiche: Sulfur-Verbindungen, Fluor-Verbindungen, Nitrogenium, Veratrum. Edelsteine.

Calcium phosphoricum – Calciumphosphat calc-p

- *Eisen-Serie:* Sicherheit, Arbeit. Pflicht. Dorf/Gruppe. Arbeiten, um beschützt zu sein. Praktisch. Verteidigung.
- *Calcium:* Empfinden von Geborgenheit ist erschüttert. Sicherheit. Verarbeitung.
- *Silicium:* Identität. Beziehungen. Bezogen Familie- Gemeinschaft. Geschmack.
- *Phosphoricum:* Sensibilität. Dünnhäutigkeit. Kontakt, Kommunikation.

Schwanken zwischen Wollen und Wagen. Wollen immer irgendwo hingehen. Freiheitswunsch und Wunsch nach Einbindung. Bedürfnis nach Entwicklung, Lernen und Kontakt. Ruhelosigkeit. Können sich nicht abgrenzen. Starker Gerechtigkeitssinn. Harmoniebedürftigkeit. Geringer Selbstwert. RomantikerIn. Konflikt vermeiden. Gerechtigkeitssinn. Verlangen nach Flucht und Reise in der Phantasie. Tagträumen. Eigensinn. Sturheit. ***Schnell gelangweilt und dadurch unzufrieden.***

Beschwerden infolge von: ***Einschüchterung***. Geburtstrauma. Steißlage. Nabelschnur. Misshandlung. Massive Bedrohung in der Kindheit. Dauernde Zurechtweisung. Angstthemen. Kummer. Enttäuschte Liebe. Saftverlust. Kinderkrankheiten.

Ängste: ***Zurückweisung.*** Veränderung. ***Gewitter***. Dunkelheit. Hohe Brücken. Schlechte Nachrichten. Nichteinschätzbares. Alleinsein. Krankheit. Tod. Verlassen werden. Schreckhaftigkeit.

Täuschung: Von anderen für dumm gehalten werden.

Körperlich: ***Schmerz in den langen Röhrenknochen*** bei Längenwachstum. Seufzen. Neurologische Schocks. Hyperventilation. Nervosität. ***Schulkopfschmerz.*** Durchfall nach Eis, Früchten und Ärger. Wählerisch im Essen. Drüsen. Menstruation: reichlich fließendes hellrotes Blut.

Schmerz: Brennend.

Empfindlichkeit: Was andere denken. Gewitter.

Verschlechterung: Milch. ***Wetterwechsel. Zugluft***. Kälte. Nässe. Wind. Schneeschmelze.

Besserung: Rückenschmerz besser beim Strecken. Reiben. Bewegen. Laufen. Essen. Warme Jahreszeit. Wärme.

Verlangen: ***Reisen***. Kalte Getränke. Käse. Geräuchertes.

Erscheinung: Dünn. Weich. Lieb. Trichterbrust.

Persönlichkeit: Suppenkaspar. [8]

Ergänzung: Ruta graveolens.

Vergleiche: Calcium-Verbindungen. Phosphor-Verbindungen <, Carcinosinum, Staphisagria, Tuberculinum, Sanicula aqua.

Cannabis indica – Haschisch cann-i.

- *(#3-644.67.16)*
- *Ordnung:* Rosales (Rosenartige). Familie: Cannabaceae (Hanfgewächse). Getrocknete Krautspitzen. Marihuana und Haschisch werden von den getrockneten Blüten der weiblichen Indica (Hanfpflanze) gewonnen. Wirkstoff: THC, soll zu Glücksgefühl, Entspannung und Schmerzlinderung führen. [14]

Die ***Täuschung der Sorglosigkeit und Leichtigkeit***. Selbsttäuschung. Die fröhliche Maske oder mystisch zwei Naturen. Die Welt ist schlecht, die Ideen im Innern sind gut. Hektik. „Flippig". Grundloses Lachen. Phantasien. ***Theoretisieren***. Gedankenfülle mit grandiosen Bildern von sich. Sätze nicht beenden. Albern. Nichtkonform. Abstraktion. Hyperaktiv im Geist. Suche nach Bewusstseinserweiterung. Grandiose Bilder von sich selbst. Intensive Wahrnehmung mit Mangel an realem Bezug. ***Bleiben aus Furcht vor der äußeren Welt in der inneren Welt.*** Abneigung gegen Arbeit. Konzentrationsstörungen. Reaktionszeit verzögert. Rückzug. Außerkörperliche Erfahrung. Argwohn.

Beschwerden infolge von: Körperliche Gewalt. Schläge. Inzest. Schock. Reisen. Umzug an fremde Orte. Nach Medikamentenabusus von Chlor. ***Schlechte Trips.***

Angst: Um die Gesundheit. Verrückt zu sein. Tod. Finsternis. Die Kontrolle zu verlieren. Im Sumpf zu versinken.

Täuschung: Phantastische Vorstellungen. Doppelt sein. Übermenschlichkeit. Die Wände fallen auf ihn. Sei behext. Multiple Persönlichkeit. Empfindungslosigkeit. Verzerrtes ***Raum-Zeit-Gefühl.*** Horrortrips. Von Wesen umgeben. Musik. Die Materie geistig zu beeinflussen. Lachzwang.

Körperlich: Leiden mehr psychisch als körperlich. Kopfschmerz (als ob das Schädeldach hochgehoben würde). Schwindel.[42] Krämpfe des Blasensphinkters beim Urinieren. Bettnässen. Nierenschmerz. Unwillkürliche Gesten. Schwerelosigkeit einzelner Teile. Stechender Schmerz in den Füßen beim Gehen. Rückenschmerzen. Zuckung im Schlaf. Borderline-Störung.

Verlangen: Durst. Süßes.

Verschlechterung: Überanstrengung. Dunkelheit. Alkohol. Morgens.

Besserung: Liegen. In frischer Luft umhergehen. Kaffee.

Vergleiche: Cannabis sativa, Drogenmittel, Agaricus, Nux moschata, Sulfur.

17. Stadium: Drogen allein machen nicht kriminell. Verschmutzen. Verwahrlosen. Wollen die Arbeit nicht mehr tun.

Cannabis sativa – Hanf cann-s.

Unakzeptables akzeptieren. Weitermachen ohne zu fühlen (bis nichts mehr geht). Gespenster sehen. Angst vor Ertrinken. ***Fehlende Zugehörigkeit.***

Körperlich: Hornhauttrübung, *Grauer Star.* Atemnot beim Steigen. Lungenentzündung. Rezidivierende Zystitis. Gonorrhö. Entzündungen von Nieren, Herz, Lungen, Rippenfell, Gehirn. Atemnot bei Bewegung. Augen. Urogenitaltrakt. Blasenentzündung. Verschluss des Blasensphinkters oder Zusammenschnürung des Rektums. Empfindliche Dammregion.[9.1]

Verschlimmerung: Bewegung. *Miasma: Malaria.*

Cantharis – Spanische Fliege canth.

- *Lytta vesicatoria,* Lytta vesicatoria
- *Ordnung:* Coleoptera (Käfer). Familie. Meloidae (Ölkäfer). Mittelmeergegend. Sondern bei Gefahr die Haut reizendes Sekret ab. Dieses wurde als Aphrodisiakum verwendet (auch bei rossigen Stuten). Entwicklung ist parasitär. Zwei ihrer drei Entwicklungsstufen entwickeln sich in Bienenstöcken zur Reifung. Müssen also gut organisiert sein.[6.2]
- *Insekten:* Geschäftigkeit. Unruhe. Enge. Wasser. Feuer.
- *Träume:* Fliegen
- *Wie:* Brennen, Empfinden: Einschnürung Abn./Verl. Trinken [6.2]

Durch sittliche Strenge wird ***Verlangen als sündig empfunden.*** Erzwungenes Zurückhalten der Begierden. Starke Energie. Starke Ausstrahlung. Heiß sein/Brennen. Verbrennen. ***Geschäftig.*** Verächtlichkeit. Schroff.[6.2] Unruhe. Unzufriedenes Gemüt. Aufstöhnen. Emotional außer Kontrolle sein. Weinen. Jammern. Toben. Ausrasten. Reizbarkeit und Wut. Ruhelosigkeit. Später gleichgültig gegen die Arbeit. Verwirrung. Viele ***erotische Themen*** oder Phantasien. Zügellos. Leidenschaft. Dinge tun, die sie eigentlich nicht möchten.

Beschwerden infolge von: „Verbrennung". Frühe Sexualisierung.

Ängste : ***Hydrophobie*** (Stram).

Täuschung: Sich nicht bewegen können. Hört Geräusche. Raserei durch glänzende Gegenstände.

Körperlich: ***Lähmende Schwäche nach großer Aktivität.***[6.2] Auszehrung. Taubheit. Entzündung und Reizung der ***Harnorgane.*** Häufiger Harndrang mit brennendem, schneidendem Schmerz. Urin geht tropfenweise ab. Erkrankungen der Luftwege mit zähem Schleim. Hauterkrankungen. Brennen (Stechen bei Apis). Erkrankungen der Schleimhäute. Erysipel. Krämpfe. Durchfälle (blutend). Akut bei ***inneren und äußeren Verbrennungen.*** Pusteln und wässrige Bläschen, die brennen und ***jucken.***

Empfindung: ***Brennen***. Großer Durst mit brennendem Schmerz in Rachen und Magen.

Schmerz: Brennend. Lanzinierend, scharf. Schreien vor Schmerz.

Verlangen: Durst.

Besserung: Kalte Umschläge und Kälte.

Persönlichkeit: Marquis de Sade.[8]

Freunde: Camphora officinalis, Belladonna, Kalium bichromicum, Kalium jodatum, Mercurius, Phosphorus, Pulsatilla, Sepia, Sulfur.

Ergänzung: Camphora officinalis.

Vergleiche: Insecta (Insekten) Säuren (Acidum), Urtica urens, Causticum, Kreosotum.

Capsicum annuum – Cayennepfeffer caps.

- *(#3-665.75.13)*
- *Ordnung:* Solanales (Nachtschattenartige). Capsicoideae
- *(#3-665.75):* Gewalt und Sex. Selbstbewusst, kontaktfreudig. Fürchten Zurückweisung. Mut angesichts von Gefahr.[4] Was sie brauchten bekamen sie nur unter gefährlichen Bedingungen.
- *Wie:* explosiv, zerreißen, pulsieren, krampfartig, zusammenschnüren.[4] wie gewaltsam, Terror verfolgen sie, Erschrecken.

Verlangen nach Veränderung (fürchten sie auch). Langeweile mit Heimweh Möchten mit allen Freund sein, sind aber schnell beleidigt. ***Tadeln und umarmen jeden.*** Zornesausbrüche. Suchen soziale Sicherheit. Stellen sich gut. Beschäftigen sich mit Vergangenem. Nostalgie und ***Heimweh.*** Anfänglich empfindsame Sinne, später Abstumpfung. ***Schlaffheit.***

Kinder: Stur, fröstelig, widerspenstig und unbeholfen. Launenhaft. Angst vor Tadel. Wille widersprüchlich. Abneigung nachzudenken. Entrüstung. Ungehorsamkeit.

Beschwerden infolge von: ***Heimatverlust.*** Verlust der sozialen Zugehörigkeit. Falscher Beruf. Beleidigt und machen Vorwürfe. Misstrauen.

Ängste: Polizei (Merc., Nat-c.).

Träume: Wie von Höhe herabfallen. Zusammenfahren. Tote. Monster. Als Kind im Dunkeln verlassen. Schlaflos durch Heimweh.

Körperliche Beschwerden: Besonders links. Kälteempfindlichkeit. Hitze durch Erregung und im Sommer. Schweiß beim Liegen. Herpes. Karbunkel. Schleimhäute. Juckreiz der Augen. Niesen nach Husten. Kopfschmerz beim Husten. Blasenschmerzen beim Husten. Mittelohrentzündung mit Schmerzen des Warzenfortsatzes. ***Mastoiditis***. Augenentzündung. Mundgeruch. Halsentzündung. Aufstoßen. Gastritis. Magen bläht sich durch geringste Speise. Schlaffes Gefühl. Stoffwechsel reduziert. Müdigkeit nach geringster Anstrengung. Diarrhö durch Zugluft und nach kalten Getränken. Hämorrhoiden (Aesc.). Gelenkschmerzen. Ischias. Wie gelähmt, einbandagiert. Sonnenbrand.

Schmerz: Brennend.

Verlangen: ***Alkohol,*** Kaffee (erzeugt aber Übelkeit), Gewürztes, Paprika, Bier. Stimulanzien, Pfeffer, Salz.

Abneigung: Veränderung.

Verschlimmerung: Nach Ortswechsel/Umzug. Nach dem Essen. ***Luftzug.*** Kälte. Abdecken. Baden. Kalte Getränke. Gemüse. scharfe Speisen.

Besserung: Wärme und anhaltende Bewegung. Beim Essen.

Erscheinung: Neigung zu Übergewicht mit ***roten Wangen.*** Gesicht, besonders Nase rot. Feine Kapillaren.

Miasma: Akut.

Freund: Natrium muriaticum.

Vergleiche: Familie Solanaceae (Nachtschattengewächse), Calcium phosphoricum, Kalium bichromicum, Graphites, Phosphorus, Ferrum, Capsicum frutescens (*Tabasco / Cayennepfeffer*).

Carbo animalis – Tierkohle aus Rindsleder carb-an.

- *Carbo animalis* wird aus tierischem Blut (Blutkohle), Knochen (Knochenkohle) oder Leder hergestellt. Dabei entstehen Ammoniak, Teer und verschiedene Gase. Wegen ihrer stark porösen Dichte als Aktivkohle (z. B. in Gasmasken) eingesetzt, um Geruchsstoffe und Gase abzuhalten. Früher auch zur Herstellung von schwarzer Schuhwichse und Malfarben verwandt. Hauptbestandteil der Tierkohle ist Kohlenstoff (90 %). [14]

Verwirklichen sich nicht aus Angst vor Veränderung. Resingation und erloschene Willenskraft.[93] Starre. Heimweh. Gedanken an die wunderschöne Vergangenheit. Träumen davon, ohne sich selbst wirklich zu leben.

Furcht zu ersticken, beim Liegen. Beim Augenschließen.

Körperlich: Kälteempfindlichkeit. Assimilationsstörungen. Große Schwäche. Geschwollene Lymphknoten. Angiom. Maligne Entartung. CA im Gesicht. Zystenbildung der Brust. Krebs von Brust/Gebärmutter/Hoden. Lymphom. Tumore mit bläulich roter Verfärbung auf der darüberliegenden Haut. Drüsenverhärtung. Schwächelnd. Pankreatitis. Wunde Hühneraugen. Schweiß (nachts, übel riechend). Kupferfarbene Hautausschläge. Arthritis und Entzündungen der Finger mit weißen eitrigen Bläschen um den Nagel. Nächtlicher Hüftgelenksschmerz. Schwache Fußgelenke, die leicht umknicken. Verdauungsschwäche. Schüttelfrost nach Stuhlgang. Leeregefühl im Magen, nicht gebessert durch Essen. Auftreibung des Abdomens nach ***Bauchoperation.***

Verschlimmerung: Verlust der Körpersäfte.

Verlangen: Eier.

Vergleiche: Acet-ac., Ars., Carbo veg., Hydr., Sulf., Con., Calcium carb. Lach., nux-v.

Ergänzung: Calcium phosphoricum, Nitricum acidum, Arsenicum, Belladonna, Bryonia, Phosphorus, Pulsatilla, Sepia, Silicea, Sulfur, Veratrum.

Vergleiche: Carbo vegetabilis, Hydrogenium, Sulfur, Conium, Calcium carbonicum.

Carbo vegetabilis – Holzkohle carb-v.

- *(Buchen u. Birkenholz)* Ein Gemisch organischer Verbindungen, fast 90 % Kohlenstoff, der Rest ist Wasserstoff, Sauerstoff und Stickstoff. Holzkohle brennt nach dem Entzünden ohne Flamme weiter, weil die flammenbildenden Gase bereits bei der Verkohlung entwichen sind.[14]

Glauben, im Interesse anderer handeln zu müssen. Die eigenen Bedürfnisse zurückzustellen. ***Ersticktes Lebensfeuer durch Überforderung.*** Schwäche und Kollaps wie auf dem Sterbebett (Ant-t., Laur.). Der Überforderung nicht mehr gewachsen sein. Fürchten Scheitern und Veränderung. Gleichgültigkeit und Apathie. Kälte und Trägheit. Große Schwäche.

Beschwerden infolge von: ***Übergroße Anstrengung. Entrüstung.*** Enttäuschung. Schock. Verletzung. Schwere Infektionskrankheiten wie Lungenentzündung, Pfeiffersches Drüsenfieber. Säfteverlust. ***Operationen.***

Furcht: In Gegenwart Fremder. Zu ersticken.

Körperlich: Schwäche. Ermüdungsgefühl. Kollaps. Chronisches Erschöpfungssyndrom. Atemnot. ***Luftverlangen,*** wollen Luft zugefächelt bekommen und müssen sich im Bett aufsetzen. Heiserkeit. Schlimmer in der feuchten Luft und am Abend. Zahnfleisch schwammig, blutet beim Berühren. Brennen wie von glühender Kohle in der Brust. Ösophagitis. ***Postoperative Beschwerden*** (Entscheidung zwischen Leben und Sterben). Zyanose. Lungenentzündung im fortgeschrittenen Stadium. Asthma. Emphysem. Pertussis. Herzrasen. Herzschmerz mit stark aufgetriebenem Bauch. Erleichterung durch Aufstoßen. Schwache Verdauung. Flatulenz, besonders im oberen Abdomen und Magen. Blähungen nachts im Liegen. Sodbrennen. Einfache Nahrung bekommt schlecht. Heftiger Magenschmerz, schlimmer beim Hinlegen. Brennen im Magen. Erschöpfende Durchfälle. ***Eisige Kälte und blaue Verfärbung, als würde das Blut stagnieren.*** Krampfadern. Schwerfälligkeit.

Verlangen: Süßes, Salz.

Abneigung: Fett.

Verschlechterung: Vor dem Schlaf. Enge Kleidung um Abdomen. Fett, Milch.

Besserung: Aufsitzen im Bett.

Beruf: Schornsteinfeger, Köhler, Bergmann, Schmied.[8]

Ergänzung: Arsenicum, Kalium carbonicum, Phosphorus.

Freunde: China, Drosera, Kalium carbonicum, Phosphorus.

Vergleiche: China (bei Schwächezuständen).

Carcinosinum – Brustkrebs-Nosode carc.

- *Aus dem Krebsgewebe der weiblichen Brustdrüse.*

Selbstaufgabe. „Die Liebste von allen!" ICH darf nicht (egoistisch) sein. Unterdrückung von Lust und Frust. Wut wird nicht gefühlt. Kontrolle. Ausrichtung auf das, was verlangt wird. Keinen eigenen Standpunkt haben dürfen. Keine eigene Persönlichkeitsentwicklung/Ego-Bildung. Gegen den eigenen Willen handeln. Mitgefühl (auch mit den Übelsten, nur nicht mit Egoisten). Hellsichtigkeit. ***Schuldgefühle.*** Empfindlich bei Tadel. Nehmen Schuld auf sich. „Lieber sterben als sich wehren!" Strafen sich selbst. Ernst. Empfindlichkeit. Gewissenhaftigkeit. Künstlerische Ader (Musik, Tanz, Literatur, „***Harmonie***"). Harmoniesucht. Guter Geschmack. Alles (ich) muss ***perfekt*** sein. Mitgefühl belastet. Scheinbar Unlösbare Konflike.[93] Unternimmt nichts aus Furcht vor Misserfolg. Selbstmordneigung und Autoaggression.

Beschwerden infolge von: ***Unterdrückte Gefühle und Kreativität.*** Anpassung. Bevormundung oder Überbehütung. Demütigung. Kontrolle (kleinster Fehler ist ein Verbrechen). Tadel. Unterdrückung durch strenge Erziehung oder Medikamente. LinkshänderIn zu rechts „umgepolt". Impfbeschwerden. Mononukleose.

Ängste: Fehler zu machen. Examen. Versagen. Gesundheit. Krebs. Erwartung. Menschenmenge. Dunkelheit. Autofahren. ***Kröten.***

Täuschung: Die Arme gehören nicht zu ihnen. Schweben über dem Boden.

Weinen: Bei Musik (Thuja).

Körperlich: Haut mit Café-au-lait-Flecken. Muttermale. Naevi. Warzen. Neurodermitis. Akne. Kinderkrankheiten bei Erwachsenen. Zystitis. Krebs. Nieren CA. Ovarialzysten. Tuberkulose. Asthma. Brustschwellung oder Druckgefühl. Kloß im Hals. Räuspern. Leise Stimme. Autoimmunkrankheiten. Diabetes. Mononukleose. Bulimie. Chronische Schlaflosigkeit. Tics. Zuckungen. Nägelkauen. Bronchopneumonie der Säuglinge.

Tics: Zucken. Blinzeln. Nägelkauen.

Erregung: Bei Gewitter. Am Meer.

Verlangen: Reisen, Musik, Tanz. Liebe zu Tieren. Füße entblößen. Butter.

Abneigung: Streit und Tadel. Widerspruch. Fleisch (ethisch).

Verlangen und Abneigung: Salz, Fett, ***Schokolade,*** Fleisch (ethisch). Kalte Getränke.

Verschlechterung: Trost. Nach Gewitter. Kälte.

Besserung: Bewegung. ***Tanzen.*** Gewitter.

Besserung und Verschlechterung: Durch Meer. Musik. Bewegung. Kurzer Schlaf.

Erscheinung: Asymmetrische Gesichtszüge. „Dürre Hände".

Persönlichkeiten: Aschenputtel.[8]

Miasma: Krebs.

Vergleiche: Alumina, Bellis perennis, Thuja, Tilia.

Causticum – Ätzstoff caust.

- *Tinktura asris sine Kali* (Kaliumhydrat). Hergestellt aus einer Distillation von der Mischung von: gelöschtem Kalk und einer Lösung von Kaliumsulphat.
- *Mineralreich.*

Idealismus und hohe Ideale. Soziale Gerechtigkeit und Autoritätskonflikt. Solidarität mit den Schwachen. Empfindsamkeit bei Ungerechtigkeiten. Positive Intensität und Aktionismus, später Auslaugung und Lähmung. Mitgefühl. Traurigkeit. Hoffnungslosigkeit. Amnesie der Kindheit. Sicherheit durch hohe Ideale (handeln danach). Mit Arbeit Gefühle überdecken. Sehnsucht nach Frieden und Zugehörigkeit. Innere Familie. Weinen beim Hören oder Sehen (Fernsehen) von Grausamkeiten.

Beschwerden infolge von: Lang anhaltender Kummer. Plötzliche Erregung. ***Ungerechtigkeit.*** Demütigung. Fehlender Halt und Sicherheit. ***Verlassen*** werden. Misshandlung. Würmer. Verbrennungen. Unterdrückung von Hautausschlägen.

Angst: Um andere. Vorahnungen. Dunkelheit. Alleinsein. Verlassen werden. Gewitter. Gesundheit. Etwas vergessen zu haben. Kontrollängste. Prüfungen. Hunde.

Körperlich: Rechte Seite. Trockenheit. Heiserkeit morgens und nach Überanstrengung der Stimme. Aphonie. Herabfallende Lieder. Langsam fortschreitende Lähmung. Myopathie. MS. Taubheit. Kribbeln. Muskelzucken. Ruhelosigkeit der Beine beim Liegen im Bett. Bettnässen. Dupuytren-Kontraktur. Sehnenverkürzung. Torticollis. Stimmen hallen im Ohr wider, bei Erkältung oder Otitis. Bronchitis. Herpes der Brustwarzen. Unwillkürlicher Harnabgang beim Niesen, nach Kaltwerden und im ersten Schlaf. Blasenlähmung. Harnverhalt nach Operation. ***Warzen***, besonders im Gesicht und Nase, Finger. Brennende Schmerzen. Gefühl wie roh, wund und offen.

Abneigung: Süßes.

Verlangen: Geräuchertes, Salz, Alkohol. Eile beim Essen.

Empfindung: Roh, wund, brennend, steif. Krampfartig.

Verschlechterung: Trockenheit. Trockene, kalte Winde. Schönes Wetter.

Besserung: Feuchtes Wetter, Wärme. Kaltes Wasser in kleinen Schlucken.

Literatur: Christophorus-Legende, Frau Holle. Der Eine trage des anderen Last.

Persönlichkeit: Franz von Assisi, Mutter Theresa, Elisabeth Kübler-Ross, Astrid Lindgren, TierschützerInnen.

Astrologisch: Saturn-Uranus.

Ergänzend: Carbo vegetabilis, Petroselinum, Staphisagria, Sulfur.

Vergleiche: Magnesium-Verbindungen, Tilia.

Cenchris contortrix – Mokassinschlange cench

- *Familie:* Viperidae Crotalinae – Grubenottern; Bezeichnung auch: Agkistrodon contortrix oder Ancistrodon contortrix. Familie: Viperidae (Vipern). Untergruppierung d. Grubenottern (Crotalinae). Beheimatet in Nordamerika. Das Nervengift macht Übelkeit, Nervenschmerzen und Gewebsschäden, ist jedoch selten tödlich. (Fraser).

„Wer nicht respektiert wird, ist der Willkür der anderen ausgeliefert". Muss besonders gut sein. ***Geltung und Respekt erwerben***, damit nicht angegriffen wird. Wer schwach ist, kann jederzeit angegriffen werden. Sich nicht in der Gemeinschaft integriert fühlen. Eher von freundlicher Natur, mit versteckter Aggression. Wechsel von Sanftheit und Zorn. Niedergeschlagenheit mit Lachen. ***Geltungsbedürfnis.*** Sexuelle Themen. Verzögerte Wahrnehmung. Grenzenprobleme. ***Tod und Grenzerfahrungen.*** Misstrauisch, Eifersüchtig. Konzentrationsstörungen. Verträumte Zerstreutheit. ***Orientierungssinn verloren.****(*Crot-h), Vergisst, wohin sie geht. Unentschlossenheit. Möchte in die Wälder; alleine im Wald. Verlangen zu wandern. Gleichgültig gegen Pflicht. Verschiebt alles. Sich in einer Gemeinschaft nicht integriert fühlen.[1] Dissoziative Persönlichkeitsstörungen. Multiple Persönlichkeiten.

Beschwerden infolge von Sexueller Gewalt. Verrat durch Familie und Freunde.

Furcht: Plötzlich sterben zu müssen. Ausgeliefert sein, angegriffen oder ***vergewaltigt werden.*** Flugangst. Schlaganfall, vor dem Schlaf, Nadeln, Höhe, Verfolgungswahn. Anspannung führt zu ***Zittern und klappern mit den Zähnen***

Täuschung: Nicht geliebt werden. Misstrauen. Zeit vergeht zu langsam. ***Wahrnehmungsstörungen.*** An zwei Orten gleichzeitig zu sein. Verlust des Orientierungssinns. Fühlt sich vergiftet, Furcht vor drohendem Tod. Angst zu ersticken nach dem Niederlegen. Vergrößerungsgefühle.

Träume: ***Von Vergewaltigung.*** Von einer Schlange gebissen zu werden. Von Toten. Verfolgenden wilden Tieren. Zähnen, die gezogen werden. ***Erotische*** Träume können tagsüber nicht abgeschüttelt werden. Träumerisch, wie im Traum.

Körperlich: **Generalisierte Schwellung, Lähmung.** Ohnmacht, ***Angst zu ersticken nach dem Niederlegen.*** Kopfweh, Kopfjucken. Schwindel. Krampfadern im Hals. Herzerweiterung mit Dehnungsgefühl. ***»Gefühl, als sei das Herz gedehnt – es füllt den ganzen Brustraum, als ob es in den*** Bauch fiele. Magenkrämpfe. Zystitis nach und durch Sex. Herpes genitalis. Körper so vergrößert, als solle er platzen

Empfindungen von Anschwellungen, bersten.

Abneigung gegen enge Kleidung und Einschränkung

Verschlechterung: Druck, Hinlegen; nachmittags und nachts, beim Aufwachen. Mag sich nicht hinlegen.

Besser: warme Getränk

Vergleichsmittel: Ars; Lach; Clotho (=Bitis arietans, Puffotte) Hell, scor, op, nux-m, arg-n, ars, med, merc, stram.[61, 66, Hug]

Chamomilla – Kamille cham.

- *Matricaria chamomilla.*
- *(#3-666.47.06)*
- *Matricaria recutita,* Name: Ableitung von "Matrix" = Gebärmutter. Ordnung: Asterales (Asternartige). Klade: Artemiseae Familie: Asteraceae (Korbblütler). Hart im Nehmen, Verletzung einstecken. Fürchtet Kontakt und Annäherung.

Durch Unachtsamkeit kommt es zu traumatisierenden Kontakten. Aus der Geborgenheit gefallen. Protestieren oder Explodieren. Eigensinn. Launigkeit. Zorn und Ärger. Sorge. Versorgung. Beschützen. Ungeduld. Ruhelosigkeit. Außer sich sein. Zu Streit aufgelegt. Kleinigkeiten ärgern. Verweigern Annäherung und Liebkosung. Grübeln über Vergangenes. Gedanken machen verschlimmert. Trotzig durch fehlende Zugehörigkeit. [93]

Beschwerden infolge von: Mangel an Geborgenheit. Willkür ausgeliefert. Müssen schnell erwachsen werden. Gehorchen. Kritik. ***Zorn.*** Arzneimittelabusus von Opium und Morphium.

Täuschung: ***Die anderen halten sie für klein oder kindlich.*** Gefühl, als Kind behandelt, nicht für voll genommen zu werden.

Träume: Angst. Unfälle. Auffahren aus dem Schlaf. Schlaflosigkeit.

Körperlich: ***Zahnschmerz.*** Reizhusten. Asthma. Atemnot nach Zorn. ***Blähkoliken*** und Durchfälle. Nervöse Leiden. Schmerzhafte Menses mit großen Klumpen. Empfindlichkeit bei ***Schmerz. Neuralgien.*** Rheumatismus. Schmerz begleitet oder gefolgt von Benommenheit. Unruhe und Schlaflosigkeit.

Kinder: Wissen nicht, was sie wollen. Launenhaft. Kind wird nur durch Herumtragen beruhigt. Warmer Kopfschweiß, der die Haare durchnässt. ***Hitze.*** Anfälle von drückendem Ohrschmerz. Reißender Schmerz, der zum Schreien zwingt. „Eine Wange rot und heiß, die andere blass und kalt." Zahnschmerz, wenn etwas Warmes in den Mund genommen wird (Pulsatilla). Gefühl, als seien die Zähne lang. Zahnen mit Diarrhö. Magenschmerz der Säuglinge, besonders wenn die Mutter ärgerlich ist. Windkolik. Diarrhö. Bauch wie Trommel. Winde gehen in kleinen Mengen ab, kaum Linderung. Ohnmacht. Durst.

Schmerz: Neuralgisch. Meist schlimmer durch Wärme, auch empfindlich gegen Kälte/kalte Luft. Schreien durch Schmerz.

Verlangen: Durst.

Verschlimmerung: Wärme. Zorn. Zahnung. Kalte Luft. Kaffee.

Besser: Getragen werden. Umherfahren. Fasten.

Freunde: Belladonna, Carbonicum, Gratiola, Magnesium, Pulsatilla.

Vergleiche: Asteraceae *(Korbblütler).* Nux-v., Coffea, Acon.

Miasma: Typhus.

China officinalis - Chinarindenbaum chin.

- *(#3-665.45.13)*
- *Gelbe Chinarinde.* Ordnung: Gentianales (Enzianartige). Familie: Rubiaceae (Rötegewächse). Stammpflanze: Cinchona succirubra; Chinarinde. Gentiana/Enziangewäche.
- *Wie:* Zerrissen/Gespalten, Eingeengt sein, Bandgefühl, Vergiftet.[4] Empfindung: Eingeengt. Bandgefühl (Familienbande). Vergiftet. (Scholten)

Überstimulation. Pläne schmieden. Frustration. Bedürfnisbefriedigung, Gier nach Aktivität mit hoher Empfindsamkeit. Künstlerische Fähigkeiten. Reizbarkeit und Erschöpfung.

Täuschung: ein/e König/in zu sein. Verlassen und unglücklich zu sein. Sie würden gehindert, gefoltert. Wie versklavt. Von Feinden umgeben zu sein. Kritisiert. Gesichter beim Augenschließen beim Einschlafen.

Beschwerden infolge von: Kränkung. Überstimulation. Viele Wünsche haben. Theoretisieren. Pläne schmieden. Lesen. Schreiben. Schlaflosigkeit wegen vieler Einfälle. Schwäche und andere Beschwerden nach ***Verlust von Körpersäften.*** Malaria in der Familie.

Furcht: Tiere. Hunde.

Körperlich: Malaria. Periodizität. Klopfende Kopfschmerzen. Auftreibung des Bauches mit dem Verlangen ***aufzustoßen*** oder dem Gefühl, als wäre der Bauch voll gepackt. Aufstoßen verbessert nicht. Diarrhö (nach Obst). Schmerzlose Stühle mit starkem Blähungsabgang. Gallenerkrankungen. Beschwerden nach ***Verlust von Blut oder anderen Säften*** wie Milch, Speichel, Ausfluss, Samen etc. Starke Eiterungen und anhaltende Diarrhöen. Asthma im Herbst. Husten durch Lachen. Fieberschübe. Anämie. Ischias.

Empfindsam gegen Beleidigung. Geräusche, Gerüche. Berührung. Frostig bei warmens Wetter.

Schweiß: Gesicht, Oberlippe und Nase. Nachtschweiße. Leichtes Schwitzen.

Verlangen: Süßes, Salz.

Verschlechterung: Blutverlust/Säfteverlust. Nachtschweiß. Herbst. Berührung.

Besserung: Starker Druck auf erkrankter Seite. ***Schlaf.***

Erscheinung: Blasses, gelbliches Gesicht. Eingesunkene Augen mit dunklen Ringen.

Beruf: Dichter, Goldgräber, Schatzsucher, Maler, Künstler.

Ergänzung: Ferrum.

Freunde: Acidum, Arnica, Arsenicum, Asa foetida, Belladonna, Calcium, Carbonicum, Lachesis, Mercurius, Phosphorus, Pulsatilla, Sulfur, Veratrum.

Vergleiche: Chinum sulfuricum, Rubiaceae *(Rötegewächse)* Coffea (Gedankenzudrang in der Nacht), Natrium, Argentum nitricum.

Chocolate – Belgische Bitterschokolade choc.

- *Inhaltstoffe:* Protein. Kohlenhydrate. Mineralien. Koffein. Theobromin (wirkt stimulierend auf das Herz (Katzen, Hunde und Pferde vertragen es nicht), Phenyläthylamin (ähnlicher Stoff wird beim Verlieben freigesetzt). [4]

Zwischen Pflicht und Neigung zerrissen. Sehnsucht nach dem verlorenen Paradies. Zärtlichkeit und Gleichgültigkeit. Fühlen sich als Gefangene der Verantwortung und an die Familie gebunden. Wiederkehrende Gedanken und Zwänge, um sich in Sicherheit zu fühlen.[44] Fühlen sich von PartnerIn eingeschränkt. Entfremdet von der Familie. Sehnsucht nach Licht, Sonne, freie Natur. Möchten aus Situation rausgehen, fliehen, abheben (Droge). Gedankenzudrang als Flucht. Überstimulation. Liebe zu Tieren ist sicherer als zu Menschen (Lac-f., Aeth.). Wechsel zwischen emotionalen und körperlichen Zuständen. Nähe und Distanz. Besonders liebevoll in Beziehungen und Versuch zu entfliehen. Vergesslich, geistesabwesend. Inneres Chaos wird über Perfektion unter Kontrolle gehalten. Stolpern und Ungeschicklichkeit wie Fallen etc. Fehler beim Schreiben oder Lesen. Redseligkeit. Essstörung.

Beschwerden infolge von: Verletzte Mutterbeziehung. Frühes Abstillen. Alleinsein. Verlassenheit. Liebesentzug. Entfremdung.

Angst: Verhungern. Scheitern. Neue Unternehmungen. Panikattacken. Geld und existenzielle Sorgen.

Täuschung: Beobachtet zu werden. Igel/Insekten zu sehen. Körper geteilt. Hält sich für kleiner. Tod. Von der Welt getrennt/allein.

Träume: Verfolgt werden.

Körperlich: Kopfschmerz wie durch ein eisernes Band/wie in Rüstung gezwängt. Überbein am Handgelenk. Ungeschicklichkeit, lässt Dinge fallen. Hautausschläge und Herpes um den Mund. Sonnenbrand. Stimmverlust kurzfristig. Vaginalschmerz beim Koitus. Erregbar und müde. Durchfall. Verstopfung.[44] Adipositas. Essstörung. Schlaflosigkeit. Obstipation. Auftreibung. Dysmenorrhö und PMS. Tics. Hautjucken und Anschwellen der Schleimhäute. Chronischer Schnupfen.[44] Verfeinertes Geruchsempfinden.[44]

Abneigung: Die eigenen Kinder (Plat.). Butter, Fett, Eis, Tee.

Verlangen: Schokoladensucht. Obst, Eis, Erfrischendes, Pfeffer.

Verschlechterung: Kälte, Schokolade, Süßigkeiten.

Besserung: Wärme.

Erscheinung: Kurzer Haarschnitt („Meckischnitt"). Gesichtsröte durch Erregung.

Miasma: Akut.[4]

Vergleiche: Hydrogenium, Kakao, Lac equinum, Lac humanum, Murex, Naja, Niccolum, Sepia. Rubiaceae.

Cimicifuga – Schlangenwurz cimic.

- *Wanzenkraut*
- *(#3-642.13.13)*
- *Familie:* Ranunculaceae (Hahnenfußgewächse). Ordnung: Ranunculales (Hahnenfußartige). Empfindlich, Entrüstung, möchte gleichmütig bleiben.
- *Wie:* nervös elektrische

Fühlen sich von schwerer Last behindert. ***Unterjochung. Einengung und Pflicht.*** Wie von einer schwarzen Wolke umhüllt. Erregbarkeit. Sprunghaftigkeit. Extrovertiertheit. Redseligkeit (Lachen). Nervosität. Unruhe. Schlaflosigkeit. Depression. Seufzen. Abgestumpftheit. Benebelt. Stimmungsschwankungen. Wechsel von psychischen und physischen Beschwerden (Rheuma und Redseligkeit).

Beschwerden infolge von: ***Rück(en)schlägen*** (Wirbelsäulenverletzungen). Unterjochung. Schreck. Zorn. Zwang. Zeitdruck. Übermäßiges Studium. Geschäftlicher Misserfolg.

Ängste: Tod. Wahnsinn. Ermordet zu werden. Verletzung. Während der Fahrt im geschlossenen Wagen das Verlangen herauszuspringen. Neigung zu Selbstverletzungen. ***Zweifeln an der Genesung.*** „Alles geht schief" (Ängste vor der Geburt).

Täuschung: Sehen Mäuse/Ratten. Manie nach Neuralgie. Wie Arme an den Körper gebunden.

Träume: ***Drohendes Unheil.***

Körperlich: ***Nerven. ZNS.*** Neuralgie. Migräne (links). Photophobie durch künstliches Licht. Empfinden wie Öffnen und Schließen des Gehirns. Angina. Als wenn das Herz zu schlagen aufhört. Nackensteifigkeit. Muskeln. Bänder. Gelenk- und Muskelschmerzen. Osteoporose. Wirbelsäulenverletzungen. Rheuma und Dysmenorrhö. Spärliche Blutungen. Amenorrhö. Krampfartig schießender Schmerz ins Becken. Leere im Magen (Sep.) mit Appetitmangel. Durchfälle. Klimakterische Beschwerden. Muskelzucken. Steifheit der Achillessehne. Ischias.

Schmerz: Unerträglich. Schießend, stechend, wie elektrische Schläge.

Schmerzen, die nicht eindeutig diagnostiziert werden können.

Empfindlichkeit: Geräusche.

Verschlechterung: Morgens, Kälte, Zugluft. Während der Menstruation: Je reichlicher der Fluss, desto größer die Beschwerden (im Gegensatz zu Lach).

Besserung: Wärme, Essen.

Vergleiche: Hahnenfußgewächse *z. B.: Acon., Hell., Ran., Puls, Staph., Clem.*, Actaea racemosa *(Amerikanisches Schlangenkraut).* Caulophyllum thalictroides, Lilium tigrinum.

Clematis erecta – Aufrechte Waldrebe clem.

- *(#3-642.13.17)*
- *Familie:* Ranunculaceae (Hahnenfußgewächse)
  Empfindlich, Entrüstung, möchte gleichmütig bleiben.
- *Wie:* nervös elektrische

Anklammern an Personen. Möchten ***sich aus Abhängigkeit lösen, fürchten aber, auf sich allein gestellt zu sein.*** [1] Bleiben aufgrund ihres Sicherheitsdenkens auch in unerträglichen Beziehungen. Verwirrung und Stimmungswechsel. Fröhlich, melancholisch bis reizbar. Abneigung zu sprechen, gegen Gesellschaft. Abneigung, allein zu sein.

Beschwerden infolge von Heimweh.

Ängste: Alleinsein. „Freiheit" – Selbstmordneigung. Ungewissheit. Heimweh.

Täuschung: Feuer. Der Boden schwankt.

Schlafstörungen.

Körperlich: Haut- und Schleimhaut. Hautjucken. Drüsen. Schwindel. Photophobie. Tränenfluss. Konjunktivitis. Trockene Augen. Undeutliches Sehen. Ohrgeräusche. Schnupfen. Gesichtsneuragie. Zahnschmerz. **Hautschauschläge,** Psoriasis, Milchschorf, Nesselsausschlag. Handekzem. Juckreiz. Herpes. Kopfekzeme. Leistenbruch. Krampfadern. Afterjucken. Schleimabsonderung. Vaginalschmerz bei Koitus. Gonorrhoe, Syphilis. Hodenentzündung. Tuberkulose. Blasen und Nierenbeschwerden. Unwillkürlicher Urinabgang. Wenig Lust auf Sex. Brustbeklemmung. Unregelmäßiger Atem. Krebs der Lippen, Mammae, Gebärmutter, Hoden. Rheuma.

Abneigung: Gesellschaft. Verwirrung (im Freien). Bier.

Verschlechterung: Nachts. Kalt Waschen. Tabak. Gehen. Kaffee. Essen. Druck auf dem Magen. Kalte Luft. Mondwechsel. Berührung. Bewegung.

Besserung: Nachts. Bettwärme. Waschen. Schwitzen. Neumond. Frische Luft. Kratzen. Kaltes Wasser im Mund.

Miasma: Syphilis.

Ergänzung: Merc.

Vergleiche: Ant-c., Spig., Puls.

Cocculus indicus – Kockelsamen cocc.

- *(#3-642.16.07)*
- *Familie:* Menispermaceae (Mondsamengewächse). Stammpflanze: Anamirta cocculus; Kockelskörner: Samentinktur

Können sich nur auf einen kleinen Ausschnitt konzentrieren: Pflicht/Familie und Gesundheit. Wenn die schützende Struktur ins Schwanken gerät und der feste Stand verloren geht.[33] Verantwortungsbewusst. Mildes, stilles und romantisches Wesen mit Struktur. Ernst. Introvertiertheit. Überforderung. Ruhelosigkeit. Reagieren empfindlich auf Sinneseindrücke und Schlafentzug. Alle Lebenstätigkeit ist verzögert und verlangsamt. Lähmung mit Erregung. Gedächtnisschwäche. Empfinden wie vom Körper getrennt. Verwirrung.

Beschwerden infolge von: ***Schlafmangel. Erschöpfende Pflege***. „Helfen“, um dazu zu gehören. Ergebenheit. Übermäßige Verantwortung. Trauer. Angst. Kummer. Ärger. Überarbeitung. Sorge um andere Familienangehörige. Nervosität. Angstzustände. Autofahren. Zug- oder Schiffsreisen. Zittrigkeit. Häufige ***Ohnmachten.***

Angst: Um andere. Gesundheit. Angstzustände durch Schlafmangel.

Körperlich: Der Kopf erscheint zu schwer, um ihn noch tragen zu können. Erschöpfung. Drehschwindel beim Aufrichten im Bett, muss sich wieder hinlegen. Gefühl von Leere und Schwäche im Kopf. Migräne nach Schlafentzug oder Fahren. Als ob der Schädel zerspringt, wie eine Kappe. ***Übelkeit*** bis Erbrechen. ***Schwindel bei sich bewegenden Gegenständen.*** Schwangerschaftsübelkeit. Reisekrankheit. Schwache Nackenmuskeln, als wäre der Kopf zu schwer. Sehstörungen. Nystagmus. Migräne mit Taubheit und Lähmungen. Reisekrankheit. Lähmungen durch ***Rückenmarksleiden. Schwäche in den Beinen***. Zittern. Taubheitsgefühle. MS. Verzögerte Reizleitung der Nervenimpulse. Lähmung nach Diphtherie. Gliederschmerzen und Knacken in den Gelenken. Bauchschmerz, als würden Steine gegeneinander reiben. Darm. Brust. Herz. Magen. Widerwille gegen Speisen und Geruch. Trotzdem Hunger dabei (Colchicum).

Schmerzen: Krampfartig, kneifend. Elektrische Schläge.

Trias: Schwindel + Übelkeit + Dysmenorrhö (unterdrückte Mens).

Empfindlichkeit: Schmerz. Geräusche. Gerüche. Grausamkeiten. Mitfühlendes Wesen. Verträgt keinen Widerspruch.

Verschlechterung: Während der Menstruation. Alkohol. Sprechen. Bewegen. Sonne. Reisen.

Freunde: Arsenicum, Belladonna, Hepar, Ignatia, Lycopodium, Nux vomica, Opium, Pulsatilla, Rhus toxicodendron, Sulfur.

Vergleiche: z. B. Acidum nitricum, Alumina, Causticum, Conium, Cuprum, Ignatia, Natrium.

Coccus cacti – Cochenillelaus coc-c.

- *Ordnung:* Hemiptera (Schnabelkerfe). Familie: Dactylopiidae.
- *Datylopius coccus. Verbleiben ihr Leben lang als Parasit auf Kaktusarten wie Opuntia. Bilden schuppige Schicht mit Sekret und rotem Farbstoff, der die Pflanze vor Schädlingen schützt. Verwendung als Farbstoff (Karminsäure) in Kosmetik und Lebensmittelindustrie.*[6.2]

Alles soll so bleiben, wie es ist. Das Image der Familie/Gemeinschaft leben.[93].2 Versuchen, sich auf nur eine Sache zu konzentrieren. Verlust- und Existenzangst. Angst vor Selbstständigkeit, machen viele Kompromisse. Als würde ihnen die eigene Energie fehlen. Übernehmen sich in der Arbeit (Workaholic). Reizbarkeit und unterdrückter Zorn.

Beschwerden infolge von: Verlust- und Existenzangst.

Angst: Vor Selbstständigkeit, machen lieber Kompromisse.

Täuschung: Von eigener Vergrößerung.

Körperlich: ***Anfallsartige Beschwerden. Atmungsorgane. Husten.*** Viel Auswurf von zähem, fadenziehenden weißen Schleim mit ***Brechwürgen***. Kitzeln im Kehlkopf. Asthma. Emphysem. Feste Nahrung reizt zum Würgen und Erbrechen. Krupphusten. Keuchhusten. Rachen berührungsempfindlich. ***Fremdkörpergefühl*** zwischen Oberlid und Augapfel.[42] Nieren-, Gallensteine. Probleme mit Abstillen. Menses zu früh, dunkle große Klumpen. Labien entzündet. Hitzegefühl. Schlappheit und Schweiß durch geringste Anstrengung. Neigung zu Alkoholismus

Schmerz: wie Schneiden, Brennen, Stechen, Nadelstiche.

Empfinden wie von Fremdkörper wie Kugel, Pfropfen in Hals.

Verschlimmerung: Liegen. Nachts, frühmorgens. Kälte. Berührung. Leichtester Kleiderdruck. Leichteste Anstrengung. Zähne putzen.

Besserung: Kalte Getränke (Caust., Cuprum). Im Gehen.

Vergleiche: Cactus, Kaktusgewächse. Cantharis, Kalium bichromicum, Rumex, Drosera.

Coffea cruda – Ungeröstete Kaffeebohnen coff.

- *(#3-665.44.08)*
- *Familie:* Rubiaceae (Rötegewächse).
- *Ixoroideae:* Mit Selbstvertrauen und Ausdauer enthusiastisch in Kunst und Wissenschaft erfolgreich sein wollen. Wenn sie unterschätzt werden, verbittert sie das und macht sie rechthaberisch.
- *Kaffeartige Rötegewächse.* Selbstbezogen, beschäftigt. Fühlen sich von außen gehindert. Stimulanzien. [3P]

Hoffnung auf Akzeptanz anderer durch eigene Überforderung. Lassen sich ausbeuten und demütigen. Fühlen sich nicht richtig zu Hause.[44] Emotionale Empfindlichkeit. Nervosität. Möchten sich weigern, schaffen es aus Konfliktscheue nicht. Angespannt und Erregung. Gedankenzudrang. Vertragen keine emotionale Berührung. Jeder Impuls (Freude oder Trauer) führt zum „Überlaufen". Verlust der Zurückhaltung. Hellwach, ängstlich. Reue. Schlaflosigkeit. Der gleiche Gedanke kommt immer wieder. Liebeskummer. Pläne schmieden. „Muss schnell viele Ideen hervorbringen."[4P] Erhöhte Wahrnehmung. Gutes Gedächtnis.

Beschwerden infolge von: Freude. Überraschungen. Kummer. Überverantwortung. Beuten sich selbst aus. Entbindung. Klimax. Abort. Masern. Gemütsbewegung. Gedankenzudrang. Kann nicht denken.

Träume: Paradies. (Nur zahme Vögel singen von Freiheit, wilde sind frei.)
Übererregung – Störung des natürlichen Rhythmus.

Körperlich: Extreme Schmerz- und Geräuschempfindlichkeit. Schreckhaftigkeit. Krampfanfälle (auch Lachkrampf). Kopfschmerz, Musik verschlimmert. Als würde ein Nagel durch den Kopf kommen. Zahnschmerz besser durch kaltes Wasser. Ruhelos, schlaflos und erschöpft. Empfindliches Gehör. Chronisches Erschöpfungssyndrom. Tinnitus. Apoplex.

Empfindlichkeit: Lärm. Licht.

Verlangen: Durst und Appetit. Nach Wechsel der Beschäftigung und Themen.

Besserung: Gesellschaft.

Verschlechterung: Fasten.

Als Kalifornische Blütenessenz: Coffee (bringt Entschlossenheit und Inspiration, stabilisiert die Emotionen).

Miasma: Syphilis.[4]

Vergleiche: Rubiaceae *(Rötegewächse) z. B., Ip., Chin., Yohim.* China, Nux vomica, Theridion, Natrium, Coffea tosta, Coffeinum.[59]

DD: Coffea tosta – Geröstete und gemahlene Kaffeebohnen coff-t.

Glauben sich nur dann akzeptiert, wenn sie sich überfordern. *(J. Becker)* ***Lassen sich ausbeuten (auch demütigen).*** Überempfindlichkeit. Konfliktscheu. Anspannung. Erregung. Vertragen keine emotionale Berührung.

Körperlich: Mehr neurologische Symptome als Coffea cruda. Ungeschickte Bewegungen. Unsicherer Gang. Zittern der Hände. Kopfschmerzen. Zahnschmerzen. Trigeminusneuralgie. Ohnmacht. Asthma. Hypertonie. Krämpfe. Durchfall mit Krämpfen. Völlegefühl. Wehenschmerz.

Conium maculatum – Gefleckter Schierling con.

- *(3-666.74.12)*
- *Ordnung:* Apiales (Doldenblütlerartige). Familie: Apiaceae (Doldenblütler).
- *Sokrates* wurde zum Tode durch den Schierlingsbecher verurteilt. Rauschmittel für rituelle Trancen. Soll in geringen Dosen genommen worden sein, um sexuelle Lust zu verringern, um Männer zu Eunuchen zu machen. Maculatum = befleckt.
- *Apiaceae/Umbelliferae/Doldenblütler:* Versuch, der unberechenbaren Situation (verstandesmäßig) zu entfliehen. Ruhig sein. Moralische Zurückhaltung und Selbstbeschränkung.
- *Wie:* Schwäche, Lähmung, Krampf.

„Muss sich unter Kontrolle haben, auch wenn unerwartete Angriffe kommen können.“[4P] Der Kontakt zu den eigenen Bedürfnissen und Emotionen geht verloren.[93] Fühlen sich trotz starker Bemühungen nicht gewürdigt. Wollen keine Fehler machen. ***Nicht der Sünde verfallen dürfen (unbefleckt bleiben).*** Reue. ***Askese.*** Erstarrung. Perfektionismus. Enthaltsamkeit. Unterdrückung sinnlicher Impulse. Schwere Leiden mit Fassung tragen. Konzentrationsstörungen. Verwirrung nach geistiger Überanstrengung.

Beschwerden infolge von: „Unvermeidliche Tatsachen“. ***Zölibat.*** Emotionale Belastung. Schicksalsschläge. Enttäuschte Liebe. Abstillen. Besitzverlust. Demütigung. Sexuelle oder emotionale Gewalt (fühlen sich verantwortlich dafür). Schwindel. Krebs und Drüsenerkrankungen nach Quetschungen.

Angst: Nähe, aber Fixierung auf PartnerIn möglich. Scheinkontakte. Gewissensängste. Freude. Nachts. Aberglaube.

Täuschung: Verletzt zu werden. ***Schuldgefühle.*** Ein Verbrechen begangen zu haben.

Körperlich: Empfindungslosigkeit. ***Schwindel*** bes. beim Liegen. Brustbildung bei Männern. Prostatitis. ***Lähmungen.*** Mastitis. Tumore des Gesichts. ***Krebs und Drüsenerkrankungen*** nach Quetschungen. Husten nächtlich. Brustbeklemmung. Schmerz der Wirbelsäule. Sexuelle Themen und Enthaltsamkeit. Übelriechender Nachtschweiß. Rheuma. Inkontinenz.

Empfindungen von Taubheit.

Abneigung: Gegen Familienmitglieder, Kinder oder das andere Geschlecht. Blickkontakt. Berührung. Milch. Brot. Salz.

Verlangen: Alleinsein. Dunkelheit. Sterben. Alkohol. Durst.

Verschlechterung: Kälte. Anstrengung. Hinlegen. Sex. Zölibat. Alkohol.

Besserung: Bewegung. Druck. Dunkelheit. Essen. Wärme. Fasten.

Freunde: Barium muriaticum, Arnica, Arsenicum, Belladonna, Calcium, Cicuta virosa, Drosera, Lycopodium, Nux vomica, Phosphorus, Psorinum, Pulsatilla, Rhus toxicodendron, Stramonium, Sulfur.

Miasma: Lepra.[4]

Vergleiche: Apiaceae *(Doldengewächse)* Cicuta, Secale cornutum *(Mutterkorn)*, Cocculus.

Crotalus cascavella – Klapperschlange crot-c

- *Schauer-Klapperschlange – Crotalus durissus cascavella*
- *Südamerikanische Klapperschlange* wird auch Cascabel genannt und hat ein viel stärkeres Nervengift als die Crotallus horidus. Es verursacht besonders Schwäche und Lähmungen. Es ist ein religiöses Mittel, und es besteht eine noch engere Verbindung zur Unterwelt als bei anderen Schlangenmitteln.(Fraser)

Gefühl eines ***unerlaubten Begehrens*** schuldig zu sein, die Moral oder ***Pflicht verletzt*** zu haben und dafür bestraft werden zu können.[1] Verteidigt sich lebhaft oder unterdrückt jede Äußerung. Angriff ist die beste Verteidigung. Sexualität ist wichtig. Religion. Gewissen.

Beschwerden infolge von: ***Vernachlässigung*** und gleichzeitig beherrscht werden. Tod von Freunden und Angehörigen

Angst: um Geld und Besitz, vor Bestrafung, ***Tod,*** öffentlichen Plätzen, ausweglos.

Verteidigt sich lebhaft gegen eingebildete Beschuldigung.. Ausweglos. Fürchtet sich vor Gespenstern, Gewitter, Alleinsein, Gedanken über den Tod.

Wahnidee: ***Jemand steht hinter mir,*** ist von Feinden umgeben Verfolgungswahn. Betrogen, zurückgewiesen worden zu sein. Abergläubisch.

Träume : von Spinnen, von Geistern, Gespenstern, hört Stimmen, von schwarzen Männern, Verfolgung.

Körperliche Symptome: Beschwerden eher rechtsseitig, Hitzewallungen, Kiefersperre, Lähmung. Sprachverlust nach Gehirnschlag, Angina, begleitet von einem Engegefühl im Hals. Herzsymptome, Herzenge, „als wenn das Herz schwimmt". Erhöhter Blutdruck. Nesselsucht und Brennschmerz. Blinddarmentzündung, Hüftgelenksentzündung, Ohnmacht durch Hunger (mit Magenkrämpfen)

Verschlimmerung: Lebensmittelzusatzstoffe.[74]

Verlangen: Vorliebe für Schnee und Kälte. Gesellschaft. Nach Rindfleisch,

DD: ähnlich Lachesis und andere Schlangengifte, Beschwerden aber eher rechtsseitig, (med)

Crotalus horridus – Klapperschlange crot-h

- *Wald-Klapperschlange* Engl.: Rattlesnake. Unterordnung: Ophidia (Serpentes)
- *Familie* der Viperidae Vipern), Unterfamilie : Crotalinae, Grubenotter. Gattung: Crotalus. USA und Kanada. Sie beißt nur, wenn sie muss. Ihr Gift ist hämotoxisch und verursacht Blutungen. Viele Tiere fliehen schon bei dem Geräusch. Die Farbe ist dem Lebensraum angepasst. Sie ist die Schlange, die in völliger Isolation lebt, extremster Rückzug. Meist bodenbewohnend, wenige Formen auch wasserliebend.

Kein natürliches Lebensrecht haben. Extreme Bedrohung. In den Verpflichtungen gefangen sein. Lebt in völliger ***Isolation***, (jeder ist für sich allein) ***Hauptverteidigungsstrategie ist die Tarnung.*** Rückzug. Hat Angst, sich zu nehmen, was ihm zusteht oder zu zeigen, weil es zu angreifbar macht. Ergeben sich, im Leiden angreifbar zu sein. [1] Melancholisch. Eingeschnappt. Greifen schnell an. Geschäftemacherei. Klappern gehört zum (Handwerk) Geschäft [30] (Opfer und TäterIn) Oder Angreifenden, feindselig gegen jeden, Hass. Spaß an Machtgefühlen. Berechnend. Spaß am „Wissen, tödlich" zu sein. Der kleinste Fehler kann tödlich sein [30] ***Gefangen sein im eigenem Gift. Züngeln mit indirekten Botschaften.*** [30] Weinerlich, melancholisch und träge.

Furcht: Lampenfieber.

Täuschung: angegriffen zu werden.

Träume: Mord, angegriffen zu werden.

Körperliche Symptome: Vornehmlich rechtseitig. Müdigkeit und Schwäche. Blutungen u. a. der Netzhaut (ham, phos, lach, sulf), Bluthusten, Alkoholismus, rechte Seite, Ohnmacht bei Fieber, Sonnenstich, Gehirnschlag. Unterdrückt Äußerung, Harnsperre, Kehlkopfnekrose, Kropf. Blutung aus Körperöffnungen. Sexuelles Verlangen ohne Erektion. ***Atemstillstand Neugeborener*** (geht das Leben nicht an). Mund-, Magen-, ***Leber-***, Bauchspeicheldrüsenprobleme. Gelbsucht. Konfrontationsscheu: Augen-, Ohren-, Zungenprobleme. Impfungs- und Operationsfolgen, Gangrän. ***Blutungen, Sepsis.*** Bluthusten. Schlaganfall nach Blutungen, wenn Arnika nicht hilft. (Blutungen nach Heparin D12[41], Sogar die Tränen bluten. Diphtherie, Myokardinfarkt. Septisch auf Blut und Nervensystem, hauptsächlich rechts.

Empfinden, als ob das Herz sich überschlage.

Verschlechterung: im Freien, morgens und abends, Erschütterung.

Verlangen: nach Schweinefleisch, nach Wein.

DD: Ähnlich Lachesis, mit starker Neigung zu Blutungen und Sepsis. Centrix concortix, Crotaliden der Klapperschlange. Heloderma horrida (hat identisches Gift).

Cuprum - Kupfer (Cu) cupr.

- *Venus der Alchemisten.*
- *Verwendung:* In Verbindung mit Zinn als *Bronze* für Statuen und Glocken; mit Zink als *Messing* für Wasserleitungen, Wasserbehälter, elektrische Leiter, Elektrokabel und Transformatoren, Motoren; mit Zink und Nickel als *Neusilber* für Münzen, Musikinstrumente, Besteck.
- *Eisen-Serie:* Schutz. Angriff/Verteidigung. Erfüllung von Pflichten für die Gemeinschaft. Praktisch, es gut machen.
- *11. Stadium:* Bewahrung des Erreichten. Privilegien. Das Erreichte schützen. Wohlwollend teilen. Großzügigkeit.

Unterdrücken sich selbst, für eine scheinbare Sicherheit. Hält an Altem fest aus der Sorge, nicht versorgt zu sein.[93] Kontrolle behalten. Verkrampft, pflichtbewusst, ernst. Durchsetzen oder Flucht. Verschlossen. ***Fleiß. Kontrolle bis zum Krampf***. Tadelsucht. Heiterkeit mit Schadenfreude. Nervosität. Reizbarkeit. Fixe Ideen. Dinge zerreißen. Wutanfälle mit Beißen. Weinen. Zaghaftigkeit. Zorn.

Kinder: mögen keine Annäherung ertragen

Beschwerden infolge von: Geistige Arbeit. Unterdrückte Sinnlichkeit.

Bestrafung. Ärger. Furcht. Schreck. Überarbeitung. Schlafmangel. Unterdrückte Ausschläge und Sekretionen. Nach Goldinjektionen.[54]

Angst: Tod. ***Fremde. Näherkommenden Personen.*** Um die Familie. Fahren. Feuer. Selbstbeherrschung zu verlieren. Feuer. Wasser. Unheil.

Täuschung: Sei eine hochgestellte Persönlichkeit. General. Alter Adel. ***Verlangen zu fliehen. Mit einer Arbeit beschäftigt zu sein.*** Sinnestäuschungen beim Schließen der Augen. Teufel. Schlaflosigkeit.

Körperlich: Zentralnervensystem. Muskulatur. Spasmen. Meningitis. ***Epilepsie***. Apoplex. ***Krämpfe.*** Koliken. ***Husten*** (Cocc.). Keuchhusten. ***Asthma***. Übelkeit. Bandwürmer. Scharlach. Herzbeschwerden. Angina pectoris. Schluckauf. ***Muskelkrämpfe.*** Psoriasis. Leberzirrhose.

Abneigung: Berührung.

Verlangen: Kalte Getränke. Rituale. Kampfsportarten.

Verschlechterung: Schmerzen verschlimmert durch Bewegung und Berührung. Durchnässung. Bier. Alkohol. Kalte Getränke. Geräusche. ***Nachts.*** Neumond.

Besserung: Schweiß. Handauflegen. Trinken von kaltem Wasser.

Erscheinung: Blutandrang im Gesicht/Kopf.

Vergleiche: Cuprum cyanatum, Crudum sulfuratum, Cicuta virosa, Zincum, kupferhaltige Pflanzen: Dulcamara, Staphisagria und Conium.

Cyclamen europaeum – Alpenveilchen cycl.

- *(#3-664.34.17)*
- *Ordnung:* Primulares. Unterfamilie: Myrsinaceae: (#3-664.34) Alles soll schön und perfekt sein. In eigenen Wünschen begrenzt fühlen. Ordnung: Ericales (Heidekrautartige). *Armut in Fam.* Versuch, Mangel durch Ausdehnung zu kompensieren.

Glauben, nicht liebenswert zu sein. Wenig Selbstbewusstsein. Schuldgefühle sollen durch Pflichterfüllung kompensiert werden. Sind verdammt, nur einen begrenzten Platz einnehmen zu dürfen. Erfüllen ihre (ehelichen) Pflichten der Anpassung wegen. Glauben, innere Ablehnung verbergen zu müssen.[1]

Beschwerden infolge von: Kummer. Missbrauch. Lust und Schuld (Sexualität bereitet Schuldgefühle). Mitgefühl. Wechselnde Stimmung. Fröhlich und leicht beleidigt. Stiller Kummer. Unterdrückte Menses.

Ängste: Pflicht versäumt zu haben. Kritik. Zukunft. Öffentlichkeit. ***Kontrollängste.*** Unglück.

Täuschung: Wegen ihrer Einstellung verfolgt/kritisiert zu sein. Verdammung. Verfolgt. Im Stich gelassen. Allein und verlassen. Schuld zu sein an der Behinderung des Kindes (die Sorge darum, nicht tragen zu können, nicht genug getan zu haben). Psychische Störungen im Klimax. Böses getan zu haben. Zwei Personen lägen in ihrem Bett.

Weinen und Kummer wegen vernachlässigten Pflichten. Bei Menses.

Träume: Erotisch. Geld. Lebhaft. Grauenhaft.

Körperlich: Kopfschmerz. Sehstörungen mit Lichtblitzen.[43] Doppelsehen. Heuschnupfen. Schwindel. Augenliderschwellung. Juckende Lider. Sehstörungen bes. bei Magenprobleme. Wie durch Nebel sehen. Ohrgeräusche. Hören wie durch Watte. Völlegefühl. Verdauungsstörungen. Durchfall und Erbrechen. Krabbeln im Darm wie von lebendigem. Schluckauf. Anämie. Sexualtrieb vermindert. Menstruation. Akne und div. Hautauschläge. Husten nachts ohne zu erwachen. Rheuma. Tremor der Gelenke. Taubheitsgefühle.

Unverträglichkeit: Schweinefleisch. Kaffee.[43] Fett.

Abneigung: frische Luft. Fleisch, Brot, Butter, Bier. Durstlos. Appetitverlust.

Verlangen: Sardinen. ***Limonade.*** Unverdaulichem.

Verschlechterung: Trost. Kälte. Abends. Sitzen. Stehen. Kaltes Wasser. Vor oder unterdrückter Menstruation. Fett. Schweinefleisch.

Besserung: Menstruationsfluss. Warmes Zimmer. ***Körperliche Anstrengung und*** *Bewegung. Weinen.* Warme Räume. Limonade.

Vergleiche: Pulsatilla (liebt frische Luft). Alumina, Chloratum, Kalium- und Bromatum-Verbindungen. Anacardiaceae, Euphorbiaceae.

Miasma: Lepra. [15]

Digitalis purpurea – purpurroter Fingerhut dig.

- *(#3-665.51.14)*
- *Ordnung:* Lamiales (Lippenblütlerartige) Familie: Plantaginaceae (Wegerichgewächse) (früher: Fam. der Rachenblütler). Kontaktfreudig. Talentiert, kreativ und autonom. Ihre Impulsivität kann ihre Begabung verhindern.

Fühlen sich machtlos, genug für die Familie zu tun. Schuldgefühle deshalb, daher versuchen sie, die Verantwortung abzuwehren, indem sie glauben, die Familie würde ihre Unterstützung nicht wollen oder sie hätten keine Möglichkeit, es zu tun. Gewissensangst, weil sie ihre Familie verlassen haben. Aus der Geborgenheit gefallen sein. Empfinden nicht zeigen dürfen, auch wenn ihnen alles genommen wurde. Traurigkeit. Unentschlossen. Vorsicht. Dürfen keine Fehler begehen, da ihre Verbindung sonst zerbricht.[80]

Beschwerden infolge von unglücklicher Liebe. Alkohol. ***Schock.*** Unterdrücktem Scharlach.

Angst zu ersticken. Vor Tadel. Vor der Zukunft.

Täuschungen von Tieren und Insekten. Blitz und Donner. Herzkrankheiten. In Ohnmacht zu fallen. Gehirn wie aus Glas, könnte in Stücke fallen. Kriminell zu sein. Ein Verbrechen begangen zu haben. Mit abwesenden Personen zu reden.

Träume: Fallen aus einer Höhe oder ins Wasser. Erfolglose Bemühungen. Ängstlich. Insekten. Licht. Erotisch.

Körperlich: ***Rheumatischer Scharlach.*** Kollaps. Ohnmacht. Schwindel. Hydrozephalus. Probleme der Ohren, Nase, Mund. Erschwertes Atmen. Atemnot. Pneumonie. Bronchitis, Asthma. ***Herzbeschwerden.*** Herzversagen. Herzerweiterung. Brustbeklemmung. Tachykardie. Extremitäten Muskelschwäche, Taubheit, rheumatische Beschwerden. Hautjucken.

Empfindungen: von Zusammendrücken, Einschnüren. Wie von einem Stromschlag.

Überempfindlich: gegen Geruch. Geräusche, Musik.

Verschlechterung: Nachdenken. Fremde. Wetterwechsel, Kalte Luft. Tabak. Alkohol.

Besser: Alleinsein.

Verlangen: zu entfliehen. Nach bitterem Essen.

Miasma: Sykose.[4]

DD: **Digitalinum/*Primärglykosid (aus Digitalis purpurea) digin. Scar.***

„Panische Angst vor dem plötzlichen Zerbrechen einer Verbindung." (Sakaran) Reizbarkeit wegen Kleinigkeiten. Erregung. *Ängste:* Unglück. Ohnmacht. *Empfindung:* Als wenn das Herz stillstehen könnte.

Miasma: Akut.[4]

Anmerkung: Diese Pflanzen wurden früher in diese Familie der ***Scrophulariaceae*** *Rachenblütler / Braunwurzgewächse untergeordnet. s. d.*

Drosera rotundifolia – Sonnentau dros.

- *(#3-663.74.15)*
- *Familie:* Droseraceae (Sonnentaugewächse)

Fühlen sich von Vertrauensperson ausgenutzt und betrogen. Alleingelassen in lebensbedrohlichen Situationen. Kummer. Demütigung. Gefühl, sich nicht wehren zu können. Muss sich mit aller Anstrengung aus der Gefahr befreien. Bedrohungsgefühl, könnte jeden Moment angegriffen werden.[4P] Suchen Schutz in eingeschworener Gemeinschaft. In der Gruppe sicherer, außerhalb ist es gefährlich. Muss sich alle Mühe geben, um dazu zu gehören. Rache.

Beschwerden infolge von Beleidigungen. Angriffe. Ausgeschlossen und in Gefahr gebracht. Terror und Verleumdungen. Ablehnung von Geburt an. Manipulation.

Fürchten: Schlechte Nachrichten. Unfälle. Angriffe. Beleidigungen.[80]

Täuschung: Verfolgt zu werden.

Traum: Wie in eine fremde Familie hineingeboren sein.

Körperlich: Husten mit kaltem Schweiß, schlimmer durch liegen. Schmerzhaftes Niesen. ***Bronchitis.*** Krupp- und Keuchhusten. Empfindungen wie Kitzeln einer Feder oder Krümel, was zum Husten reizt. ***Kehlkopfentzündung***. Scharlach. Tuberkulose. Hält sich beim Husten die Brust. Muskelkrämpfe. Trockenheit und Reizung des Kehlkopfes. Nasenbluten und Erbrechen. ***Rheuma*** und Hüftschmerzen. Ist immer zu kalt (auch im Bett).

Empfindung: Unterdrückt. Gefangen. Zusammengeschnürt. Krämpfe. Klebriges Gefühl.

Verschlechterung: Nachts. Liegen. Warmes Bett. Trinken. Lachen. Singen. Sonne.

Besser: An frische Luft gehen.

Vergleiche: Cactus, Cocculus, Curare, Rumex, Spongia.[15]

Miasma: Tuberkulose.

DD: Rumex

Dulcamara – Bittersüßer Nachtschatten dulc.

- *(#3-665.72.07)*
- *Familie:* Solanaceae (Nachtschattengewächse). Enthält Kupfer. Mut + Gefahr + Gewalt.[4] Was sie brauchten, gab es nur unter gefährlichen Bedingungen.
- *Wie:* Explosiv, zerreißen. Terror verfolgt sie, erschrecken.

Sicherheit im eigenen Territorium/Familie. Dominantes Verhalten bei Familienangelegenheiten. Dominanz darf nicht hinterfragt werden.[93] Möchten bewundert werden. Starre. Verkrampfte Standpunkte. Macht im eigenen Territorium. ***Verlangen nach Anerkennung.*** „Lustfeindlich" trotz Verlangen.

Beschwerden infolge von: Unstimmigkeit in der Familie. Unterdrückung. Dominierung. Durchnässung. ***Unterdrückte Hautausschläge.*** Sommerhitze.

Angst: Um die Familie.

Körperlich: Mangel an Lebenswärme. ***Wirkt besonders auf Haut, Schleimhäute und Drüsen.*** Erkältungsneigung (Augen, Blase, Darm, Bronchien). Viel Schleim. *Sonnenbrand. Heuschnupfen im Spätsommer. Asthma. Allergie gegen Katzenhaar (Tub., Sulf., Kali., Ars., Puls.). Heuschnupfen im Herbst. Kopfschmerz. Rheuma. Rückenschmerzen. Zystitis. Warzen im Gesicht und an den Händen. Weiche Warzen. Herpes. Urtikaria. Grindkopf mit dicken braunen Krusten. Widerwille gegen Nahrung, aber brennender Durst auf kalte Getränke.*

Schneidender Schmerz um den Nabel.[42]

Empfindungen: Gewalt. Heftigkeit. Drohung. Ohnmacht. Panik. Flucht.

Verschlechterung: Wetterwechsel (von warm zu kalt, von trocken zu feucht). ***Abkühlung. Durchnässung. Zugluft.*** Feuchte, kalte Wohnungen.

Besserung: Äußere Wärme. Trockenheit. Umhegt werden. Bewegung.

Ergänzungsmittel: Calcium, Sulfur.

Freunde: Barium carbonicum, Belladonna, Calcium, Kalium, Lycopodium, Rhus toxicodendron, Sepia, Sulfur.

Miasma: Ringelflechte.

Vergleiche: Calcium, Kalium carbonicum, Rhus toxicodendron, Silicea. z. B.: Bell.,Stram., Hyos., Dulc., Caps., Tab., Mand., Francise

Elaps corallinus/Micrurus corall. – Korallenotter Elaps

- *Micrurus corallinus* Cobra coral aus Brasilien. Elaps venusticcimus, Vipera cooraliina Familie der Elapidae; Giftnattern mit Nervengift. Haben 2 kleine Giftzähne, die bei jedem Biss nur wenig abgeben. Wenn sie die Giftmenge erhöhen wollen, kauen sie mehrmals hintereinander. Sehr furchtsam, verstecken sich. [Sesam]
- *Schlangen:* Konkurrenzkampf. Mutter-Tochter-Beziehung. Verrat. Eifersucht. Misstrauen. Sprache. Bedroht und verfolgt. Spaltung.[2]

Die starke Vitalität muss unterdrückt werden, um dazu zu gehören.[93.2] Versteckt sich, um nicht in Versuchung zu kommen.[1] Erscheinen mitunter naiv, Wie Kind geblieben. Verstecken im Wald bessert. Flieht vor sich selbst.

Angst: Fürchten das Alleinsein und meiden Gesellschaft. Um die Gesundheit von Angehörigen. Zu stürzen.

Täuschung: Sei verletzt worden.

Träume: Von Toten

Körperlich: ***Rechtsseitige*** Beschwerden. Diarrhö, ***Blutige*** Absonderungen. Flüssigkeiten rollen hörbar im Magen herum. Übelkeit und Erbrechen. Empfinden wie ***Blut im Kopf gestaut***, Gehirn geschüttelt wird. Genitalien, wie von schwerer Last. Schwellungen von Hoden, Uterus oder Zunge. Mensbeschwerden. Ohren verstopft, Ohrgeräusche. Asthma beim Steigen. Brennen in Speiseröhre und Magen, durch kalte Getränke gebessert. Schwarze Absonderungen.

Unverträglich: Obst, kalte Getränke. Milch.

Abneigung: Bananen, ***Regen***

Verlangen: Eis, Obst, Salat

Verschlechterung: Bettwärme, Berührung, Zugluft, nasses Wetter, Wind, Nachts.

Euphrasia rostkoviana – Augentrost euphr.

- *(#3-665.57.07)*
- *Ordnung:* Lamiales (Lippenblütlerartige). Familie: Orobanchaceae/Sommerwurzgewächse, sind halbparasitär. Freiheitsliebend, kontaktfreudig und mitfühlend. Freundlich und aufgeschlossen, kümmern sich um Bedürftige oder sind selbst so stark bedürftig, dass sie sich von anderen einfach nehmen müssen.

Möchten anderen und der Familie helfen. Schuldgefühle, wenn sie die Probleme nicht lösen konnten. Nicht wahrhaben wollen[93]. Zurückhaltend, schweigsam. Melancholisch. Wenn sie direkt sagen, was ist, könnten sie die Verbindung verlieren. „Ein plötzlicher Verlust einer Verbindung muss umgehend wiederhergestellt werden."[4P]

Beschwerden infolge von Stürzen, Prellungen, Verletzungen.

Täuschung: Der Kopf sei vergrößert. Grimassen.

Träume: Schrecken. Feuer. Gewitter.

Körperlich: Blutungen. Lähmungen. Masern. Influenza. Schwindel. Kopfschmerz. Tränenfluss. Gerötete Wangen. Husten. ***Heuschnupfen***. Herpes Zoster. ***Augenleiden. Iritis.*** Photophobie. Katarakt. Krebs an der Nase. Übelkeit. Taubheitsgefühle. Krampfhafte Rückenschmerzen. Arthrose. Masern, Mumps, Keuchhusten.

Empfinden von Brennen. Kolik.

Verschlechterung: Licht. Tagsüber. Gähnen.

Besser durch Kaffee. Dunkelheit.

Miasma: Typhus.

Falco peregrinus disciplinatus – Wanderfalke falco-p.

- *Ordnung:* Falconiformes (Greifvögel). Familie: Falconidae (Falkenartige). Falken werden häufig dressiert. Als Statussymbol und zur Jagd gehalten. Müssen aggressiv sein, dürfen aber selbst nicht fressen. Sie werden am Band gehalten oder die Flügel werden gestutzt. Augenklappen verhindern, dass sie sich wehren.[7]
- *Vögel – Aves:* Freiheit, Gefängnis, Leichtigkeit, Wind, Hackordnung. Navigation. Ausdrucks- und Bewegungsfreiheit.[2]
- *Wie:* Unerwarteter Angriff. Gewalt: Geschwindigkeit Wie: Durchstechend. Schneidend. Reißend, krallend.

Die eigene individuelle Kraft in der Welt ausdrücken.[17] Fühlen sich bevormundet und im Ausdruck behindert. Hohe ***Geschwindigkeit*** im Innern sucht nach Ausdruck im Außen. Kraftvolle Umsetzung eigener Vision. Überforderung. Beißen um sich, wenn sie sich entfremdet fühlen. Probleme, eigenen Willen zu leben. Beugen sich anderen. Freiheitsdrang und aggressive Impulse. Wut und Fluchen. Ehrgeiz. Ungeduld. Selbstkritik. Lieben Geschwindigkeit: Motorradfahren, Fliegen. Unfallneigung. Probleme mit Koordination und Wahrnehmung. ***Sportlichkeit.***

Beschwerden infolge von: Tadel.

Täuschung: ***Königln sein.*** Gefühl von Vergrößerung. Gefangen. Verstoßen. Vergiftet werden. Bezüglich Zeit und Raum. Füße seien abgetrennt.

Körperlich: Schwindel. Atemnot beim Fahren. Nacken- und Schulterschmerz. Psoriasis. Taubheitsgefühle. Scheidenentzündung.

Verlangen: Eier, Geflügel, Drogen.

Abneigung: Häusliche Pflichten.

Vergleiche: Falconiformes *(Raubvögel)*; Falco cherrug *(Würgfalke)*; Falco tinnuculus *(Turmfalke)*; Nux vomica, Lycopodium. Naja.

Miasma: Krebs.[75]

Ferrum metallicum – Eisen (Fe) ferr.

- *Name: Ferrum = Eisen.* Eisenzeitalter = Waffen und Werkzeug. Mars.
- *Eisen-Serie:* Schutz. Angriff. Verteidigung. Erledigung von Pflichten für die Gemeinschaft. Praktisch, es gut machen. „Ich arbeite für ... Dorf / Gruppe!"
- *8. Stadium:* Hochdruck. Keuchhusten. Kraft und Durchhaltevermögen. Großer Druck. Reizbarkeit bei Widerstand.

Für die Gemeinschaft kämpfen. Durchhaltevermögen. Standhaftigkeit. Kampf, Tatkraft und Wille. Abneigung gegen Gesellschaft. Empfindlichkeit und Erregung durch geringsten Widerspruch. ***Durchhaltevermögen.*** Reizbarkeit. Ruhelosigkeit. Empfindlichkeit und Erregung (schlimmer durch den geringsten Widerspruch oder Geräusch).

Beschwerden infolge von: Militärisches Milieu und ***strenge Erziehung.*** Prügel. Abkühlung. Arsenvergiftung. Blutverlust.

Täuschung: Ein Verbrechen begangen zu haben.

Furcht vor Schlaganfall. Mit dem Zug zu fahren.

Weinen und Lachen gleichzeitig.

Schlaf: Einschlafen im Sitzen. Schlafwandeln. Schlaflosigkeit.

Körperlich: Hämmernder Kopfschmerz. Schwindel. Trockenheit der Haut und Schleimhäute. Anämie. Nasenbluten statt Periode. Unterdrückte Menses. Rheuma. Schmerz linker Deltamuskel. Brustbeklemmung. Krämpfe. Neuralgie. Zahnschmerz, Verdauungsstörungen und Darmentzündung. Auftreibung und Aufstoßen nach dem Essen. Erbricht Nahrung mundvollweise (sofort nach dem Essen, nach Mitternacht).[42] Brennen. Diarrhö. Morbus Basedow. Syphilis. Tuberkulose. Hitze beim geringsten Schmerz bei Erregung oder Anstrengung. Rote Körperteile werden weiß.[42]

Abneigung: Fleisch, saures Obst, Tabak, Bier.

Unverträglichkeit: Eier.

Verlangen: Brot, rohe Tomaten.

Verschlechterung: Winter. Nachts. Gemütsbewegungen. Ärger. Anstrengung. Flüssigkeitsverlust. Ruhiges Sitzen. Waschen in kaltem Wasser. Überhitzung. Essen. Trinken. Tee. Eier. Plötzliche Bewegungen.

Besserung: Langsame Bewegung.

Erscheinung: Blass, leicht errötend.

Komplementär: Alumina, China, Hamamelis.

DD: **Ferrum phosphoricum – Eisenphosphat** **ferr-p.**

Phosphorus (Kommunikation) 15. Stadium: Der Verlust.

Widerwille, sich Pflichten unterzuordnen, „erhitzen sich" dagegen. Abwehr. Loyalitätskonflikt. Wut. Beleidigt sein. Hast und Eile.

Körperlich: Bronchitis. Nasenbluten. Chronische Erkältungen. Fieber. Mittelohentzündung.

Erscheinung: Umschriebene Wangenröte.

Fluoricum acidum – Flusssäure (Fluorwasserstoffsäure) HF fl-ac.

- *Herstellung:* Aus Kalziumfluorid und Schwefelsäure.
- *Acidum:* Symbiose. Erschöpfung. Aktivität. Isolation. Verlangen nach Einheit.
- *Fluoratum:* Glanz und Glamour. Auf sich allein gestellt sein. Über Werte hinwegsetzen.
- *17. Stadium:* Das Ende. Alles wird ausgelöscht. Loslassen. Wollen behalten, müssen sich notfalls nehmen, was benötigt wird. Zerstörung (Syphilis). Verzweiflung.
- *Kohlenstoff-Serie:* Entwicklung des „Ich". Es gibt eine Grenze zwischen dem Ich und der Welt. Besitz. Geben und Nehmen. „Ich bin ..."

Fröhliche Erregung. ***Hyperaktivität.*** Voller Begeisterung. Arbeiten, bis sie sich damit umbringen.[6.4] Gier und ***Vergnügungssucht*** nach Geld, ***Sex,*** Tanz, Arbeit. ***Abneigung gegen die eigene Familie.*** Können hart sein und rücksichtslos erscheinen. Freundlich mit Fremden. Eile.

Beschwerden infolge von: **Verwahrlosung.** Scheidung der Eltern. Radikaler Einschnitt. Sexuelle Gewalt. Liebeskummer. Ausschweifungen. Kalte Umgebung. ***Chemotherapie.***

Furcht: Krankheiten. Krebs. Tod. Versagen. Vor der Arbeit. Leiden.

Körperlich: Innere Hitze (Sulf.). Hyperaktive Kinder, die an den Genitalien kratzen. Zahnzerfall. Nekrose und Probleme mit Nägeln und ***Haarausfall.*** Juckende ***Hautausschläge*** (besonders an den Körperöffnungen). Ätzende Absonderungen. Durchfall. Gelenke springen heraus. Knochenkaries. Knochen und Venenerkrankungen. Schmerzhafte Krampfadern. ***Ödeme.*** Dekubitus. Alzheimer.[6.4] Strecken die heißen Füße aus dem Bett (Sulf.). Fußschweiß.

Verlangen: Eis. Kaltes und gewürztes Essen, Alkohol, Wein, Kaffee.

Abneigung: Fisch, Wein, Melonen, heiße Getränke.

Unverträglich: Kaffee, Lachs, heiße Getränke.

Verschlimmerung: ***Hitze.*** Morgens. **Warme Getränke**.

Besserung: ***Abkühlung.*** Fortgesetzte Bewegung im Freien. Kälte.

Miasma: Syphilis.

Erscheinung: Oft lang und dünn. Leicht gebaut, zerbrechlich (ähnlich Silicea).

Vergleiche: Säuren, Medorrhinum, Sulfur, Sulfuricum acidum, Nitricum acidum.

Fagus sylvatica - Rotbuche fagu.

- *(#3-644.44.13)*
- *Ordnung:* Fagales (Buchenartige). Familie: Fagaceae (Buchengewächse). Mythologisch: „Königin der Wälder". Gibt Sicherheit und Verlässlichkeit. Ihr Blätterdach ist so dicht, dass unter ihnen kaum etwas wächst. Deshalb müssen sie zusammenstehen, denn wenn eine Buche zu klein ist, bekommt sie nicht genügend Licht. Keiner soll größer oder kleiner sein. Schutz suchen in der Gemeinschaft.

Dominanz. Stärke. Pflichtbewusstsein. Disziplin. Konservativ. ***Eigene Größe finden/suchen und Ordnung/Unterordnung.*** Kühne Projekte, die realisiert werden. Organisiert und praktisch. Führungspositionen mit Vernunft – ohne unnötiges Risiko – angehen. Reizbarkeit. Hochmut (im Innern mangelt es an Selbstbewusstsein). Suchen nach Ihresgleichen, um in der Gruppe Schutz/Sicherheit zu finden. Individualität ist gefährlich und nur wenige Ausgesuchte halten dem Stand. Die eigene Größe einnehmen. Nicht größer und nicht kleiner sein dürfen. Wegen fehlendem Selbstbewusstsein fühlen sie sich zerrissen und gespalten. Themen mit Blut: Rot werden. Blut schießt in den Kopf. Nasenbluten. Blutdruckprobleme.

Angst: Wasser. Feuer. Höhe (auch rauschartige Faszination dafür). Vampiren.

Täuschung: Dinge scheinen plötzlich weit entfernt.

Träume: „Bin für meinen Unmut, nichts zu sagen, bestraft worden."[13] In Terroristengruppe aktiv sein. „Spion im faschistischen Lager". Schlangen. Kinder stürzen aus großer Höhe herab.

Körperlich: Schwindel. Nasennebenhöhlen. Geschwollene Mandeln. Muskelverspannung. Verhärtung. Magenbeschwerden. Krampfhafter Schmerz. Verklemmte Empfindung. Fester Schleim. Temperaturschwankungen. Kopf wie leer geblasen. Stirnhöhlen schmerzen nach Aufenthalt im Wind. Warzen an den Händen. Krebs.

Verlangen: Stimulanzien. Scharfes Essen. Extremer Sport (fühlt sich selbst kaum).

Verschlechterung: Morgens.

Besserung: Abends.

Vergleiche: Kalium carbonicum (verbrannte Buche aus Pottasche). Lycopodium, Kreosotum (Buchenholzkohlenteer), Carbo vegetabilis (aus Birke und Buche), Eupionum (aus Buchenholzteer, leichter als Kreosot). Andere Bäume

Gelsemium – Gelber Jasmin gels.

- *(#3-665.22.09)*
- *Ordnung:* Gentianales (Enzianartige) Familie der Gelsemiaceae. Früher Loganiaceae (deshalb auch von R. Sankaran da eingeordnet). Enthält Strychnin wie Ignatia und Nux vomica, deshalb habe ich es unter die Loganiaceae platziert, obgleich es zu den Gentianales gehört. Ein Schlingstrauch, der sich hochranken muss. In der Volksmedizin als Opiumersatz.
- *Enziangewächse:* Von Familie od. Schwiegereltern nicht akzeptiert. Unterdrücken den Ärger, um PartnerIn nicht zu verlieren. Wie: Eingeengt, Bandgefühl, vergiftet.

Den Anforderungen und Prüfungen des Lebens nicht gewachsen sein. Fürchten, im Leben durchzufallen. Finden keinen Ausweg. Mangelndes Selbstvertrauen. Blockade. Teilnahmslosigkeit. Empfindlichkeit.

Ängste: Dass etwas auf sie zukommt. ***„Angsthase“.*** Lampenfieber. Prüfungen. Blackout. Misserfolg. Schicksalsschläge. Menschenmenge. In Ohnmacht zu fallen. ***Erwartungsangst.*** Gewitter. Wasser. Zukunft. Gewalt. Schlaganfall. ***Angst vor der Angst.***

Beschwerden infolge von: Schwere Geburt. Sonnenhitze. Gefühlserregung. Schreck. Geistige Anstrengung. Trauma. Aufregende Neuigkeiten und schlechte Nachrichten. Überraschung. Übermächtige Situation. Erwartungsspannung. Polioimpfung. Diphtherie (Lähmung). Alkoholismus.

Täuschung: Schwindel. ***Zu sterben. Doppelt zu sein. Krankheit.*** Fallen. Im Dunkeln. Verlangen, gehalten zu werden.

Träume: Unvorbereitet in einer Prüfung zu sein.

Schlaf: Schlaflosigkeit durch Erschöpfung, unkontrolliertes Denken und Tabakgenuss.

Körperlich: Zittern. Schwäche. ***Nervensystem.*** Entkräftung. ***Lähmung.*** Schwindel. Doppelbilder. Migräne. ***Grippe*** mit langsamem Beginn. Rotes Gesicht. Fieber durch Erwartungsspannung. Müssen in Bewegung bleiben, damit das Herz nicht stehen bleibt. Durchfall und Harnabgang wegen Gemütsbewegung. Abort. Rigider Muttermund. Stillstand beim Geburtsvorgang („Steckenbleiben“). Stumpfheit. Krämpfe. Lähmungen. Multiple Sklerose. Parkinson. Schreibkrampf. Hautausschläge. Masernartiges Erysipel. Hilft Exanthem hervorzubringen. Scharlach mit Stupor. Hitzewallungen wechseln mit Frösteln. Apoplex. Zittrigkeit und Lahmheit.

Schmerz: Wie elektrisch. Schwäche mit Zittern.

Abneigung: Gesellschaft. Durstlosigkeit.

Verlangen: Alleinsein. Gehalten werden.

Verschlechterung: Körperliche Anstrengung. Föhn. Sonne. Sommer. Wärme. Nebel. Föhn. Furcht. Schreck. Angst. Alle Reize. Tabakrauch. Alkohol. Abwärtsbewegung.

Besserung: Harnabgang. Ruhe. Im Freien. Stimulanzien. Schwitzen. Fortgesetzte Bewegung. Alkohol.

Erscheinung: Gesicht wie berauscht. Ptosis der Oberlieder. Aussprache nuschelnd, undeutlich, heiser.

Miasma: Sykose geht in Syphilis über.[55]

Graphites – Graphit/Reißblei graph.

- *Kohlenstoff* vermischt mit Kieselsäure, Eisen, Mangan u. a. Chemisches Element Kohlenstoff in Reinform. Graphit bildet undurchsichtige, graue bis schwarze Kristalle. Der Name von griechisch graphein = schreiben. Wurde schon früh als „Bleistift" verwandt, in prähistorischer Zeit als Färbemittel.

Unsicherheit über soziale Zugehörigkeit und Stellung. Wie zwischen zwei Stühlen sitzen[93]. „Ringen um die soziale Herkunftsschicht. Sinngebung. Festhalten. Erstarren am Besitz. Im Wechsel „ackern" und faul sein. Aufregen bei geringem Anlass. Zaghaft und unentschlossen. Selbstzweifel. Ruhelosigkeit. Gewissenhaftigkeit. Erzählen ausführlich und detailliert, aber können schwer zusammenfassen. Stabile Werte suchen und finden. Einfachheit. Würde. Selbstwert. Schüchtern. Geistige Stumpfheit. Dickhäutigkeit. Traurigkeit.

Beschwerden infolge von: Abwesenheit der Eltern/Vater. Verlust von BeschützerIn. Verwahrlosung. Uneinigkeit zwischen den Bezugspersonen. „Wollen dem Vater etwas beweisen." Missbrauch. Missachtung. Inzest. Unterdrückung des Dialekts. Erwartungsspannung. Säfteverlust. ***Ausgrenzung.***

Angst: Erwartungsängste. Kleinigkeiten. Krebs. Tod. Dunkelheit. Gewissensangst. Zukunft. Fliegen. Plätze. Straßen. Scheitern. Verzweiflung wegen Krankheit.

Weinen: Schnell, wie aus Unsicherheit.

Träume: Unfälle.

Körperlich: Frostig. Träge. grobknochig. Erstarrung im Körper; Muskel und Gelenke. Taubheit (wird bei Lärm besser). Verdickte Nägel und Wucherungen. Lidrandentzündung. Erysipel. **Narbenbeschwerden.** ***Ekzem.*** Risse der Haut und Brustwarzen. Empfindlich auf Gerüche. Übergewicht. Dicker Körper mit dünnen Beinen. Chronische Verstopfung. ***Haarausfall. Gerstenkorn.***

Abneigung: Fremde Speisen/Gerichte. Fleisch. Süßigkeiten.

Verlangen: Süßes. Einfaches Essen.

Verschlechterung: Abkühlung. Hitze. Kälte. Feuchtigkeit. Anstrengung. Treppensteigen. Kleinigkeiten.

Besser oder schlechter: Bewegung.

Besserung: Dialekt sprechen. Während des Essens. Weinen.

Freunde: Arsenicum, Causticum, Ferrum, Hepar, Lycopodium.

Persönlichkeit: Lech Walesa.

Vergleiche: Silicea, Ferrum, Manganum, Solanum tuberosum (Kartoffel).

Hamamelis virginiana – virginischer Zaubernuss ham.

- *(#3-652.14.10)*
- *Familie:* Hamamelidaceae (Zaubernussgewächse). Anmerkung: Eigene Prüfungen am lebendigen Baum ergeben, dass Hamamelis sehr viel mit Fantasiekräften und "niedergedrückt" zu tun hat.

Enttäuschung, nicht gewürdigt zu werden. Wissen um den Respekt, der ihnen zusteht, was aber nicht genügend Beachtung findet (z. B. alte Menschen im Altenheim, die es gewohnt waren, Wertschätzung zu erfahren, und nun nicht die nötige Achtung bekommen. Migranten aus sozial höheren „Stellung"). Verzögerte oder beschleunigte Auffassungsgabe. Empfindlich gegenüber Kritik und Störung. Eifersucht. Leiden bleibt Inhalt des Lebens.

Täuschung: Verachtet zu werden. Eine hochgestellte Persönlichkeit zu sein.

Träume von Fledermäusen. Tiere fliegen im Zimmer. Erotisch.

Körperlich: Müdigkeit in den Extremitäten. ***Blutungsneigung*** (Nasenbluten). Augenblutungen. Magenbeschwerden. Hämorrhoiden. ***Krampfaderblutungen.*** Dysmenorrhö. Ulcus. Schwangerschaftsblutungen. Fehlgeburt. Vaginalkrampf. Wunde Brustwarzen nach der Entbindung. Variköse Geschwüre. Phlebitis. Krebs. Rheuma. ***Verbrennungen.*** Prellungen. (Harter Geschlechtsverkehr, Schlag i. d. Ovarien.) Ulus, offene, schmerzhafte Wunden. ***Blaues Auge. Verletzungen und Blutergüsse.***

Schmerzen: Drückend. Zerschlagen. Wund.

Abneigung: Wasser, Milch, Fett, Pflaumen, Schweinefleisch.

Verlangen nach anspruchsvoller Konversation. Eingelegte Gurken.[80]

Verschlechterung durch Blutverlust

Besser durch Ausruhen.

Vergleiche: Arnica, Calendula.

Bedenke: Rajan Sankaran[4P] gliedert noch weitere Arzneien hier ein.

Helleborus niger – Schwarze Christrose hell.

- *(#3-642.13.14)*
- *Familie:* Ranunculaceae (Hahnenfußgewächse). War Bestandteil der „Hexensalben". Symbol zur Erhaltung der ewigen Jugend. Im Altertum gegen Geisteskrankheiten (helleborio = verrückt) angewendet. Das geriebene Pulver reizt zum Niesen, daher der Name „Nieswurz".
- *Ranunculaceae/Hahnenfußgewächs* Empfindlich, Entrüstung, möchte gleichmütig bleiben. Wie: nervös elektrische.

Abstumpfung nach enttäuschter Liebe. Kommen nicht darüber hinweg. Empfinden die Welt draußen als extrem schmerzhaft und voller Schrecken, sodass sie sich verschließen. „Muss taub werden für die Reize."[4P] Wie abgeschnitten von der Welt. Aus dem Rhythmus geraten. Kleiden sich „unanständig/geschmacklos". Reizbarkeit. Gewissenhaftigkeit. Vergesslichkeit. ***Seufzen.*** Gleichgültigkeit. Starke, nervöse Erregung. ***Benommenheit.*** Unentschlossenheit. Traurig und reizbar. Brüten über Gedanken. Heimweh. Klammern sich, um nicht allein zu sein. Unwillkürliche Bewegungen und Psychosen. Leicht beleidigt.

Beschwerden infolge von: ***Enttäuschte Liebe.*** Unterdrückter Ärger. Hirntrauma. Apoplex. Spätfolgen von Kopf- oder Nervenverletzungen. Unterdrückte Hautausschläge. ***Chronische Folgen von Kopfverletzung.***

Angst: Schreckliche Angst. Aberglaube.

Täuschung: Mit Neigung zum Selbstmord (durch Ertrinken).[33]

Träume: Ängstliche.

Körperlich: Frostig. Epileptische Anfälle. Paralytische Zustände. ***Schwindel.*** Krämpfe. Antiperistaltik. Automatische Handlungen. ***Schmerzlosigkeit sonst schmerzhafter Zustände.***[63] Haarausfall. Hautausschläge. Seh- und Hörschwäche. Mundgeruch. Abmagerung. Blässe bei sonst roten Teilen. Demenz. Meningitis. Krebs. Kolitis. Stuhl mit Schleimabsonderung. Harnverhaltung und häufiger Drang. Tenesmen. Kachexie. Kreislaufschwäche. Schwäche nach Hirnhautentzündungen.[93]

Empfindung: Überempfindlich oder dumpf.

Schmerz: Stechen. Bersten. Scharf.

Abneigung: Äpfel. Gemüse. Essen trotz Leeregefühl. Alkohol.

Verlangen: Kalte Getränke. Rot. Alkohol. Butter.

Verschlechterung: Abends. Während der Schwangerschaft. Winter. Warme Luft.

Besserung: Essig.

Erscheinung: Gerunzelte Stirn (bei Meningitis).

Ergänzung: Apis., Anr., bry., camph., chin., Gels., Op. Zinc.

Vergleiche: Acon., Hell., Ran., Puls, Cimic., Staph., Clem. Alumina.

Miasma: Typhus.[4P]

Hura brasilensis – Sandbüchsenbaum hura

- *(#3-644.34.16)*
- *Familie:* Euphorbiaceae (Wolfsmilchgewächse) Tinktur des Milchsaftes. Der Sandbüchsenbaum wächst als immergrüner Baum, bis zu 40 Meter hoch und kann einen Stammdurchmesser von bis zu 2 Meter erreichen. Der „ätzende", weiße Milchsaft des Sandbüchsenbaumes ist sehr giftig. Die glatte braune Borke der Stämme und Hauptäste ist mit 1 bis 2 cm langen, konischen Stacheln übersät.
- *Euphorbiacea/Wolfsmilchgewächse:* Unterdrückung der Bedürfnisse aufgrund eines Loyalitätskonfliktes.[3S] Versucht, sich auf beengtem Raum frei zu fühlen. (Sankaran)

***Ohne Rückhalt. Ausgeschlossen aus der Gesellschaft/Familie.* Einsamkeit, Verlust aller Freunde.**[93] Vermeiden Auseinandersetzung und Nähe. Schwierig, für sich selbst einzustehen.[1] *Selbstvorwürfe. Glaubt hinnehmen zum müssen sich aus der Situation lösen zu können. Fehler in der Orientierung von Raum/Zeit.*

Beschwerden infolge von Sexueller Gewalt. Ungeschützt, unwert behandelt. **Verlassenheit und Isolation.**

Furcht: Gewissensangst. Schreckhaft durch Geräusche.

Täuschung: Alle lachen über sie. Verloren sein. Allein auf der Welt. Schuldgefühle. Freunde verloren. Pechvogel sein. In der Luft zu schweben.

Weinen beim Singen. *Lachen* durch Schmerzanfälle.

Schlaf ruhelos. *Träume: Erotisch. Reisen. Schwimmen. Leichen. Mörder.*

Körperlich: Gesicht blass mit roten Flecken. Augen getrübtes- und Funkensehen. Ohren Verstopfung. Rückenbeschwerden durch zurückbeugen gebessert. Schwäche. ***Nackensteifigkeit.*** Verhebt sich leicht. Knieschwäche bei auf/absteigen. Gelenkschmerz wie ausgerenkt. Rheuma. Taubheit in Armen und Beinen. Nägelkauen. Beißt sich selbst. Übelkeit beim Fahren. Magenschmerzen. Koliken und ***Diarrhoe.*** Erfolgloser Stuhldrang. Fadenwürmer. Verstopfung. Unerträgliche Erektion. Uterus empfinden von zusammen gepresst, lanzierend. Menses schwach. Seufzen, Gähnen. Erstickungsgefühl. Wie kleine Kugel oder Pochen unter der Brust. Große Pickel die jucken. Hitzewallungen.

Schmerzen machen ungeduldig.

Verlangen. Großer Hunger, unmittelbar nach dem Essen. Dinge zerbrechen. Beißen sich selbst.[9]. Zwischen Gräbern gehen.

Miasma: Lepra

Vergl.: Crot-t., Euph., Hura – canadensis

Hyoscyamus niger – Bilsenkraut hyos.

- *(#3-665.71.13)*
- *Familie:* Solanaceae (Nachtschattengewächse). Enthält Lithium. Tollkraut. Benele, Belenos, Berlin = dialektisch für Penis. Von griechisch Hyos/Schwein und Zyanos/Bohne = Schweinsbohne. In Hexensalben.
- *Solanaceae/Nachtschattengewächse:* Mut angesichts von Gefahr.[4] Was sie brauchten bekamen sie nur unter gefährlichen Bedingungen. Wie: explosiv, zerreißen, pulsieren, krampfartig, zusammenschnüren.[4] wie gewaltsam, Terror verfolgen sie, Erschrecken.

Verletzung des Schamgefühls und frühe Sexualisierung. Es gibt keinen sicheren Ort. Bloßgestellt. Beschmutzt. Scham. Tabu. Scham über die eigene Sexualität. Verbotene Lust, hält schamlose Reden (Schweinereien). Exhibitionismus. Verlangen nach „unreifen Früchten" (Minderjährige). Unpassende Verliebtheit. ***Schamlos oder Schamlosigkeit erleiden.*** Verlangen, etwas Lächerliches zu tun. Aufmerksamkeit erregen. Schnelles Reden. Extrovertiertheit. ***Stellen sich bloß.*** Enthüllen Geheimnisse. Benehmen sich närrisch. ***Besessen sein von Nichtigkeiten*** oder ***Verliebtheit***. Unfähigkeit zu denken. Lächerliche Einfalt. Eile. Hast.

Beschwerden infolge von: ***Demütigung für Sexualität***. Unterdrückte Sinnlichkeit. Frühe Sexualität. Ablehnung der Sexualität. ***Liebeskummer, närrische Liebe***. Vom Leben betrogen worden.[93] Wie Dreck behandelt worden sein. Gefühl von Beschmutzung. Verlassenheit. Erlittenes Unrecht. ***Eifersucht.***

Angst: Panik. Vom Teufel oder von Sex besessen zu sein. Vergiftet zu werden (nimmt keine Medizin). Alleinsein in der Dunkelheit. Angst vor Wasser. Verkauft zu werden. Syphilis.

Täuschung: Vergiftet zu werden. Halluzinationen von Tieren, Teufeln und Dämonen. Obszönitäten. Empfinden Leiden als Freude. Verfolgt werden. Unrecht erlitten zu haben. Wanzen im Zimmer. Zwanghaftigkeit. Eine Hure zu sein. Gewaltphantasien gegen sich selbst und andere.

Träume: Monster. Frösche. Mumien und verstorbene Verwandte.

Körperlich: Blutwallungen nach Gemütsbewegungen. Epilepsie. Zupfen mit den Händen. Gebärden. Flockenlesen. Schlaflosigkeit oder Schläfrigkeit. Erotische Erregung. Auffahren aus dem Schlaf. Zähneknirschen. Unfreiwilliger Abgang von Harn oder Stuhl. Husten nachts. Krampfhusten. Epilepsie. Parkinson. Muskelzucken. Nägelkauen. Daumenlutschen. Neigung zu Süchten.[10]

Verlangen: Käse, Alkohol (verschlechtert und verbessert), Paprika. ***Verlangen, nackt zu sein.***

Verschlechterung: Hinlegen. Essen. Sprechen. Wein.

Besserung: Aufsetzen. Nackt in der Wohnung herumlaufen.

Erscheinung: Kleidung dunkel, rot und schwarz, aufreizend.

Miasma: Typhus.

Vergleiche: Solanaceae *(Nachtschatten)* (Belladonna können auch beißen wie Hyoscyamus), Pastinake, Lilium tigrinum, Agaricus, Schlangen.

Hypericum perforatum – Johanniskraut hyper.

- *(#3-644.24.08)*
- *Tüpfel-Johanniskraut oder Tüpfel-Hartheu.* Ordnung: Malpighiales (Malpighienartige). Familie: Clusiaceae. Untergruppe u. a. Familie der Hypericaceae (Johanniskrautgewächse). Wegen seiner verschiedenen Inhaltsstoffe – wie ätherische Öle und Gerbstoffe – Heilpflanze, besonders bei Nervenschmerz und Depression eingesetzt.

Niemand ist da, wenn Hilfe gebraucht wird. Verlassenheit. Verletzlichkeit. Auf der Hut sein müssen. Kämpferisch und ***unversöhnlich.*** Plötzliches Gefühl von Bedrohung, „rettungslos verloren zu sein“. Wenig Selbstwert, müssen daher die Besten sein. Depression. Versuchen geistig zu entfliehen. Möchten den Konflikten aus dem Weg gehen.[80]

Beschwerden infolge von: Streitereien der Eltern, ohne dass sie einen guten Platz finden. Schicksalsschläge und materielle Unsicherheit. Schreck, Schock. ***Erschütterung. Verletzung. Lumbalpunktion.*** Nervenverletzungen. Wirbelsäulenverletzung. Dunkelheit in der Seele. Nach Nahtod-Erlebnissen.

Täuschung: Verletzt zu werden.

Körperlich: ***Gehirnerschütterung. Nervenverletzungen und -schmerz.*** Dammschnitt. ***Neuritis.*** Hirnhautentzündung. Neuralgische Zahnschmerzen. ***Stichwunde*** (Tetanusprophylaxe). Zecken- und Rattenbisse. Verletzung der Handflächen und Fußsohlen. Phantomschmerz. ***Verletzungen nervenreichen Gewebes*** wie Finger- und Fußnägel. Rückenmarks- u. Steißbeinverletzungen (auch Schmerz im Steißbein nach Entbindung). Gehirnerschütterung. Kopfschmerz nach Sturz auf den Hinterkopf. Tetanusprophylaxe. Phantomschmerz.

Schmerz: ***unerträglich,*** stechend. Schießend. Neuralgisch.

Verschlechterung: ***Dunkelheit.*** Bewegung. Urinieren. Kalte Luft und Feuchtigkeit. Nebel. Berührung.

Verlangen nach Geschwindigkeit. Risiken. Schnell gelangweilt.

Besser: Rückwärtsbiegen. Ruhig liegen. Sonne.

Vergleiche: Korbblütler, Stramonium, Chocolate, Calcium sulfuricum, Ledum.

Ignatia amara – Ignatiusbohne ign.

- *(#3-665.24.09)*
- *Ordnung:* Gentianales (Enzianartige). Familie: Loganiaceae (Brechnussgewächse). Getrocknete Samen. Enthalten Strychnin, ähnliche Krampfneigung wie Nux vomica, Gelsemium, Strychnosgewächse.
- *Loganiaceae/Brechnussgewächse.* Strychnos Verwandte Fassungslos, außer sich sein. Mochten die Fassung bewahren. Geschockt, überraschend ruiniert Total enttäuscht. Niederschmetternd, in Stücke gerissen, Nervlich überreizt, erregbar, Krampfanfälle, Ohnmacht, Lähmung.[Sankaran]

Enttäuschung der romantischen Ideale und Erwartungen. Diskrepanz zwischen Wunsch und Wirklichkeit. Möchten sich der Aufmerksamkeit sicher sein. Peinlich genau in Kleinigkeiten. Perfektionistisch, paradox, sentimental. Krampfhaftes Drama. Sich nicht lösen können. Nachtragend, kritisch, nervös. Traurigkeit und ***stiller Kummer. Seufzen.*** Niedergeschlagenheit. ***Veränderlichkeit. Abwechselnde Zustände.*** Schreckhaftigkeit. Ungeduld. Weinen und Lachen gleichzeitig. Lachen bei ernsten Angelegenheiten. Lach- und Weinkrampf.

Beschwerden infolge von: Gemütsbewegungen. ***Schock.*** Desillusionierung. ***Kummer.*** Chronische Unfallfolgen. Tod von Bezugsperson. Schlechte Nachrichten. Ermüdende Pflege und Überanstrengung. Tadel.

Angst: Pflicht versäumt zu haben. Gesundheit. Erwartungsspannung.

Träume: Wasser. Wellen.

Körperlich: **Nerven. *Krämpfe*** (seelischen Ursprungs). Kopfschmerz „wie wenn ein Nagel durch den Kopf getrieben wird". Torticollis. Halsschmerzen, Besserung durch Schlucken fester Speisen. Globus hystericus. Lecken sich häufig die Lippen (Puls., Lach.). ***Beißen sich in die Wange beim Sprechen.*** Zuckungen und Tics. Husten verschlimmert den Husten. Brechreiz durch Essen gebessert. Anorexie. Tenesmen. Unterdrückte Menses. Ohnmacht bei Stress. Schweiß nur im Gesicht.

Überempfindlichkeit: Schmerz, Geräusch, Geruch.

Verlangen oder Abneigung: Obst, Käse. Süchtig nach Kaffee.

Schlimmer: Kaffee. **Rauchen.** Hungergefühl (Psorinum). Kalte Winde. Lagewechsel. Lärm und Licht. Widerspruch. Trost.

Besserung: Deftiges Essen. Wärme. ***Liegen auf schmerzender Seite.*** Lagewechsel. Paradox. Fester Druck. Abgang von Urin. (Es kommt immer anders, als man denkt).

Märchen: Verlangen nach Märchenprinzen. Clara (von Heidi).

Ergänzung: Apis, Natrium muriaticum, Sepia. Gut gefolgt von Sulfur.

Vergleiche: Nach Schreck: Aconitum, Opium, Veratrum album, Liliengewächse <>, Hyoscyamus, Loganiaceae *(Strychnosgewächse).*

Ipecacuanha, Carapichea ipecacuanha – Brechwurzel ip.

- *(#3-665.44.15)*
- *Familie:* Rubiaceae (Rötegewächse) Selbstbezogen, beschäftigt. Fühlen sich von außen gehindert. Stimulanzien.

Wissen um ihre Talente und Fähigkeiten, die durch die Ignoranz anderer nicht gesehen werden. Möglicherweise fühlen sie sich in ihren gesellschaftlichen Leistungen unterschätzt oder im Stich gelassen. Als würde ihre Karriere unverdienterweise zu Ende gehen.[80] Ungeduld. Betriebsamkeit. Reizbarkeit. Launenhaft. Selbstüberhebung. Widersprüchliche Wünsche, ***voller Wünsche nach verschiedensten Dingen***. Zurückhaltender Missmut. Neid, Eifersucht.

Beschwerden infolge von: ***Unterdrückter Zorn bei „unverdaulichen" Lebensumständen.***

Täuschung: Beleidigt, kritisiert oder ausgelacht zu werden. Fixe Ideen von Sauberkeit, alles zu ordnen.

Träume: Prüfungen. Gefängnis. Enge Straßen. Ängstliche.

Schlafen mitunter mit halb geöffneten Augen.

Körperlich: Nervensystem. ***Erbrechen.*** Abscheu/Ekel. Übelkeit und Blutungsneigung. Abort. ***Atemwege. Keuchhusten.*** Asthma. Migräne. Gebärmutterblutungen. Ohnmacht. Stimmverlust nach Schlaganfall. Entzündete Augäpfel. Tenesmen. Schmerzen, als würden die Knochen in Stücke gerissen. Ekzeme.

Überempfindlich gegen Hitze und Kälte.

Verschlechterung: Warm-feuchtes Wetter.

Verlangen und Abneigung gegen Sex.

Abneigung: Geruch von Essen. Obst. Milch. Eier.

Verlangen nach Delikatessen. Gewürzte Speisen. Pfeffer. Süßigkeiten. Opium. Morphium. Brühe.

Verschlechterung: Unverdauliche Speisen.

Miasma: Typhus.

DD: Yohimbinum *Liebesbaum (Krokodilbaum)* yohim.

Iodum purum – Jod (I) iod.

- *Auch Jodium oder Jodum.* Hiobs Frau, die alles loslassen musste. Besitz. Ideen. Kreativität und Heimat. Jodtinktur als Antiseptikum.
  Silber-Serie: Kreativität. Darstellung. Show. Anklang finden. Glänzen.
  17. Stadium: Das Ende. Alles wird ausgelöscht, alles loslassen. Wollen behalten, müssen sich das Benötigte notfalls nehmen. Zerstörung (Syphilis). Verzweiflung.

„Dort, wo man nicht beachtet wird, existiert man nicht.“ Fühlten sich weder gut genährt, noch geliebt. [93] Rastlose Bemühung um Selbstdarstellung (um beachtet zu werden). Ruhelosigkeit. Eile. Nervosität. Vergesslichkeit. Impulsivität und Reizbarkeit. Voller Verlangen, wissen aber nicht wonach.

Beschwerden infolge von: Schock. Katastrophe. Krieg und Hungersnot. Brände. Ethnische Säuberung. ***Heimatverlust.*** Fliehen müssen. Erniedrigung und ***enttäuschte Liebe.*** Drüsenverletzung. Erschütterung. Sex. Exzesse. Nach Missbrauch von Eisenpräparaten und Schwefel.

Ängste: ***Wegen eigener Ideen verurteilt zu werden. Flüchten müssen.*** Alles loslassen müssen. Höhe. Enge. Hunger. Das Böse. Kleinigkeiten. Ärzte. Verrückt zu werden. Berührung oder Festhalten durch andere. Zwangsneurosen. Überprüfen Dinge. ***Rituelles Verhalten.***

Körperlich: Hitzig. Ohrspeicheldrüsenentzündungen. ***Schilddrüsenüberfunktion.*** Kropf. Erhöhter Grundumsatz. ***Abmagerung mit Heißhunger.*** Viel Essen. Ruhelosigkeit. Eile. Nervosität. Schwäche. Herzklopfen. Exophthalmus. Stimmprobleme. Lungenbeschwerden. Allergie. Heuschnupfen. Asthma. Pneumonie. Eiterungen. Verhärtungen. Probleme an Hoden/Eierstöcken. Chronische Diarrhö. Krebs. Wucherungen. Braune Flecken auf der Haut. Juckreiz alter Narben. Neigung zu Würmern. Rheuma. Knochenverkrümmung. Ödeme. Aphten. ***Furunkel.*** Hitzegefühl. Schweiß. Zittern der Glieder. Ständige Bewegung der Augäpfel. Beißen der Fingernägel.

Empfindlichkeit: Geräusche.

Verlangen: Mehl. Alkohol. Fleisch. ***Heißhunger.***

Verschlechterung: ***Fasten.*** Hitze. Meer. Wenn der Drang nach Aktivität gebremst wird. Anstrengung. Steigen. Ruhe. Fasten. Sprechen. Meer. Mondphasen.

Besserung: ***Beschäftigung. Kaltes*** Bad. Frische Luft. Essen.

Erscheinung: Oft sehr schlank. Dunkelhaarig. Vergrößerte Lymphknoten.

Miasma: Syphilis.

Freunde: Aconitum, Argentum nitricum, Badiaga, Kalium bichromicum, Phosphorus.

Komplementär: Badiaga, Lycopodium.

Vergleiche: Bromium, **Chlorum**, Tuberculinum, Zincum. Verbindungen mit Kalium, Magnesium, Natrium, Calcium oder Zincum. Spongia, Fucus vesiculosus, Cetraria islandica, Hedera helix *(Efeu)* und Meeresalgen weisen eine hohe Konzentration von Jod auf.

Kalium bichromicum – Kaliumbichromat kali-bi.

- *Kalium:* Pflicht. Prinzipien. Familie.
- *Eisen-Serie:* Arbeit.
- *1. Stadium:* Neuanfang. Der spontane Beginn. Gedankenlos.
- *Chromium:* Verlegenheit. Scham. Verstecken. Fähigkeiten beweisen.
- *6. Stadium:* Entschlossenheit. Noch zweifeln, es aber dennoch tun.

Pflichtgefühl, den „schönen Schein“ aufrechtzuerhalten. Selbstzerstörerisches Vorurteil, minderwertig zu sein. Scheu vor Öffnung und Berührung. Wenig Selbstwert. Schüchternheit. Alles muss schön und glatt sein. Routine gibt Sicherheit. Antwortet ausführlich. Anpassung an die Bedürfnisse anderer. Reizbarkeit. Konformismus. Schuldgefühle.

Ängste: Gewissensbisse. Menschen. Zukunft. Vergiftet zu werden.

Körperlich: Frostigkeit. Periodizität. ***Atemwege und Schleimhäute:*** Schleimige, klebrige, zähe Ausscheidungen. Ausgestanzte Geschwüre. Polypen. Chronische Sinusitis. Pfropfengefühl in der Nase. Absonderungen ***von zähem, klebrigem, festsitzendem Schleim*** in Ziehfäden. Septumperforation. Geruchsverlust. Geschwüre wie tief mit dem Locheisen eingeschlagen, mit glatten Rändern. Magenschmerz unmittelbar nach dem Essen. Völlegefühl, vor allem bei Biertrinkern. Ulcus pepticus. Haargefühl auf der Zunge (Sil.). Heiserkeit. Asthma. Ischialgie. Nierensteine. Ovarialzysten. Diabetes mellitus. Adipositas. Kachexie. Durchfall nach dem Erwachen. Durchfall im Wechsel mit Rheuma. Wechselhaftigkeit der Symptome. ***Gelenkschmerz wechselt mit serösen Hauterkrankungen oder mit Magenbeschwerden.***

Schmerz: An einem kleinen Punkt (Ran-b.) Schmerzen an eng ***umschriebenen Stellen,*** setzen sich an kleiner Stelle fest und werden sehr heftig. Plötzliches Erscheinen und Verschwinden (Belladonna). Wandernde Schmerzen am Körper.

Verlangen: Bier. Süßes.

Verschlechterung: Kälte. Sommer. Nachts 2–4 Uhr.

Besserung: Bewegung. Erbrechen. Kurzer Schlaf.

Ergänzung: Arsenicum album.

Vergleiche: Thuja, Mercurius, Kalium-Verbindungen, Manganum-Schmerzen gehen kreuzweise von Gelenk zu Gelenk. Bei Lac caninum wechselt das Beschwerdebild die Seiten.

Kalium bromatum – Kaliumbromid kali-br.

- *Kalium:* Pflicht. Prinzipien. Familie.
- *Eisen-Serie:* Arbeit.
- *1. Stadium:* Neuanfang. Der spontane Beginn. Gedankenlosigkeit.
- *Bromium:* Rückzug. Schuldgefühle.
- *17. Stadium:* Das Ende. Alles wird ausgelöscht, alles loslassen. Wollen behalten, müssen sich das Benötigte notfalls nehmen. (Syphilis) Zerstörung. Verzweiflung.

Die Familie/Gruppe ist sich gegenseitig moralisch verpflichtet. Familie. Schuld. Schuldig fühlen oder Schuld zuweisen. Schuldig, wenn die Pflicht nicht erfüllt wird. Gottes Zorn. Gewissensbisse. Stiller Kummer. Moral. Verbrechen und Schuld. Ruhelos (ringt mit den Händen). Zwangshandlungen, die mit Kontrolle zu tun haben. Müssen alles aufschreiben. Argwöhnisch. Religiöse Manie. Den eigenen Namen vergessen.

Beschwerden infolge von: Moralisch strengen Familien (***kleinste Lüge ist größtes Verbrechen***). Kummer. Tod des Kindes. Ärger. Verlust der Arbeit. Ansehensverlust. Pflicht und Leidenschaft. „Unterdrückte Sexualität".

Angst: Vor Menschen. ***Etwas Falsches zu tun, an etwas schuld zu sein;*** deshalb die Angstzwänge. Kontrollängste. Zwanghaft Gashähne und Fenster schließen (muss aufschreiben, was abgeschaltet ist). Bestraft zu werden. Sexuelle Gewalt. ***Vergiftet zu werden. Wahnsinnig zu werden.***

Täuschung: ***Verfolgungswahn.*** Ausgeliefert. Bestimmung, die ***göttliche Rache*** auszuführen. Moralisch gegen „Schmutziges" vorgehen und sich darin suhlen.

Körperlich: Rechtsseitigkeit. Taubheitsgefühle. Anhaltender Schluckauf. Intensiver Durst nach jeder Mahlzeit. Ruhelosigkeit. Erkältung mit beißendem Nasenfluss. Heiserkeit. Keuchhusten. Mumps. Psoriasis. Akne. Uterusmyome oder Zysten. Rückenschmerzen wie elektrische Schläge. Nervöse Hand- und Fußbewegungen (Caust., Med., Rhus-t., Sulf., Tarent., Zinc.). Taubheitsgefühl (örtlich oder allgemein). Parkinson. Epilepsie. Alzheimer. Apoplex. Psychose. Nächtliche Angstzustände (Alleinsein verschlimmert).

Abneigung: Zwiebeln, Milch.

Verschlechterung: Zugluft.

Besserung: Meer. Frische Luft.

Erscheinung: Blond, blauäugig.

Vergleiche: Lilium tigrinum, Medorrhinum. Anacardium (passt sich noch mehr an und hat noch weniger Selbstvertrauen), Bromatum. Fluor. Kalium-Verbindungen.

Kalium carbonicum – Kaliumkarbonat kali-c.

- ***Pottasche***
- *Kalium:* Pflicht. Prinzipien. Familie.
- *Eisen-Serie:* Arbeit.
- *1. Stadium:* Neuanfang. Der spontane Beginn. Gedankenlosigkeit. Carbonate: Arbeit ist Sinngebung. Beständigkeit. Funktionieren.
- *Kohlenstoff-Serie:* Entwicklung des „Ich“. Besitz. Geben und Nehmen.
- *10. Stadium:* Das Ziel ist erreicht und selbstverständlich. Erfüllung.

„Üb immer Pflicht und Redlichkeit“. Kleinmütig die Pflicht erfüllen. Alles soll bleiben, wie es ist. ***Stellen Sicherheit über Regeln und Pflichten.*** Enttäuschung über unbelohntes Engagement. Unterdrückte Gefühle. Theoretisieren. Konservativ. Verschlossenheit. Rigidität. Moralisch und dogmatisch. Verstandesmäßige Kontrolle. Vergesslichkeit. Möchten die Familie um sich haben, aber keine emotionale Nähe. Mangelndes Selbstvertrauen. Zwischen Abhängigkeit (innerlich) und Unabhängigkeit (äußerlich).

Beschwerden infolge von: Vernachlässigung. Mangelnde Unterstützung. Anerkennung nur über Leistung und Disziplin.

Angst: ***Veränderungen machen Existenzangst. Krankheiten.*** *Einsamkeit. Dunkelheit. Geister. Kontrollverlust. Enge. Verletzt zu werden. Furcht steigt im Magen auf. Sorge um die Familie. Zweifel an der Genesung.*

Körperlich: Frost. Schlaflosigkeit. Gelenke. ***Ischias*** (rechts). Ernährungsthemen. Übergewicht. Stechende Schmerzen. Rückenschmerz mit dem Gefühl, als ob Rücken und Beine ihren Dienst versagen. Schweiß. Rückenschmerz und Schwäche! Brustleiden. Große Schwäche. Vertragen es nicht, berührt zu werden, besonders an den Füßen. Säckchenförmige, ***ödematöse Anschwellung der Augenlider***. Magen- und Unterleibssymptome bei geschwächten, anämischen alten Leuten. Aufrechtsitzen und Vorwärtsbeugen lindert Brustleiden. Pneumonien bei Kindern (besonders linksseitig). Asthma. Angina pectoris.

Schmerz: Stechend.

Empfindlichkeit: Geräusche und Musik.

Verschlechterung: Alleinsein. Kälte. ***Zugluft.*** Koitus. Beim Liegen auf der erkrankten Seite. Kalte Getränke. Winter. Nachts. Frühmorgens. Bewegung. Laufen. Geistige und körperliche Anstrengung. Ermüdung. Erregung und Sorgen. Milch. Zwiebeln.

Besserung: Sanfte Bewegungen. Reiben. Ruhe. Wärme. Nahrung. Schlaf.

Erscheinung: Ober- und Unterlidschwellung. Haarausfall der Augenbrauen (Thuja). Untersetzt mit Neigung zu Adipositas. Kleidung konservativ. Loden.

Persönlichkeit: Bismarck.

Ergänzung: Carbo vegetabilis, Nux vomica, Phosphorus.

Vergleiche: Eisen-Serie. Germanium, Kalium- oder Kohlenstoff-Verbindungen.

Miasma: Sykose *(Vermeiden).*[4]

Lac caninum – Rottweiler-Hundemilch lac-c.

- *Hunde* leben in unseren Breiten als „Menschen" 2. Klasse. Sollen zu Familie gehören und doch nicht mit ihnen essen. Wenn Hunde ihren Platz in der Rangfolge klar haben, sind sie in Sicherheit.
- *Milchmittel:* Mutterbeziehung. Fehlende Wärme. Ungestillt. Versorgung. Abhängigkeit. *Unabhängigkeit.* Suche nach Schutz, aber Kälte erfahren.

Müssen sich unterordnen oder mächtig sein, damit sie den Respekt nicht verlieren. Müssen sich richtig verhalten, um nicht aus dem Rudel ausgeschlossen zu werden. Perfektionismus als Kompensation. Bleiben in Abhängigkeit und Hierarchie. Im Widerstreit mit sich selbst. Daseinsberechtigung. Verlassenheit. Selbstverachtung. Vergesslich durch Erwartungsspannung. Fehler beim Schreiben oder Sprechen. Fühlen sich ***wertlos, hässlich***, sonst wären sie nicht ausgeschlossen.

Beschwerden infolge von: Missbrauch. Ausschluss aus der Gruppe (Rudel). Abstillen. Verlust von Vater/Mutter. Frühe Verlassenheit. Isolation. Als Kind im Krankenhaus. Ausgestoßen aus der Gruppe. Wie ein Hund behandelt worden sein. Lassen sich mitunter schlecht behandeln.

Ängste: ***Schlangen.*** Tod. ***Ohnmacht***. Um die Gesundheit. Es könnte etwas geschehen. Autofahren.

Täuschung: ***Verachtet zu werden.*** Hässlich, schmutzig, ausgestoßen zu sein.

Schlaf: Lage zusammengerollt.

Träume: Schlangen. Ungeziefer. Hunde.

Körperlich: Frostig. Seitenwechsel der Symptome. ***Diphtherie.*** Schwindel. Wie schweben (schlimmer beim Liegen). Kopfschmerz mit wechselnden Seiten. Photophobie. Kiefer knacken beim Essen. Halsschmerzen bis zu den Ohren. Rheuma. Diphtherie nach Verlust der Mutter. Stillprobleme. Beschwerden bei Menses. PMS. Menopause. Warze am Finger. Streckt die Füße aus dem Bett. Schweiß färbt die Wäsche.

Verschlechterung: Koitus. Nach Zorn. Gefühlserregung. Trost. Warmes Zimmer. Hormonveränderungen.

Besserung: Im Freien.

Persönlichkeiten: Kaspar Hauser, Mogli (Dschungelbuch), Sylvester Stallone.

Vergleiche: Hura brasiliensis, Lac caninum lupi *(Wolfsmilch)*, Mancinella, Milchmittel, Natrium carbonicum, Thuja.

DD: **Lyssinum**/*Hydrophobinum – Tollwut-Nosode* lyss.

Musste Misshandlung erdulden. *Beschwerden infolge von:* Unterdrückte Sexualität. Kränkung. Tollwutimpfung. Erdulden von Qual und Misshandlung.

Körperlich: Tollwut. Bisswunde von Hunden und giftigen Tieren (zur Prophylaxe).

Lac felinum – Katzenmilch lac-f.

- *Milchmittel:* Mutterbeziehung. Fehlende Wärme. Ungestillt. Versorgung. Abhängigkeit.
- *Unabhängigkeit.* Suche nach Schutz, aber Kälte erfahren.

Unabhängigkeit und Selbstbestimmung. Wollen sich durch Unabhängigkeit selbst befreien. Coole Erwachsene mit Babysprache. Bindungsängste. Eifersucht. Wollen sich selbst befreien, indem sie durch Unabhängigkeit gegen die Norm verstoßen. Gefühl von Wertlosigkeit oder Mangel an Bildung. Gewissenhaftigkeit. Zorn bei Einengung. *Empfindlichkeit:* Übergriffe jeglicher Form.

Beschwerden infolge von: Vernachlässigung. Sexualisierte Gewalt. Erwartungsspannung.

Ängste: In Enge zu ersticken. Erwartung anderer. Freiheitsdrang. Dumme Fehler in der Prüfung. Spitze Gegenstände. Entwürdigung und Beschämung. Sicherheit der Familie. Verfolgt zu werden. Furcht, die Treppe herunterzufallen (ohne Schwindel).

Täuschung: Sie seien dumm. „Menschen sind eine fremde Rasse."

Träume: Von Hunden oder Ratten verfolgt zu werden. Putzen. Reinigen. Organisieren. Erdbeben. Vergewaltigung.

Körperlich: Linksseitigkeit. Kopfschmerz über der Stirn, über dem linken Auge. ***Augensymptome.*** Lichtscheu. Haarausfall. Katzenhaarallergie. Tonsillitis. Zittern der Hände. Empfindlichkeit der Füße. Gelbliche Leukorrhoe. Schmerzhafte Menses (Lac-c.). Schmerzhafter Koitus. Sexuelles Verlangen gesteigert während der Stillzeit.

Schmerzen: Wie zerkratzt.

Empfindung: Wie in Watte gepackt. Sich auf Wolken zu bewegen.

Abneigung: Jede Form von Enge. Unehrlichkeit. Fremdbestimmung. Milch. Fett.

Verlangen: **Fisch.** Milch. Salz.

Erscheinung: Außergewöhnliche/farbenfrohe Kleidung.

Vergleiche: Mit Katzenbezug: Antennaria dioica *(Katzenpfötchen)*, Corylus avellana *(Gemeiner Hasel)*, Teucrium marum verum, Valeriana. Unabhängigkeit: Medusa, Mytilus, Sepia, Lapis marmoreus Connemara *(Marmor)*, Spigelia, Sulfur, Asarum, Lanthanide.

Lac humanum – Muttermilch lac-h.

- *Milchmittel:* Mutterbeziehung. Fehlende Wärme. Ungestillt. Versorgung. Abhängigkeit. Unabhängigkeit. Suche nach Schutz, aber Kälte erfahren.
- *Enthält* u. a. Hormone, Oxytocin, Kohlenhydrate, Laktose, Antikörper zur Abwehr von Krankheitserregern, Enzyme (Lysozym) zur Immunabwehr, fettspaltende Enzyme, Eiweiß, Kupfer, Phosphor, Vitamine Folsäure, A, C, E, B, K, D, Omega-Fettsäuren, CLA und Mineralstoffe (Selen). Die Muttermilch ist reicher an Fett und Proteinen, wenn ein Junge geboren wurde.[14]

Müssen so tun, als ob sie niemanden brauchen. Konflikt von Abhängigkeit und Unabhängigkeit. Mutter-Kind-Beziehung. Versorgung. Fürsorge. Starke Verlustängste. Verbindung zum Göttlichen und Menschlichen. Große Ansprüche ***auf höhere Entwicklung***. Menschliche Instinkte sind nicht erwünscht. Gemeinschaft. Gerechtigkeit. Moral. Ethik u. a. ***Spannungsfeld: materiell und ideell.*** „Ich darf an Geld nicht anhaften." Grübeln. Möchte nur lesen. Abneigung gegen Gesellschaft. Verlangen nach Einsamkeit. Traurigkeit. Können nicht weinen. Stiller Kummer. Nichts gelingt, fühlen sich unglücklich, isoliert. Hast. Eile. Mangel an Selbstvertrauen. Hilflosigkeit. Entrüstung. Empörung. Kinderliebe. Gefühl von innerer Leere. Können autoaggressive Züge haben und sich selbst verletzen. Gleichgültigkeit gegenüber allem.

Beschwerden infolge von: Tod der Mutter, einer geliebten Person oder eines Haustiers. Nach dem Abstillen. ***Ungestillt sein.*** Fühlen sich isoliert und verlassen. Abstillen. Unerfüllter Kinderwunsch. Sexualisierte Gewalt und Missbrauch. Als Kind unerwünscht sein. Unterdrückter Zorn. Missbrauch.

Täuschung: Halten sich für wertlos. Gefühl von Ausgrenzung. Allein zu sein, keine Freunde zu haben oder von Freunden und Verwandten vernachlässigt zu werden. Zwei Willen.

Träume: Kinder. Neugeborene. Tod.

Körperlich: Schleimhäute. Milcheiweißallergie. Aufstoßen. Essstörungen. Appetit vermehrt. Schwankungen im Körpergewicht. Neurodermitis. Weibliche Geschlechtsorgane. Brüste. Mastitis. Verfrühte Menses.

Abneigung: Reden. Gleichgültigkeit gegen Essen/Trinken. Sauer.

Verlangen: Warme Speisen, Milch, Schokolade, Ingwer, Salz.

Verschlechterung: Milch.

Vergleiche: Lac maternum *(verschiedene Mütter/Frauenmilch)*, Milchmittel, Chloratum-Verbindungen. Aqua marina, Calcium, Carcinosinum, Natrium chloratum, Pulsatilla, Sepia.

Lachesis muta – Buschmeisterschlange lach.

- *Ordnung:* Squamata (Schuppenkriechtiere). Familie: Viperidae (Vipern).
- *Fühlen sich verraten* und zum Gegenschlag berechtigt. Schuldzuweisung. Machtfragen. Misstrauen. Begierde. Aggression. „Sich Luft machen" durch Redseligkeit. Ideenfülle. Geistreich und scharfzüngig. Hellsichtig. Überaktivität. Willensstärke. Eifersucht. Laszív. Selbstüberhebung. Konkurrenzthemen.

Sehen sich als Opfer von Intrigen. Glauben, ihr Gegenschlag sei berechtigt. ***Verschlinger/in oder Verschlungene/r.*** Treten in ***Konkurrenz. Eifersucht***. Fürchten sich, in einer „ohnmächtigen" Lage zu sein. Befreiung durch Reden.[6.5]

Beschwerden infolge von: Verrat. Eifersucht. Druck. Schock durch Verletzung. Nabelschnurumschlingung bei der Geburt. Ohnmacht. Unterdrückte Sexualität. Unterdrückte Absonderung. Klimakterium. Alkohol. Quecksilbermissbrauch.

Täuschung: Verschwörungen gegen sie. Verzauberung. Musik hören. Übermenschliche Kontrolle. Religiös.

Träume: Anschuldigungen. Rache. Begräbnis. Hellsichtige.

Körperlich: Linksseitige Beschwerden. ***Nerven. Weibliche Organe. Herz-Kreislauf. Bläulich rote Verfärbung.*** Schläfrigkeit. Gesichtsröte. Ohnmachten. Herzklopfen. Kopfschmerz nach Sonnenbestrahlung, in der Menopause. Beim Einschlafen stockt der Atem. Aufschrecken, oft bei Herzleiden. ***Schilddrüsen***- und Halserkrankungen. Erstickungsgefühl bei leichter Berührung des Halses, z. B. Druck der Kleidung. Stuhlgang: Drängen nach unten. Hämorrhoiden. Schmerzen der Menses bessern sich bei Einsetzen der Blutung. Erschöpfung, schlimmer morgens nach Schlaf. Steifheit am Morgen. Erschöpfung durch heißes Wetter (Ant-c., Gels., Nat-c., Nat-m.). Verfärbungen im Gewebe, bläulich, ins Schwarze übergehend. Sepsis.

Empfindlichkeit: Berührung. Geräusche.

Schmerz: Pochend, hämmernd.

Abneigung: Brot. Tabak. Muttermilch.

Verlangen: ***Alkohol.*** Austern. Sauer. Kaffee.

Verschlechterung: Enge. Hitze. Nach dem Schlaf. Morgens. ***Schläft in die Verschlimmerung hinein Frühling. Schwüle Luft. Sauna.***

Besserung: Absonderungen. Sich Luft machen.

Persönlichkeiten: Toulouse Lautrec. [8]

Erscheinung: Verträgt nichts um den Hals. Offenes Dekolleté.

Vergleiche: Schlangen, Spinnen, Raubkatzen, Lilium tigrinum, Platinum.

Latrodectus mactans – schwarze Witwe lat-m

- *Netzbildende, kleine Spinne* mit rotem Fleck am Abdomen. Biss kann schmerzhaft sein oder kaum zu merken. Die Giftwirkung zieht auf das Herz. [6.2] Sie Fressen nach der Kopulation das Männchen auf. Sie fesseln ihre Beute, injizieren ihnen Gift, das sie lähmt.
- *Spinnen, Mygale:* Böse od. gute Mutter. Liebe & Hassbeziehung. Fäden i.d. Händen. Musik. Bewegungsdrang. Zeitempfinden
- *Wie:* Abgetrennt, angegriffen, stechend, unter Strom, Lähmung.

Fühlen sich missachtet statt anerkannt. Empfinden sich als Opfer ihrer Umgebung und reagieren aggressiv und mitunter „hinterhältig" darauf. Kämpfen gegen ihre eigene Familie. ***Zwingen die Familie zur Sorge.*** Drohen mit Selbstmord. Unsicher. Fürchten sich vor Nähe. Abweisend gegenüber denjenigen, deren Hilfe sie brauchen. [6.6]

Beschwerden infolge von Schock, Unfällen, Dominierung bes. durch die Mutter.

Ängste: Panikattacken. Plötzliche Lähmung. [6.2] Starr vor Entsetzen. Viele Ängste, als würde der Tod unmittelbar bevorstehen.

Täuschung: Verschnelltes Zeitempfinden. Verfolgungsängste.

Körperlich: Periodizität. Ruhelosigkeit. Migräne, Angina Pectoris, schmerzendes Herz, Brust. Herzinfarkt. Bauchkrämpfe, schmerzhafte Auftreibungen. Stuhl und Erbrechen von schwarzem Blut. Lähmungen. Krämpfe. Krampfstarre. Taubheit und Eiseskälte. Hautausschläge mit Jucken, Brennen und Abschilferungen an Händen und Füßen.

Schmerzen Unerträglich. Plötzlich und heftig. Wehenartige. Brennen. Schreien und Klagen. Schmerz droht zum Wahnsinn zu treiben oder ***daran zu sterben.***

Verschlechterung: durch Kälte. Feuchtigkeit. Aufziehendes Gewitter.

Besser: Wärme

Verlangen: Musik, Tanz.

Abneigung: Empfindlich gegen Gerüche, Geräusche.

Unverträglichkeit: Kaltes Wasser führt zum Erbrechen. [69]

Ledum – Wilder Rosmarin — led.

- *(#3-664.63.13)* Rhododendron tromentosum, palustre.
- *Familie:* Ericaceae (Heidekrautgewächse). Armut in der Familie. Versuch, Mangel (durch Ausdehnung) zu kompensieren. *z. B. Arbut., Chim., Gaul., Kalm. Ledum, Uva, eric-v. Rhod*

Empörung, wenn sie nicht respektiert bzw. übergangen werden. Fühlen sich einer Willkür ausgesetzt. Widerspruchsgeist. Fleißig. Verschließen sich (bis hin zu geistiger Verwirrung). Abneigung gegen Fremde und Gesellschaft. Abgeschiedenheit. Stachel. Fühlen sich verraten.

Beschwerden infolge von: Bissverletzung, ***Zeckeninfektion.*** Stichverletzung. Insektenstiche. Erschütterung. Splitter. Nachtschwärmerei (AlkoholikerInnen). Nasswerden des Kopfes. Operation.

Täuschung von Geistern.

Träume: ängstlich, schrecklich. Demütigung. Schande. Unfälle. Zähne, die gezogen werden. Verfolgt von wilden Tieren.

Ängste: Tod bei Einschlafen. Krankheiten.

Körperlich: ***Frostig. Kältegefühl verletzter Teile***. Schwindel. Asthma. Keuchhusten. Emphysem, besonders bei älteren Menschen. Hautausschlag. Ekzem. Karbunkel. ***Rheuma*** (besser durch Kälte). Gichtschmerzen der Fußsohlen. ***Insektenstiche*** (Hieb-, Stich- und Bisswunden). Brillenhämatom. Analfissur. ***Tetanus.*** Nervenverletzungen nach Operationen. Übelkeit nach dem Essen. Krämpfe im Unterbauch. Alkoholkrankheit.

Empfindungen von feinem Stechen, Reißen, klopfend.

Verschlechterung durch Bettwärme. Kopfverletzungen. Fehltritte. Tetanusimpfungen. Stichwunden. Bisse. Spitze Instrumente.

Abneigung gegen Lachen.

Verlangen: Kälte.

Verschlechterung: Abend. Bettwärme. Bewegung. Wein, Eier.

Besserung: Kalte Anwendungen. Eiswasser.

Miasma: Lepra.[4P]

Lilium tigrinum – Tigerlilie lil-t.

- *Große Türkenlilie*
- *(#3-633.64.08)*
- *Familie:* Liliaceae (Liliengewächse). Ausgeschlossen. Spiritualität und Sexualität. *Wie:* Hinausgepresst. Ausgequetscht. Zusammengedrückt. Eingeengt. *z. B.: Erat., Paris, Verat-v.,Colch., Sars., Croc., Lili-t., Helon, Sabad., Agar., Ornithog., Aloe, Scilla. a. Orchideen*

Konflikt zwischen starker Sexualität und religiösen Idealen. Hohe Moralvorstellung, Lust und Schuld, Wut und Reue. „Büßen“ für die Sünden der Familie. Neid, Eifersucht. Getrieben. Versuchen, aus unangenehmen Situationen zu fliehen. Viele verschiedene Dinge gleichzeitig tun. Themen mit Sexualität, Sex als Religion. Verleugnung von Sex.

Beschwerden infolge von: ***Unterdrückte Sexualität oder moralische Überforderung***. Befleckung. Verlust von Reinheit. Sex-Religion und Moralität mit Inbrunst. Weinen viel.

Ängste: Das Böse. Etwas Schlimmes könnte geschehen. Unheilbare Krankheit.

Täuschung: Herzerkrankungen. Verzweiflung um das eigene Seelenheil.

Körperlich: Seitenwechsel der Symptome. Schwindel (Gefühl zu schweben). Sehschwäche. Ohnmachten. Große Erschöpfung. Erstickungsgefühl im überfüllten Zimmer. Diarrhö am Morgen. Herabdrängen des Uterus (Bell., Murex, Sep.). Muss die Beine kreuzen. Dysmenorrhoe. PMS mit großer Reizbarkeit. Brustwarzen wund. Zystitis. Erfolgloser Stuhldrang (Nux-v.). Klumpen (Sep.). Magenauftreibung. ***Herzklopfen mit Empfindung wie von einer Faust umklammert.*** Sehnenscheidenentzündung. Rheuma. Stillprobleme. Fördert das Versiegen der Milch beim Abstillen. Brustentzündung. Diphtherie nach Verlust der Mutter. Warzen am Finger (Lac-c.). Unfähigkeit, auf unebenem Boden zu gehen.

Schmerzen: An kleinen Stellen.

Verlangen: Fleisch. Trinkt viel mit Durst.

Verschlechterung: Koitus. Nach Zorn. Gefühlserregung. Trost. Warmes Zimmer.

Besserung: Im Freien.

Vergleiche: Lilienähnliche, Belladonna, Murex, Paris quadrifolia.

Limulus cyclops – Königskrabbe lim.

- *Ordnung:* Xiphosura (Schwertschwänze). Familie: Limulidae (Pfeilschwanzkrebse). Auch „Atlantischer Schwertschwanz", Pfeilschwanz genannt. Ist keine Krabbe, sondern ein Spinnentier. Das Verdauungssystem ist an den Muskelapparat gekoppelt, weshalb das Tier nur beim Gehen Nahrung aufnehmen und verdauen kann. Ein lebendes Fossil, das sich in den letzten 360 Millionen Jahren nicht verändert hat. Das Blut ist wegen des hohen Kupfergehaltes blau. Es ist nicht verwunderlich, dass sie für Krämpfe anfällig sind.[6]

Fühlen sich innerlich schwach, müssen aber der Welt zeigen, dass sie selbstständig sind. Ziellos aktiv, bemüht, sich ein sicheres Umfeld zu schaffen. Kräfte überstrapazieren und dann übermäßig viel Ruhe brauchen. Geraten periodisch in ein Loch, wo sich nichts mehr bewegen kann. Niedergeschlagenheit. Verwirrtheit und Gleichgültigkeit. Gedächtnisschwäche für Namen. Unfähig, viel zu erledigen. Hegen alten Groll. Beziehungen auf Distanz. Beziehungen werden idealisiert, vor allem nach der Trennung. Lassen die Herkunftsfamilie hinter sich. Versuchen, ihre Verletzung nicht zu zeigen. Stellen sich mit einem unempfindlichen Panzer dar. Reagieren überängstlich auf Verletzungen. Regelmäßig wiederkehrende Probleme.

Körperlich: Hitzewallung im Gesicht. Juckende Hautausschläge. Nach allzu viel Aktivität können sie sich überhaupt nicht mehr bewegen. Totale Erschöpfung danach. Körperliche und geistige Erschöpfung (besonders nach Baden im Meer). Magenkoliken. Erbrechen und Durchfall. Verkrampftheit. Harter Stuhl. Knochenprobleme. Zähne. Bindegewebsschwäche. ***Krampfhafte*** Schmerzen, besonders der Skelettmuskulatur. Brennen der Handflächen. Atembeschwerden abends. Heiserkeit. Räuspern. Ständig laufende Nase. Brustbeklemmung. Blasenausschläge, besonders nach Milch. Magen-Darm-Symptome.

Empfindung: Wie vergiftet.

Schmerzen: Unerträglich stark, krampfartig.

Verlangen: Strecken. Wasser ist ihr Element.

Unverträglichkeit: Milch (aber auch Verlangen).

Abneigung: Waschen.

Verschlechterung: Mittagshitze. Meditieren. Trinken von kaltem Wasser.

Vergleiche: Meeresmittel, Spinnen, Astacus fluviatilis *(Flusskrebs)*, Asterias rubens *(Seestern)*, Cuprum, Homarus *(Hummer)*.

Lycopodium clavatum – Keulenbärlappsporen lyc.

- *(#3-422.13.06)*
- *Ordnung:* Lycopodiales (Bärlappartige). Familie: Lycopodiaceae (Bärlappgewächse). Diese Lycopodischen Kriechstauden waren zu Urzeiten ein riesiger Baum. Wie mag sich da wohl dies kleines „Pflänzlein" heute fühlen? Dass sie bei Feuerspuckern (im Rampenlicht) benutzt werden, sei erwähnt. In der Kriminalistik wird das Sporenpulver (zusammen mit Carnin) zum Sichtbarmachen von Fingerabdrücken genutzt.

Sicherheit erlangen über Kompetenz. Wären „gerne-groß". Eigenes Empfinden von Unzulänglichkeit darf nicht entdeckt werden. Selbstüberhebung und Minderwertigkeitsgefühle. Selbstbewusstsein und ***innere Distanz. Machen sich unberührbar durch Intellekt.*** Nehmen Zuflucht in große Reden. Kritisieren, um sich überlegen zu fühlen. Ehrgeiz. ***Anpassung an die herrschende Meinung***. Verächtlich gegenüber Untergebenen, liebenswürdig gegenüber Vorgesetzten. Aufbrausend bei Widerspruch. Konkurrenz. Macht. Recht haben wollen.

Beschwerden infolge von: **Abwertung.** Verachtung. Kränkung. Verlassenheit. Ohnmacht gegen Eltern. Vaterlosigkeit. Autoritätskonflikt. Leistungsmissbrauch. Intellektualisierung. Erwartungsspannung. Abkühlung.

Angst: Enge. Neue Menschen. Hässlich zu sein. Pflicht zu vernachlässigen. Schlecht / minderwertig zu sein oder darin erkannt zu werden. ***Bewertung durch andere. Um das Seelenheil***.

Täuschung: Das Ziel nicht zu erreichen. Dass alles vergeht.

Weinen, wenn ihnen gedankt wird.

Körperlich: Wortfindungsstörungen. Rechtschreibfehler. Gedächtnisschwäche für Namen. Magersucht, ist nach wenigen Bissen satt. Vor und nach dem Essen schnell hungrig. Blähungen. Leberbeschwerden. Rechtsseitig. Gallen- und Nierensteine. Nierenkoliken (Vgl. Bor., Sars., Sanic.). Chronischer trockener Nasenkatarrh mit vollständig verstopfter Nase. Mundatmung nachts. Ein Bein kalt, das andere warm. ***Unverträglichkeit*** von Knoblauch und ***Zwiebel. Blähungen.***

Verschlechterung: Fasten. Widerspruch.

Verlangen: Marmelade und Käse zusammen.

Persönlichkeiten: Sigmund Freud.[8]

Komplementär: Calcium, Graphites, Iodum, Lachesis, Natrium, Sulfur.

Antidot: Camphora, Causticum, Pulsatilla.

Freunde: Chelidonium, Fluoratum acidum, Ignatia, Iodum, Ipecacuanha, Kalium jodatum, Lachesis, Ledum, Nux vomica, Pulsatilla, Sepia, Stramonium, Theridion, Veratrum.

Vergleiche: Bäume, Kastanie, Buche, Gold-Serie. Nux vomica. 9. Stadium.

Lyssinum/Hydrophobinum – Tollwut-Nosode lyss.

- Das Tollwutvirus verursacht eine Enzephalitis, die tödlich verlaufen kann – begleitet von Schluckkrämpfen und Lähmungen. Beginnt mit grippeähnlichen Symptomen, Fieber und Kopfschmerz. Erregungen und Verwirrungen schließen sich an. Prophylaktisch können Impfungen und Antikörper verabreicht werden.[74]

Alles muss unter Kontrolle bleiben. Hierachie und Unterordnung. Gesteigert Wachsamkeit und Ruhelosigkeit. Impulsiv. Unkontrollierte ***Wut gefolgt von Reue.*** Selbstverletzung. Disassoziative multiple Persönlichkeitsstörung. Musste Misshandlung erdulden. Ohnmächtige Wut.[93]

Beschwerden infolge von: Unterdrückte Sexualität. Kränkung. Tollwutimpfung. Erdulden von ***Qual und Misshandlung.*** Gewaltsam angegriffen worden sein. Überlebende von Trauma.

Furcht vor ***Wasser,*** Hydrophobie (Stram). Spiegelndes Gegenstände. Panikstörungen. Geschlossene Räume.

Täuschung: Furcht: verrückt zu werden. Zu sterben. Das etwas schreckliches geschieht. Gequält werden.

Körperlich: Tollwut. Bisswunde von Hunden und giftigen Tieren (zur Prophylaxe). Speichelfluss reichlich. Unfähig zu schlucken. Krämpfe. Durchfall. Schlaflosigkeit. **Photophobie.**

Empfindlich gegenüber Leid besonders, gegenüber der Umwelt. Zugluft. Lärm. Gerüche.

Verlangen nach seltsamen Dingen und Neigungen. Schokolade. Salz.

Verschlimmerung: fließendes Wasser. Sonne. Kälte.

Miasma: Tollwut[74]

Vergleiche: Stramonium, Drosera, Lac-caninum

Magnesium carbonicum – Magnesiumcarbonat/Bittererde mag-c.

- *Magnesium:* Sorgt für Ausgeglichenheit und Entspannung. (Calcium für Anspannung)
- *Silicium-Serie:* Beziehungen. Zuhause. Familie. Nachbarschaft.
- *2. Stadium:* Unsicherheit. Schüchternheit. Sucht. Schutz und Unterstützung.
- *Carbonicum:* Sinngebung. Bewertung. Ich-Entwicklung.
- *10. Stadium:* Frei in der Entscheidung. Miasma: Sykose.[4]

Um Anerkennung und Frieden kämpfen müssen. Kämpfen um ihr Recht. Respekt erzwingen. Angst vor Verlust des Eigenwertes. Griesgrämig. Müssen allein nach dem Glück suchen. Gerechtigkeitsempfinden. Mitfühlend. Morgenmuffel.

Beschwerden infolge von: ***Verlassenheitsgefühl.*** Fehlende Unterstützung. Vergebliche Bemühungen beim Aufbau von Beziehungen. Hoffnungslosigkeit. Zorn. Waisenkinder. In-vitro-Zeugung. Brutkasten. Wenig Berührung bekommen. ***Streit zwischen den Eltern***. Scheidung. Vater-Themen. Frühe Verantwortlichkeit. Abkühlung. Nachtwachen.

Angst: Werte zu verlieren. Aggression und ***Gewalt.*** Zukunft. Gesundheit.

Täuschung: Besondere Vorstellung über Aggression, sei wichtig oder schädlich. ***Verlassenheit. Alleingelassen***.

Träume: Fliegen (Vögel <>). Kämpfen. Verfolgt von Soldaten. Tod des Vaters. Erfolglose Anstrengung.

Körperlich: Linksseitigkeit. Trockenheit. Müdigkeit. Zahnprobleme (Chr., Cham.) Vermindertes Gehör. ***Säuerlich***, innerlich und auch die Absonderungen (Hep.) Beschwerden der Nerven. ***Neuralgien***, besonders links. Kitzelhusten. Schlafstörungen. Hautausschläge. Leberbeschwerden. Hepatitis. Koliken. Diarrhö oder Verstopfung. PMS; Menses fließt nur nachts. Schwangerschaftserbrechen. Ausgelaugt im Klimakterium. Streckt die Füße aus dem Bett.

Empfindlichkeit: Gewalt. Geräusche. Wärme (gern draußen).

Abneigung: ***Milch.*** Muttermilch. Obst. Streit.

Verlangen: Süßes. Obst. Käse. Kaltes Wasser. „Heile Welt". Frieden.

Verschlechterung: Während Menses oder Schwangerschaft. Zugluft. Kaltes Wetter. Veränderungen der Temperatur. Bettwärme.

Besserung: Bewegung in frischer Luft.

Astrologisch: Waage.

Farbe: Grün.

Musik: Königskinder.[8]

Persönlichkeiten: Tom Sawyer. *Märchen:* Oliver Twist.

Freunde: Chamomilla, Causticum, Phosphorus, Pulsatilla, Sepia, Sulfur. *Ergänzung:* Chamomilla, Lycopodium, Rheum. Natrium-Verbindungen, Causticum, Nux vomica.

Vergleiche: Magnesium-Verbindungen, Kohlenstoff-Verbindungen,

Magnesium chloratum (muriaticum) – Magnesiumchlorid mag-m.

- *Silicium-Serie:* Beziehungen. Zuhause. Familie. Freunde.
- *Magnesium:* Pazifismus. Angst vor Verlust. Aggression.
- *2. Stadium:* Unsicherheit. Schüchternheit. Sucht Schutz und Unterstützung.
- *Chloratum (Muriaticum):* Selbstmitleid. Zuwendung. Fürsorge. Mutter.
- *17. Stadium:* Alles loslassen. Wollen behalten. Zerstörung (Syphilis). Verzweiflung.

Verlangen nach Frieden aus Angst vor Verlust der Zuwendung. Fehlender Platz in der Familie. FriedensstifterIn und Pazifisten. Probleme mit Aggression. Streiten aus Angst, die Geborgenheit zu verlieren. Mitgefühl (schont die Bösen). Pflichtgefühl. Viel Verantwortung übernehmen. Ruhelosigkeit. Abneigung gegen Streit. Morgenmuffel. Depression. Brüten über Vergangenes.

Beschwerden infolge von: ***Verlust des Schutzes durch Aggression.*** Streit der Eltern. Versuchte Abtreibung der Mutter. Bedrohung in der Schwangerschaft (Chin.). ***Grobheit anderer***. Heimweh. ***Betrogene Freundschaft.*** Ungerechtigkeit.

Angst: Aggressionen. Nachts im Bett. Liegen. Schließen der Augen. Schlimmer beim Lesen, abends oder beim Abendessen. Während der Menstruation.

Täuschung: Von Freunden im Stich gelassen. Ist davon überzeugt, dass er alt aussieht oder plötzlich gealtert ist (Nat-m.). Ethik. Vom Herzen aus dem Menschen etwas schuldig zu sein.

Schlaf: Unerquicklich. Erwacht wie durch einen Schrecken oder einen elektrischen Schlag. Füße warm, deckt sie im Bett ab.

Körperlich: Frost. Erschöpfung. Ruhelosigkeit. Nachts im Bett. Erwachen wie durch elektrischen Schlag. Zucken beim Einschlafen. Kopfschmerz. Neuralgie durch Druck und Wärme gebessert. Leber-Gallen-Beschwerden. Hepatitis bei Kindern. Durchfall. Obstipation. Unregelmäßige Menses. Dysmenorrhö. Amenorrhö. Inkontinenz. Kalte Füße. Krebs. Rachitis. Wadenkrämpfe.Verlust von Geruch und Geschmacksinn.

Empfindlichkeit: Streit. Tränende Augen im Wind. ***Geräusch.***

Schmerz: Krampfartig.

Verlangen: Salz. Würzig. Bitter. Schokolade. Tabak. Durst. Alkohol. Obst. Gemüse. Salate. Zuwendung.

Abneigung: Fisch. Thymian. Kaffee (Übelkeit). Fett. Salz.

Verschlechterung: Kaffee. ***Milch.*** Morgens. Sonnenhitze. Kälte. Meer. Lärm. Vor Menses. Liegen. Augen schließen. Sprechen. Berührung.

Besserung: Wärme. Druck. Bewegung. Meer. Regen. Bewegung in frischer Luft.

Erscheinung: Stirnfalten. *Persönlichkeit:* Die kleine Meerjungfrau. Harry Potter.

Freunde: Belladonna, Chamomilla, Causticum, Lycopodium, Natrium muriaticum, Nux vomica, Phosphorus, Pulsatilla, Sepia, Sulfur.

Vergleiche: Verbindungen Magnesium-, Chloratum-Natrium- Causticum, Sepia.

Magnesium phosphoricum – Magnesiumphosphat mag-p.

- *Silicium-Serie:* Beziehungen. Zuhause. Familie. Freunde.
- *Magnesium:* Pazifismus. Angst vor Verlust. Aggression.
- *2. Stadium:* Unsicherheit. Schüchternheit. Sucht Schutz und Unterstützung.
- *Phosphor:* Kommunikation. Kontakt. Mitgefühl. Ruhelosigkeit. Ängste.
- *15. Stadium:* Verlust. Abdanken. Gift/Vergiftung.
- *Miasma:* Tuberkulose (Freiheit).

FriedensstifterIn. Sagen nichts aus Angst, den Kontakt zu verlieren. Impulsivität. Aufgeschlossenheit. Friedliebend. Heimweh. Einsamkeit; nicht allein sein wollen. Viele Kontakte. Müde und matt. Schreckhaftigkeit. Nervosität. Erschöpfung. Ruhelosigkeit durch Schmerzen.

Beschwerden infolge von: Verlust der Freundschaft. Erfolgszwang. Gedankenkrampf. Zeitdruck. Mobbing. Missionseifer. FriedensstifterIn. Geistige Anstrengung. Erfolglose Geschäfte. Im Wasser umher waten. Zangengeburt.

Ängste: Alleinsein. Menschen. Krankheit. Tod. ***Gewitter.***

Täuschung: Sich nicht bewegen zu können.

Schlaflosigkeit: Durch geistige Anstrengung und Träume.

Körperlich: Frostig. Kopfschmerzen. ***Neuralgien.*** Gesichtsneuralgie rechts. Nerven. Schwindel. Blähungen. Schlaflosigkeit bei Verdauungsstörungen. ***Koliken,*** besser durch Zusammenkrümmen (Coloc.). Durchfall. Schluckauf. Lungenprobleme. Tuberkulose. Asthma. Hyperventilation. Schock. Knochen- und ***Wachstumsschmerz***. Dysmenorrhö. ***Krämpfe.*** Rachitis. Osteoporose.

Schmerz: Brennend. Krampfartig. Jammern über Schmerz mit Schluckauf.

Verlangen: Salz. ***Gewürze.*** Fisch. Sehr kalte Getränke.

Abneigung: Salz. Fisch. Kaffee. Geistige Anstrengung.

Verschlechterung: Rechts. Kälte. Kalte Getränke. Berührung. ***Nachts.***

Besserung: Druck. Reibung. ***Wärme. Heißes Bad.*** Zusammenkrümmen.

Erscheinung: Dünn. Längenwachstum. Wangenröte (Phos.).

Ergänzung: Tuberculinum.

Vergleiche: Phosphor, und Magnesium-Verbindungen. Colocynthis, Drosera, Kalium phosphoricum, Silicea, Zincum.

(Mag-p.: Biochemie/Schüßler Salz „Heiße 7“: Krampflösend und entspannend. Krämpfe. Migräne. Neuralgie. Nervliche Überbelastung. Entsäuert.)

Mandragora officinarum – Alraune mand.

- *(#3-665.71.16)*
- *Familie:* Solanaceae (Nachtschattengewächse). Alraunwurzel. Namen: Galgenmännchen. Erdmännchen. Hexenkraut.
- *Solanaceae/Nachtschattengewächse:* Mut angesichts von Gefahr.[4] Was sie brauchten, bekamen sie nur unter gefährlichen Bedingungen.
- *Wie:* explosiv, zerreißen, pulsieren, krampfartig, zusammenschnüren.[4] wie gewaltsam, Terror verfolgen sie, Erschrecken.

Vertrauens- und Werteverlust nach Gewalt oder lebensgefährlichen Situationen. Verlassenheitsgefühl. Selbstherabsetzung. Selbstmordneigung. Gefühllosigkeit. ***„Angewidert von Gewalt und Wut".***[4P] ***Wie sich verstecken müssen.*** Aus ***höchster Erwartung in die tiefste Enttäuschung:*** (Geburtstrauma). Aktivitätsdrang und Euphorie. Stimmungsschwankungen von Depression. Fluchen. Beißimpuls. Grausamkeit. Missachten Regeln. Entfremdet von ihrer Familie oder Gesellschaft. Menschenscheu. Erstarrung und Destruktivität. Selbstzerstörung. Selbstmordneigung. Gefühllosigkeit. Schläfrigkeit mit Aktivitätsdrang. Geheimnis.

Beschwerden infolge von: Geburtstrauma. ***Gewalt. Nach lebensgefährlichen Situationen.***

Angst: Verfolgt zu werden. Flucht.

Täuschung: Alleinsein. Misserfolg. Sei hässlich, ungeliebt. Kopf vom Körper getrennt. Es sei andere Person mit im Zimmer. Das stärkste Bemühen führt trotzdem zum Misserfolg. Sei dick. Werde ignoriert. Niemand kümmert sich um sie. Wie vom Teufel geritten. Kleptomanie.

Träume: Unfälle. Anschuldigungen. Fliegen/Flugzeugabsturz. Fliegen ohne Angst. Löwen. Schlangen. Geschlagene Frauen. Brutalität. ***Grausamkeit.*** Deformierung. Flucht. Gewehre. Schüsse. Mord. Verstümmelung. Müssen sich verstecken. In die Falle gegangen. Särge. Vulkan.

Körperlich: Frostigkeit. Brennende Schmerzen. Kopfschmerz. Kreislauf. Schwindel. Schwächeanfälle. Magen. Leber-Galle. Diarrhö. Die Brust ist wie mit Eisenband eingeschnürt. Bewegungsapparat, Lumbalgie; zerschlagene Glieder. ***Bauchspeicheldrüsenerkrankungen.*** Unstillbares Erbrechen.

Empfindlichkeit: Geräusche. Gerüche.

Verlangen: Gesteigerte Appetit. ***Tomaten.*** Kartoffel. Tabak.

Verschlechterung: Feuchte Kälte. Leichte Berührung. Zu Beginn der Bewegung. Stürmisches Wetter. Vor Gewitter.

Besserung: Harnentleerung. Essen. Bewegung.

Miasma: Lepra.

Vergleiche: Nachtschattengewächse, Spinnen

Hippomane mancinella – Manchinelbaum manc.

- *(#3-644.34.02)*
- *Familie:* Euphorbiaceae (Wolfsmilchgewächse). Beheimatet in Mittelamerika und auf den westindischen Inseln. Der „Apfel" ist giftig und führt zu vorrübergehenden Erblindungen.
- *Hippomane* bezieht sich auf Pflanzen die auf Pferde anregend wirken.
- *Euphorbiaceae* (Wolfsmilchgewächse): Unterdrückung der Bedürfnisse aufgrund eines Loyalitätskonfliktes. Versuchen, sich auf beengtem Raum frei zu fühlen.

Müssen die Dualität von Gut und Böse bekämpfen, das Böse überwinden. „Gut" sein! Abergläubisch. Alles hat Symbolik, mystische Erfahrung. Freundliche Offenheit. Flirten. Sexuelle Themen. Kontrolle. Depression. Dürfen nicht das Leben genießen. Außerhalb des Normalen. Vergesslich. Mitgefühl auch mit dem Bösen. Schuldgefühl. Sensitive Gaben, hellsichtig. Möchte den Körper verlassen. Heimweh.

Beschwerden infolge von „teuflischen Erfahrungen", Okkultes, sexueller oder religiöser Missbrauch. Horror.

Furcht: Alleinsein. Geschlossene Räume. Vor Spinnen, Dunkelheit, Angst zu schlafen, wegen der Geister.

Täuschungen: Abergläubisch, muss es so und so tun. ***Bestraft werden für ihre Bedürfnisse.*** Geister. Entführung von Außerirdischen. Besessenheit. Sich nicht unter Kontrolle zu haben, verrückt zu werden. Dass jemand hinter ihnen sei. Stimmen. Beobachtet zu werden. Kindern etwas anzutun, zwei Personen zu sein. Blind sein.

Körperlich: Verlust des Sehvermögens. Haarausfall nach akuter Erkrankung. Hauterscheinungen, Schleimhäute braun, Halsentzündungen. Bräunliche Ekzeme. Hals: erstickendes Gefühl, nichts Enges um den Hals ertragen. Schleim, als ob sie daran ersticken muss. Hustenschleim hoch räuspern. Asthma. PMS. Kolitis. Anorexie. Geruchshalluzinationen. Sonnenstich.

Schmerz: Brennen. Stechen. Wie gequetscht.

Verschlimmerung: Nachts. Reden. Trinken von kaltem Wasser. Antibiotika.

Verlangen nach seltsamen Speisen, Salz.

Miasma: Typhus.[4P]

Vergleiche: Solanaceae *(Nachtschatten).* Lyssinum.

Manganum – Mangan (Mn) mang.

- *Name:* von „Magnesia nigra" abgeleitet = Braunstein.
- *Geschichte:* Lange Zeit mit Magnesia nigra (magnetisches Eisen) verwechselt. Verwendung: Stahlindustrie (Erhöhung von Stabilität und Biegsamkeit). In Farben, besonders für Porzellanmalerei. Dachziegel erhalten dadurch die braune Farbe.
- *Eisen-Serie:* Schutz. Angriff/Verteidigung. Erledigung von Pflichten für die Gemeinschaft. Praktisch, es gut machen. „Ich arbeite für ... Dorf/Gruppe!"
- *7. Stadium:* Übung macht die Meister. Zusammenarbeiten.

Hilfsbereitschaft. Versuch, es allen recht zu machen. Später verbittert über Undank. Üben, um die Aufgaben zu erfüllen. Fleißige Übung und Hilfsbereitschaft. Freundlich, aber kontaktscheu. Schnell angestrengt. Versprechen sich. Konzentrationsstörungen. Vergesslichkeit. Fehler beim Sprechen oder Schreiben. Verdrießlichkeit. Ruhelosigkeit. Fleiß. Groll und Denken an Ungerechtigkeit. Nachtragend. Trauer und Zorn.

Beschwerden infolge von: Gemütsbewegungen. ***Dominierende Eltern***. Unterdrückte Gefühle. Verbitterung. ***Mangelnde Wertschätzung.*** Geschäftliche Schwierigkeiten und schlechte Nachrichten. Verletzung durch Erschütterung. Abkühlung.

Angst: Versagen. Kritik. Widerstand. Beobachtet werden. Erwartungsspannung. Zukunft. ***Phantasiegebilde***. Unfälle. Tod. Schmerzen. Wegen Kleinigkeiten. Zukunft. Wind. Den Verstand zu verlieren.

Träume: Versagen. Fallen. Vergebliche Bemühungen. Soldaten. Erschossen werden. Prüfungen. Demütigungen. Gefahr. Versöhnung. Gefahr. Ängstlich, lustig. Rennen.

Täuschung: Sinnestäuschungen. Körperteile vergrößert. Meint, etwas zu hören.

Körperlich: Heuschnupfen. Atembeschwerden. Otitis. Heiserkeit. Stimmprobleme im Stimmbruch und bei RednerInnen. Laryngitis. Parkinson. Ataxie. Epilepsie. Fehlende Koordination von Augen und Gliedern. Schwindel. Kopfschmerzen. Augenschmerzen durch Lesen. Ohrerkrankungen und Geräusche. Leber-Galle. Pankreatitis. ***Speiseröhrenkrampf.*** Diabetes. Menses verspätet. Prolaps. Wachstumsschmerz. Arthritis. Gicht. Meniskusprobleme. Ekzeme und blutige Fissuren. Hautprobleme. Alopezie. Bewusstlos. Benommen.

Empfindlichkeit: Arzneien. ***Geräusch. Jedes Körperteil schmerzt bei Berührung.***

Verlangen: Tomaten. Musik.

Verschlechterung: ***Musik.*** Sitzen. Sprechen. Angesprochen werden. Selbst ***sprechen.*** Menschenmenge. Wetterwechsel. Berührung. Kälte.

Besser: Frischluft. Liegen. Traurige Musik. Essen

Vergleiche: Manganum aceticum, Manganum carbonicum, Argentum, Picricum acidum, Rhus toxicodendron.

Mater perlarum (Conchiolinum) – Perlmutt

- *Perlmutter* ist eine Ausscheidung der Auster (aber auch anderer Salz- und Süßwassermuscheln), die an der Innenseite des Schale abgelagert wird. Sie bildet somit die innerste Schicht der Austernschale, benachbart der mittleren Schicht, aus der „Calcium carbonicum Hahnemanni" gewonnen wird. Wie dieses besteht es hauptsächlich aus Calciumcarbonat (zu 92 %), jedoch auch zu 6 % aus Conchiolinum, einer organischen Substanz und zu 2 % aus Wasser. Durch eine schichtenförmige Ablagerung der beiden Hauptbestandteile entsteht das bunte, „schillernde" Aussehen.
  Die Zusammensetzung des Perlmutts ist identisch mit derjenigen der Perlen (Claudia Klun und Reinhard Flick).

Bedürfnis, sich schön zu machen und gleichgültig gegen ihr Äußeres. „Schillernder Charakter". Wellenförmiges Auf und Ab von Ungeduld und Reizbarkeit und Ruhe und Gelassenheit. Geistige Aktivität gesteigerte. Konzentrationsstörungen beim Zuhören mit Abneigung gegen Gesellschaft führte Wortfindungsstörungen. Verlassenheitsgefühl. Hast, Eile

Angst: Hypochondrische Angst um die Zukunft.

Täuschung: Alles werde fehlschlagen. Ein Verbrechen, begangen zu haben.

Träume, in zwei Teile geteilt zu sein.

Körperlich: Müdigkeit und Erschöpfbarkeit Schwindel. Stirnkopfschmerze. Jucken der Kopfhaut. Schmerzen der LWS, beim Einatmen schlimmer. Schmerzen treten in scharf abgegrenzten Arealen auf. ***Knochenschmerzen***, uncharakteristische Gelenkschmerzen. Schmerz, wie verstaucht. Ungeschicklichkeit, Beine, stolpert beim Gehen. Haut Jucken, Luft, im Freien, Kratzen amel., Zahnbeschwerden. Sodbrennen nachts, und plötzliche Übelkeit. Sexuelles Verlangen vermindert. Hitzegefühle in verschiedenen Körperregionen.

Verschlimmerung mittags und nachmittags.

Besserung nach kurzem Schlaf, morgens, abends und in der frischen Luft.

Heißhunger und Abneigung etwas zu essen. Hungergefühl nach Mahlzeiten

Abneigung: Gemüse Fleisch, Fisch, Fisch agg.

Verlangen nach Aufenthalt im Freien, kurzer Schlaf, Süßem, Kaffee. Milchshake, Obst, Verlangen, Süßigkeiten, Wein (der verschlechtert)

(Nach Claudia Klun und Reinhard Flick aus dem Prüfungsprotokoll)

Vergleiche: Calcium sowie Magnesium, Verbindungen, Calcedon. Cyprea

Medorrhinum – Trippernosode med.

- *Tripper-Nosode (Gonorrhö)* Name von „Samenfluss", umgangssprachlich auch „Tripper" von „in Tropfen herabfallen". Sexuell übertragbar durch Gonokokken (Neisseria gonorrhoeae)-Bakterien ausgelöst.[14]

Intensität statt Intimität. Sensibilität und Härte gleichzeitig. Extreme in sich vereint. Von einem Extrem ins andere. Leidenschaftlich bis aggressiv. Erregung. Unruhe. Autoritätskonflikt, halten trotzig dagegen. Freiheitsliebend. Verstrickung durch Beziehung. Wollen ungebunden sein. Nachtmensch. Erwartungsspannung. Prüfungsangst. Unter Druck stehen. Empfindlich gegen Kritik. Gedächtnisschwäche und Hellsichtigkeit. Kontakt zu Tieren ist wichtig (Aeth., Caust., Merc.), aber auch Grausamkeit gegenüber Tieren.

Beschwerden infolge von: ***Verlassenheitsgefühl.*** Unterdrückung. Verlust. Tod von Bezugspersonen oder Haustieren. Im Stich gelassen sein. Missbrauch. Herabsetzung. Verbot von Gefühlsäußerungen. Bestrafung für die Eigenheiten. Grobheit anderer. Erwartungsspannung. Extreme Verdrängung von Sexualität im Umfeld. Unterdrückte Gonorrhö (Sykose). Alkohol in der Familie oder Schwangerschaft (Kind). Zu frühe Selbstständigkeit.

Angst: Krankheit. Phobien. Eile. Wenn Zeit festgesetzt ist; Zeit macht Angstgefühle. Vor Intimität. Dunkelheit. Tod. Geister. ***Gespenster.*** Spinnen. Gewitter. Alleinsein. Dass etwas aus der Ecke kommt.

Täuschung: Sagt die Todesstunde voraus. Jemand geht hinter ihnen.

Körperlich: Allergie. Asthma. Herzerkrankungen. Rheuma. Warzen (besonders im Gesicht). Destruktive Prozesse. Räusperzwang. ***Fingernägelkauen***. Vernachlässigen sich selbst. Wippende Beine. ***Unruhe***. Empfindliche Füße. Genusssucht. Sykose: Unterdrückte Gonorrhö. ***Urogenitalsymptome.*** Absonderungen. Eiterungsneigung. Verkümmertes Wachstum. Warzen.

Empfindlich: Geräusche.

Verlangen: Unreife Früchte. ***Orangen***. Alkohol. Tabak. Süßes / Salziges abwechselnd. Durst.

Abneigung: Schleimiges. Verantwortung.

Verschlechterung: Morgens. Schwimmen im ***Moor***. Gewitter. Föhn. Sturm. Von Sonnenaufgang bis Sonnenuntergang.

Besserung: Knie-Ellenbogen-Lage bei Asthma. Frische Luft.

Verschlechterung oder Besserung: Seeluft. Feuchtigkeit. Tagsüber. Vor Sturm.

Ergänzung: Cannabis indica, Natrium sulfuricum, Pulsatilla, Sulfur, Thuja.

Persönlichkeit: Odysseus. Alexis Zorbas. [8]

Vergleiche: Nachtschatten Spinnen Anacardium, Cannabis indica, Causticum, Panther.

Mercurius vivus (solubilis) – Quecksilber merc.

- **Quecksilberamidonitrat**
- *Gold-Serie:* Macht. Verantwortung. Führungskraft. Autorität. KönigIn. Selbstverwirklichung. „Ich (be)herrsche ... Königreich."
- *12. Stadium:* Zuviel des Guten. Die Macht ist ausgereizt und übertrieben. Streiten, um Kontrolle zu behalten. Miasma: Krebs (Kontrolle. Hohe Erwartung).[4]

Es ist eine Frage der Macht, sich nicht beherrschen zu lassen. Man kann der Welt nicht trauen. Autorität. Verunsicherung über Werte, weil sie willkürlich erscheinen. Verfolgungs- und Trennungsgefühl. Verschlossenheit. Unzufriedenheit. Die Suche nach Autorität und Werten endet in dem Gefühl, unbegreiflicher Gewalt ausgeliefert zu sein. Stehen unter Druck. Mangel an Reaktionskraft. Plötzliche, impulsive Wut, Gewaltimpulse. Impulse müssen unter Kontrolle gehalten werden. Gerechtigkeit mit aller Macht/Gewalt durchsetzen. Distanz. Empfindlich gegen Widerspruch. Eifersucht. Reizbar. Ertragen keine Unannehmlichkeiten. Weder Hitze noch Kälte. Eile. Selbstüberschätzung. Kämpfen. Verantwortungsbewusstsein. „Workaholic".

Beschwerden infolge von: Enttäuschung. Unerwünschtheit. Betrogene Mutter. Schock. ***Uneinigkeit zwischen Vorgesetzten.*** Unrecht. Erniedrigung. Katastrophen. ***Verlust der Position.*** Betrug. Schock. Syphilis. Gonorrhö. Diphtherie.

Angst: ***Angegriffen/ermordet zu werden.*** Gesundheit. Fallen. Hochgelegene Orte. Herzanfall. Menschenmenge. Unfälle.

Täuschung: Als ob man ein Verbrechen begannen hat oder ***von Feinden umgeben*** ist. Von Teufel oder Engel. In der Hölle zu sein.

Träume: Aus hochgelegenen Orten zu fallen. Mord. Krieg.

Körperlich: Frostigkeit. ***Knochenkaries. Eitrige Entzündungen.*** Geschwollenes Zahnfleisch, auch blutend. Zunge geschwollen mit Zahnabdrücken (Ars., Chel., Rhus-t., Stram.). ***Speichelfluss nachts*** mit großem Durst. ***Mundgeruch.*** Tonsillitis. Chronische Eiterneigung. Akne. Aphten. Gewebszerfall. Colitis ulcerosa. Haarausfall. Ausscheidungen und Atem übel riechend. Reichlich Schweiß, der verschlechtert. Blut. ***Genitalien.*** AIDS (Stadium 15). Tenesmus vor, während und nach dem Stuhlgang. Reichliche Absonderungen. Parkinson.

Empfindung: Bohren. Zusammenkneifen. Wie Messer. Schwellung.

Empfindlichkeit: Zugluft. Wetterwechsel. Feuchtigkeit.

Verlangen: Alkohol. Narkotika.

Verlangen und Abneigung: Brot mit Butter. Artischocken.

Verschlimmerung: **Nachts** und ***besonders in der Bettwärme.*** Kälte. Im Freien. Schweiß. Zugluft. Ruhe. Dunkelheit.

Besserung: Gemäßigte Temperaturen und Klima. Ruhe. Morgens. Tagsüber. Druck. Reiben. Liegen.

Vergleiche: Mercur-Verbindungen. Bismuthum (ähnlich), Lachesis.

Mezereum, Daphne mezereum – echter Seidelbast Mez.

- *(#3-655.26.16)*
- *Thymelaeaceae/Seidelbastgewächse* Sich ausgegrenzt fühlen. Loyalitätskonflikt. Verwirrung.

Es fällt ihnen schwer, für sich selbst einzustehen. Loyalitätskonflikt. Fühlen sich abhängig von der Gesellschaft, die sie unwürdig behandelt. Müssen ihre „Rolle" spielen, ohne ihrer eigenen Entwicklung zu folgen. Ärger mit schneller Reue und Schuldgefühlen. Sprechen fällt ihnen schwer, anstrengend, Worte herauszubringen. Verlangt nach Gesellschaft, schlimmer allein. Gleichgültigkeit.

Beschwerden: ***wie ein schlechter Mensch behandelt werden***. Ungeachtet.

Angst: vor Bestrafung. Tadel. Unangenehme Nachrichten. Schmerz oder Schock.

Träume: von Kot bedeckt zu werden. In die Tiefe fallen. Reise an unbekannte Orte. Schlangen im Bett.

Körperlich: Schmerzen, gefolgt von Frostigkeit. Karies. Ekzeme. Unerträglicher Juckreiz, besonders nachts. Lederartige Krusten, unter denen sich Eiter sammelt. Verklebte und verfilzte Haare. ***Muskelentzündung.*** Asthma. Husten. Schmerzen der Knochenhaut. ***Herpes.***

Empfinden: wie ein Keil oder Pfropf. Wie verdreht, ausgewrungen. Wie von Stacheldraht. Abgetrennt.

Verschlechterung: Unterbrechung. Essen. Geringster Ärger oder Berührungen. Nachts. Feuchtes Wetter.[80]

DD: ***Althaea officinalis*** */ echter Eibisch (#3-655.33.05):* Opfer der Moral, können sich nicht wehren.

Murex purpurea – Purpurschnecke murx.

- *Ordnung:* Sorbeoconcha. Familie: Muricidae
  Pigmente zum Färben von Stoffen. Purpurmäntel der Könige als Zeichen des Reichtums/Macht. Die Purpurschnecke kann ihr Gehäuse nicht ganz verschließen. Früher wurde die ganze Schnecke verwendet, heute der getrocknete Saft.
- *Mollusken – Weichtiere* Rückzug, zusammenziehen, schließen. Braucht Schutz und Verlässlichkeit. Aber der Platz innen ist begrenzt, beengend. Erstickend. Die Schale könnte zerbrechen.
- *Wie:* Zerbrochen. Unbeweglich.

Das Leben ist eine schwere Last. Gefühl, alles was sie tun, bringt so gut wie nichts („Alles ist Murx"). Möchten unabhängig sein, brauchen aber Unterstützung. Widersprüchlich. Suchen nach Nähe und Beziehung, können sich aber auf die Gegebenheiten nicht einlassen. Unterdrückung. Schwäche. Müdigkeit. Erschöpfung. Fühlen sich zu schwach, um etwas zu ändern. Möchten Leistungen vorweisen, sind aber zu erschöpft. Auf und Ab von Leistungs- und Erholungsphasen. Finden schwer das richtige Maß. Konflikt ist Kraft zehrend, erschöpfend. Thema mit Geld. Groll. Gefühl, andere um sie herum nehmen zu viel. Zu viel in eine Beziehung investieren, auch emotional. Was kostet es, die Freundschaft zu vertiefen? Finden nicht den richtigen Abstand zwischen sich selbst und anderen. Gehen Beziehungen ein, beschränken sich aber auf das Nötigste. Können aber keine Einschränkung ertragen. Körperliches Erscheinungsbild ist ihnen wichtig, darüber knüpfen sie Freundschaften. Möchten gut aussehen, verführerisch wirken.

Beschwerden infolge von: „Vaterthemen" Suche nach Schutz mit Orientierungslosigkeit. [93.2]

Angst: Verlust der Kontrolle.

Täuschung: Krankheit.

Körperlich: Urogenitaltrakt. Schwere Blutungen. Klumpen. Metrorrhagien. Ohnmacht vor Menses. ***Abort.*** Einseitige Schmerzen und Schwellung der Brust. Abwärtsdrängen. Uterusprolaps. Wechseljahrsbeschwerden. Ohnmacht. Reizblase. Hexenschuss. Großer Hunger, aber nicht besser durch Essen. Spüren die Gebärmutter. Heftigste sexuelle Erregung durch leichte Berührung der Genitalien. Hypersensibilisierung. Vaginitis.

Schmerzen: ***Diagonal. Wandernd.*** Ziehen in verschiedene Richtungen. Stechender Schmerz im Abdomen. Schneidend. *Wie* ***gequetscht,*** geprellt. Herabhängen.

Empfindlich gegen Berührung.

Verlangen/Abneigung/Unverträglichkeit: Milch. Appetit vermehrt durch Essen.

Verschlimmerung: Abort. Anstrengung. Geringste Berührung.

Besserung: Vor Menses. Essen. Mit gekreuzten Beinen sitzen.

Vergleiche: Lilium tigrinum, Sepia, Venus mercenaria *(Venusmuschel).*

Naja tripudians – Gift der Kobra (Brillenschlange) naja

- *Ordnung:* Squamata (Schuppenkriechtiere). Familie: Elapidae (Giftnattern).Indische Schlange. Familie der Kobras, die ihre Opfer erwürgen. Nervengift macht Taubheit und Lähmung besonders des Herzmuskels.
- *Schlangen:* Konkurrenzkampf. Mutter-Tochter-Beziehung. Verrat. Eifersucht. Misstrauen. Sprache. Bedroht und verfolgt. Spaltung.[2]

Schwanken zwischen Lust und Pflicht. Zwiespalt, die Pflicht vernachlässigt zu haben und selbst vernachlässigt zu sein. Pflichterfüllung ohne Hingabe. Können schüchtern erscheinen, wie eine Schlange im Körbchen. Zurückhaltend. Sie leidet unter den Extremen zwischen Anpassung und Rebellion. ***Dreiecksbeziehungen.*** Auflösung festgefahrener Normen. Moral als möglichen Machtmissbrauch entlarven) Glaubt sich als Opfer der Schlechtigkeit anderer, fühlt sich daher zur Verteidigung, Aggression berechtigt. Misstrauen, Eifersucht (Verfolgungswahn) basiert auf dem Gefühl, Unrecht schlucken zu müssen. Projektion.[6] Beschuldigt die anderen dessen, was sie selber gerne täte. Liebeskummer.

Beschwerden infolge von: Vernachlässigung, sozialer Abstieg, zerrüttete Ehe. Liebeskummer. Verrat aus der nächsten Umgebung S.

Angst: ***Pflicht zu versäumen***, beschuldigt Familie, Partner dies zu tun. Sex. Verlangen ohne Erektion. Denkt, alles falsch zu machen. Verfolgungswahn.

Täuschung: unter übermenschlicher Kontrolle zu stehen. Zuwendung erzwingen müssen.[936]

Träume von Sexualität ohne Erotik, gerufen werden.

Körperliche Symptome: linksseitige Beschwerden. Endokarditis, Herzklappenfehler, ***Angina Pectoris*** mit Ausstrahlung zum Hals und Arm, ***Zusammenschnürungsgefühle*** (plat), Herzschmerz, Herzschwäche (Atemnot mit Herzrasen), Herzklopfen mit Beklemmungsgefühl. Nach Herzinfarkt: Schmerz zieht links bis zum Arm, oder Ohr oder Rücken, (Cactus), Retrosternale Schmerzen nach Postinfarkt. Asthma. Schwankender Blutdruck. Schweiß der Handflächen. Kollaps, erhöhter Puls. Wallungen von oben nach unten (lach). Kopfschmerz. Otitis media. Eierstockszysten. Gefühl, als ob Gewicht auf dem Herz laste.

Empfindungen von: zusammenziehend. Verlangen nach Wärme. (lach. nicht).

Unverträglichkeit : von Enge am Hals. Kälte.

Verlangen : ***nach Wärme. Stimulanzien. Alkohol***

Verschlechterung: Schlimmer beim Gehen. Halsenge, feuchtes Wetter, in der Frühe und nachts, liegen auf der linken Seite (Herzklopfen). Alkohol.

Besser: durch liegen auf der betroffenen Seite.

Vergleiche: Schlangen. Anacardium (zwei Willen), Chocolate, Lac equinum.

Natrium carbonicum – Natriumcarbonat nat-c.

- *Soda*
- *Silicium-Serie:* Beziehungen. Zuhause. Familie. Nachbarschaft. Verbindungen mit anderen Menschen. „Bin ich geliebt oder nicht?“ „Ich verbinde mich mit ...“
- *Natrium (1. Stadium):* Kummer. Depression. Verschlossenheit. Beschränkung. Carbonicum (10. Stadium): Sinngebung. Bewertung. Würde. Selbsteinschätzung.
- *Kohlenstoff-Serie:* Entwicklung des „Ich“. Es gibt eine Grenze zwischen dem Ich und der Welt. Besitz.

Ziehen sich in Würde zurück (entziehen sich auch bei der Mittelfindung). Sanftheit. Hilfsbereitschaft. Freundlichkeit. AußenseiterIn. Isoliert. Vermeidung. Distanz. ***Überempfindlichkeit.*** Starkes ***Mitgefühl für die Ausgeschlossenen.*** Unerklärliche Abneigung gegen bestimmte Personen. Dünnhäutigkeit. Traurigkeit mit Selbstmordgedanken und Gleichgültigkeit. Suchen Halt in Beziehungen, fürchten jedoch Vereinnahmung. Ohne Geborgenheit ist sie wertlos. Tun viel dafür. Bleiben in unguten Beziehungen oder Arbeitsstellen. Entrüstung. Rigidität. Nachdenklichkeit. ***Nachdenken verschlechtert.*** Überempfindlichkeit. ***Atmosphäre muss stimmen.*** Menschen und Musik verschlechtern. Menschenmenge und Gesellschaft (sie könnten sich zusammenbrauen und ein Gewitter über sie/ihn herablassen). Themen von Aufnahme und Verarbeitung. Ungeschick aus Verlegenheit.

Beschwerden infolge von: Ausschluss aus der Gruppe (Mag.). „Persona non grata“. Vom Vater im Stich gelassen. Verlassenheit. Zorn. Missbrauch. Geistige Arbeit. Sex. Exzesse. Klavierspielen.

Ängste: Menschen. Gewitter. Zukunft. Einbrecher.

Täuschung: Von Feinden umgeben.

Körperlich: Magenschmerzen durch Berührung. Magen- und Kopfschmerz abwechselnd. Kopfschmerz durch leichteste geistige Anstrengung und ***Sonne.*** Katarrh mit übelriechender Absonderung. Hautausschläge. ***Herpes.*** Rissige Hände. ***Reizdarm.*** Verdauungsschwäche durch kleinste Diätfehler. Aufstoßen. Diarrhö. Herabdrängender Uterus. Schwangerschaftserbrechen. Schwache Fußknöchel. Abmagerung. Photophobie. Sommersprossen. Pigmentflecken. Warzen.

Verschlechterung: Herannahendes Gewitter. ***Milch.*** Jeden zweiten Tag. ***Wetterwechsel.*** Hitze. Zugluft. Nahrungsmittelallergie.[35]

Besserung: Bewegung.

Komplementär: Kalium, Sepia.[35]

Vergleiche: Natrium <> oder Carbonicum <> Verbindungen. Causticum, Hura brasiliensis, Lac caninum, Sepia.

Natrium chloratum – Natriumchlorid nat-m.

- *Natrium muriaticum – Kochsalz*
- *Silicium-Serie:* Beziehungen. Zuhause. Familie. Nachbarschaft. Verbindungen mit anderen Menschen. „Bin ich geliebt oder nicht?" „Ich verbinde mich mit …"
- *Natrium (1. Stadium):* Kummer. Depression. Verschlossenheit.
- *Chloratum (Muriaticum, 17. Stadium):* Ablehnung. Verlust.

Gibt Trost für die Untröstlichen. Verweilen bei Vergangenem. Festhalten an altem Kummer. Verschlossen. Traurigkeit. Bitterkeit. Als wären sie allein auf der Welt (Mag.). Trost im Alleinsein. Kultiviertheit. Introvertiertheit. Isolation. Schweigsamkeit und stiller Kummer. Trauer. Konservierter Liebesverlust. Schlecht versorgt worden sein, Wärme fehlt. Misstrauen und Zurückhaltung. Kritisch. EigenbrötlerIn. Selbstmitleid. Lassen sich nichts anmerken. Pünktlichkeit. Große Bindung an die Familie und Kinder. Unerfüllter Kinderwunsch. ***Unerfüllte Liebe.***

Beschwerden infolge von: ***Verlassenheit.*** Missbrauch. Kummer. Vernachlässigung. Verlust der Mutter/des Vaters. Emotionale Kälte oder Verrat. Demütigung. Enttäuschte Liebe. Unerwiderte Liebe. Tod.

Angst: Grenzen zu überschreiten. Vertrauen. Im Stich gelassen zu werden. ***Nähe. Enge***. Abhängigkeit. Krankheit. Hunde. Intimität. Schicksalsschlag. Krebs. Zahnärzte.

Weinen: **Beim Erzählen**. Vor Freude. (Oder kann nicht weinen.) Lachen bei ernsten Angelegenheiten.

Körperlich: Kopfschmerzen. Migräne. Kropf- und Schilddrüsenprobleme. Haarausfall. Herpes. Nebenhöhlenentzündung. Pharyngitis. Ulcus pepticus. Allergie. Schlafstörungen. Unwillkürlicher Abgang von Urin beim Lachen. Trockene Schleimhäute (Vagina). Riss in der Unterlippe. Tränen beim Husten. Absonderungen wie rohes Eiweiß. Landkartenzunge. Fettige Haut. Rückenschmerzen, besonders unterer Rücken. ***Zittern bei Gemütsbewegungen***.

Verschlechterung: Trost. Alles was Freude macht! Sonne. Meer. Hitze. Menschenmenge. Gemütsbewegungen.

Besserung: Meer. Liegen auf hartem Untergrund. Enge Kleidung (Bauchschmerzen).

Verlangen: Salz und sauer.

Persönlichkeiten: Dornenvögel. Mauerblümchen. Salzwüste. Lots Frau.[8]

Vergleiche: Natrium oder Chloratum Verbindungen. Salix *(Trauerweide)*, Magnesium-Verbindungen.

Natrium phosphoricum – Natriumhydrogenphosphat nat-p.

- *Silicium-Serie:* Beziehungen. Zuhause. Depression. Familie. Nachbarschaft. Verbindungen mit anderen Menschen. „Bin ich geliebt oder nicht?“ „Ich verbinde mich mit …“
- *Natrium (1. Stadium):* Kummer. Isolation. Bitterkeit.
- *Phosphor (15. Stadium):* Kontakt. Kommunikation.

Themen von Liebe wie auch Liebesenttäuschung. Ist gleichgültig gegenüber Menschen, die sie lieben. Überreizung Anspannung. Können aus Groll nicht mehr lieben, aber auch die alte Liebe nicht loslassen. „Offene Natriums“ sind heiter, lebhaft, feinfühlig. Hellsichtigkeit. Empfindsamkeit. ***Mitgefühl.*** Maske von sprudelnder Heiterkeit. Seufzen. Klarer Verstand mit reichlichen Ideen. Geistige Erschöpfung. Grenzprobleme. Geheimnis. ***Kommunikation scheint verboten.*** Illusion, etwas nicht erzählen zu dürfen. Kummer und Furcht. Nervosität. Eile. Erregbarkeit. Ängstlichkeit. ***Schreckhaftigkeit.*** Verwirrung durch geistige Überanstrengung. [35]

Beschwerden infolge von: Unglückliche Liebe.

Angst: Unglück (besonders vor Gewitter und Sturm). Gesundheit. Dunkelheit. Sturm. Tod. Hunde.

Täuschung: Krank zu sein. Hören von Stimmen. Schritte.

Träume: Toten. Erotisch.

Körperlich: Rechtsseitigkeit. Übersäuerung. Kopfschmerzen bei Sturm. Gewitter. Hitze im Gesicht. Rheuma und Herzerkrankungen. ***Knochenprobleme.*** Rachitis. Osteoporose. Diarrhö. Saure Ausscheidungen. ***Wurmerkrankungen.*** Flatulenz. Zystitis. Vaginismus. Leukorrhö und Menstruationsbeschwerden. Diabetes. Magenprobleme. Furunkel. Dupuytren-Kontraktur. Urtikaria. Zusammenfahren wie elektrische Schläge. Schreckhaftigkeit.

Empfindlichkeit: Geräusche und Musik.

Abneigung: Fisch.

Verlangen: Eier. Salz. ***Eis***. Gewürztes. Kalte Getränke. Fisch.

Verschlechterung: Vor Gewitter und Sturm. Zucker. Milch. Bittere und ***saure*** Speisen. Zitrusfrüchte.[35]

Besserung: Kälte.

Erscheinung: Dunkle Verfärbung und Schwellung um die Augen. Groß und dünn.

Vergleiche: Natrium oder Phosphor Verbindungen. Benzoicum acidum.

Natrium sulfuricum – Natriumsulfat nat-s.

- *Glaubersalz*
- *Silicium-Serie:* Beziehungen. Zuhause. Familie. Nachbarschaft. Verbindungen mit anderen Menschen. „Bin ich geliebt oder nicht?"
- *Natrium (1. Stadium):* Verschlossenheit. Beschränkung. Bewahrung.
- *Sulfur (16. Stadium):* Kleidung. Schönheit. Liebe. Eifersucht.

„Ohne Beziehungserfolg ist mein Leben wertlos." „Beziehung bedeutet, dass sich mein Wert in der Zuneigung des Partners/der Partnerin spiegelt." Maske von Stärke. Tüchtigkeit. Intelligenz. Bis ins Kleinste planen. Wall von Zorn. Niedergeschlagenheit. Kummer. Sich selbst bestrafen.[93]. ***Suizidgefährdung.*** Arbeit statt Emotionen. Keine Freude mehr haben (dürfen). Dunkle Wolke überschattet das Leben. Lebensekel. Intellektualisieren. Gemütsbeschwerden nach Kopfverletzungen.

Beschwerden infolge von: Emotionale Verwahrlosung. Verletzte Ehre. Verletzung. Erschütterung. Quecksilbermissbrauch. ***Kopfverletzung.*** Verletzlichkeit. Verlust der Lebenslust.

Angst: Versagen. Menschenmenge. Das Böse.[35]

Täuschung: Sei nackt. Sei niemand. Bloßstellung.

Schlaf: Müdigkeit tagsüber.

Träume: Wasser. Fliegen. Phantastisches. Beleidigung.[35]

Körperlich: **Photophobie.** Gehirnerschütterung. Blindheit nach Kopfverletzungen. ***Asthma*** (hält sich beim Husten die Brust mit den Händen). Lungenentzündung. Epilepsie. Leukämie. Hepatitis; Gallenblasenbeschwerden. Flatulenz. Durchfall. Blähungen. ***Verwirrung nach Kopfverletzung.*** Rheuma. Alkoholismus.

Empfindlichkeit: Geräusch. Wetterwechsel.

Verschlechterung: Hitze und Feuchtigkeit.

Besserung: Frische Luft. Wärme und Trockenheit. Lagewechsel.[35]

Miasma: Sykose.

Vergleiche: Sulfur und Natrium Verbindungen, Oxygenium.

Niccolum – Nickel (Ni) nicc.

- *Vorkommen* in Verbindung mit Kobalt. Name: germanisch Nickel = Gnom, Berggeist. Man fand statt Kupfer „verhextes Kupfer", das rötliche Nickel. Verwendung: Wegen der Stoßfestigkeit zur Herstellung von Geldstücken (Nickel). Messinstrumente. Milchkannen.
- *Eisen-Serie:* Schutz. Angriff/Verteidigung. Erledigung von Pflichten für die Gemeinschaft. Praktisch, es gut machen.
- *10. Stadium:* Das Ziel ist erreicht und selbstverständlich. Frei in der Entscheidung. Hochmut. Erfüllung. Miasma: Sykose (Vermeidung).[4]

Die Gefühle müssen unterdrückt werden, da sie anspruchsvolle Aufgaben übernommen haben. Machen „ihr Ding". Pflichttreue und Darstellung. Müssen andere beschützen. Spannung und Entspannung. Kontrolle. Perfektion. Literarisches Interesse. Vergnügt, heiter und impulsiv. Schwermut und Selbstüberhebung. Reizbar durch ***Widerspruch.*** Möchten allein sein. Abneigung gegen Unterhaltung. Reden Unverständliches. Begreifen nicht. ***Trennung von Gefühl und Verstand.***[93]

Angst: Dass etwas Schlimmes geschehen könnte.

Täuschung: Gegenstände vergrößert oder verkleinert. Vergiftet werden. Sehen Tiere.

Träume: Angegriffen zu werden. Raufen und Zanken. Begräbnis. Erotisch. Ängstlich. Zusammenfahren.

Körperlich: ***Kopfschmerzen*** treten periodisch auf. Gerötete Nasenspitze. Augenbeschwerden. Husten, müssen ***sich beim Husten aufsetzen***. Keuchhusten. Obstipation. Hartnäckiger ***Schluckauf.*** Heiserkeit. Haut starker Juckreiz. Wirbelsäulenbeschwerden. Mukoviszidose.

Empfindung: Schwere. Schwellung.

Empfindlichkeit: Arznei. Licht. Geräusch.

Verlangen: Spargel, Lakritz, Tomaten.

Abneigung: Milch, Fleisch, Kaffee, Tomaten.

Verschlechterung: ***Milch,*** Kaffee. Nachts. Periodisch. Bewegung. Druck.

Besserung: Frischluft. ***Abends***. Kälte bessert die Schmerzen im Gesicht.

Vergleiche: Cobaltum, Magnesium carbonicum, Niccolum muriaticum (will bestimmen. Reizbarkeit. Rückzug), Niccolum sulfuricum (Schweißausbruch, wenn sich Körperteile berühren), Platinum.

Nux moschata, Myristica fragrans – Muskatnuss nux m.

- *(#3-622.46.04)*
- *Ordnung:* Magnoliales (Magnolienartige). Familie der Myristicaceae (Muskatnussgewächse). Fühlen sich vernachlässigt, fremd und ohne Schutz. Möchten der Situation entkommen. Naive Täuschung großartig zu sein.

Verschließen sich, weil sie trotz Bemühens keine Anerkennung erhalten. Alles, was sie machen, ist nicht gut genug. Verwirrung. ***Verunsicherung. Übermächtige Schläfrigkeit.*** Verdrießlichkeit. Wie in einem Traum. Fühlen sich verloren. (Wie ein kleines Kind, Demenz oder wie unter Psychose) Möchten aufgehoben sein, damit Fremdes, Beunruhigendes, Verwirrendes von ihnen genommen wird. Verirren sich in wohlbekannten Straßen. Ängstliche Sorgen mit Zittern. Hellsichtigkeit. Gedächtnisschwäche.

Täuschung: Kritisiert werden. Verfolgt zu werden. Fehler. Zwei Personen zu sein.

Ängste: Sterben (vor Einschlafen). Übermächtige ***Schläfrigkeit.***

Träume: schrecklich (oder sinnlich angenehm). Fallen aus großer Höhe. Müll.

Körperlich: ***Schwindel.*** Hochschrecken aus dem Schlaf. Narkolepsie. ***Ohnmacht*** beim Anblick von Blut, durch Stuhlgang. Apoplexie. Magenschleimhautentzündung. Verdauungsbeschwerden. Auftreibung. Nierenkolik. Würmer. Asthma durch Kälte oder Erregung. Beschwerden im Klimakterium und in der Schwangerschaft. Abort. **Eingezogene Brustwarzen** *(Sars).* Nabelbruch. Mundtrockenheit mit Durstlosigkeit. Rheuma.

Verschlechterung: Bewegung und Anstrengung. Schlaf. Gemütsbewegung. Alkohol. Licht. Hören. Riechen. Berührung.

Besserung: Feuchte Wärme.

Miasma: Typhus.

Vergleiche: Alumina, Cannabis, Opium.

Nux vomica – Brechnuss nux-v.

- *(#3-665.24.08)*
- *Ordnung:* Gentianales (Enzianartige). Familie: Loganiaceae (Brechnussgewächse). Enthält Strychnin. Familie: Strychnosgewächse/Rubiaceae. Kaffeartige Rötegewächse. Selbstbezogen, beschäftigt. Fühlen sich von außen gehindert. Stimulanzien.

Müssen sich anstrengen, um Erfolg zu haben. Nie gut genug. Nicht das angemessene Maß halten. Ehrgeiz. ***Ungeduld.*** Eile. Gewissenhaftigkeit. ***Peinliche Genauigkeit***. Konkurrenz. Leistung, innere. „Muss sich anstrengen, um sich von dem Schock schnell zu erholen.[4P] Erregung. Reizbarkeit. Zorn deckt die Empfindungen zu. Konkurrenz. Empfindlich gegen Widerspruch und Störungen. Hitzigkeit. Erregbarkeit. Eile. Wählerisch. Besessen vom Beruf.

Beschwerden infolge von: Demütigung. Enttäuschte Liebe. Tod Angehöriger. Geschäftssorgen. Ehrgeiz. Ärger. ***Effektivität.*** Maßlosigkeit (fühlt alles zu stark). Schlafmangel (Völlerei; „Wein, Weib und Gesang“). ***Reizmittelabusus. Laxanzien. Narkotika. Alkohol.*** Kälte. Unterdrückter Schweiß. Erwartungsspannung.

Täuschung: Zeit vergeht zu langsam. Versagensängste. Jemanden ungerecht behandelt zu haben.

Angst: In ihrer Effektivität gebremst zu werden. Das Ziel nicht zu erreichen. Seelenheil. Versagen. Enge. Menschenmenge. Messer (Tötungsimpuls). Dunkelheit. Wutausbruch. Zukunft. Gewissensbisse. Ausgelacht zu werden. Weinen vor Wut.

Träume: Zähne fallen aus. Ärger und Beruf.

Körperlich: ***Nervensystem*** und Gemüt. Frostigkeit. Überempfindlichkeit. Nervensystem. Vergeblicher Stuhlgang kleiner Mengen Stuhl. ***Antiperistaltik.*** Erbrechen. Übelkeit. ***Schwindel.*** Ohnmacht. Nerven. Migräne. ***Krämpfe.*** Erkältungsneigung nach nasser Kälte. Leber- und Magenbeschwerden. Sucht nach Alkohol und Kaffee. Arzneimittelmissbrauch. Schluckauf. Hämorrhoiden mit Blutungen oder unterdrückt. Morbus Crohn. Husten. Asthma. Angina pectoris. ***Schlafstörungen wegen Gedankenzudrang***. Muss sich aufsetzen, um sich im Bett umdrehen zu können. Rückensteifigkeit.

Abneigung: Angesehen/angesprochen werden. Kritik. Geräusche.

Verlangen: Fernsehen. ***Reizmittel.*** Hinlegen. Kaffee. Stimulanzien.

Besserung: ***Äußere Wärme. Kurzer Schlaf*** (ohne geweckt zu werden). Nach Wutausbruch ist der Zorn verfolgen. Weinen aus Wut.

Verschlechterung: Morgens. ***Kälte.*** Luftzug. Stark gewürzte Speisen. Bei stürmischem Wetter. ***Außenreize. Ärger***. Reizmittel. Wetterwechsel. Enge Kleidung. Nach dem Essen. Milch.

Persönlichkeiten: Louis de Funès. HB-Männchen.

Miasma: Typhus. *Vergleiche:* Rötegewächse (Rubiaceae). Bryonia, Coffea, Lycopodium, Magnesium carbonicum, Osmium.

Opium – Mohnsaft aus Schlafmohn op.

- *(#3-642.17.17)*
- *Familie:* Papaveraceae (Mohngewächse). Aus zwanzigtausend Kapseln entsteht 1 kg Rohopium. Ähnelt den körpereigenen Opiaten, deshalb ist die Suchtanfälligkeit so hoch, da es schon Rezeptoren dafür gibt und der Körper die Endorphinproduktion einstellt. Heroin wird daraus gemacht.
- *Papaveraceae (Mohngewächse).* Fassung bewahren, friedfertig bleiben. Die Welt ist ein gefährlicher Platz voller Gefahren. Fühlen sich als Gefangene und *Sklaven* ihres Lebens. Müssen viel ertragen.

Fühlen sich schwach, wie ohne eigenen Willen, ohne Selbstkontrolle und Empfindungen. Euphorie und intensive Glücksgefühle durch Fantasien. Suchen nach göttlicher Güte und Nächstenliebe. Verwirrung. Verträumt. ***„Muss in Kontrolle der Situation sein, selbst dann, wenn sie beherrscht ist von Schmerz und Gewalt.“***[4P] Gefangenschaft. Tiefster Schock führt zu Betäubung. Gleichgültigkeit. Abgehoben im Rausch von Vollkommenheit. ***Schmerzlosigkeit (trotz schmerzlicher Erfahrung).***

Beschwerden infolge: von Furcht und Entsetzen. Wut. Plötzlicher Freude. Vorwürfen und Scham. Vergewaltigung. ***Ausweglose Situationen***, Erschütterung. Schrecken. Unerträgliche Realitäten (Krieg).

Ängste: schreckliche, als ob sie gleich ermordet würden. Paranoia. Todesangst. Die Pflicht nicht erfüllt zu haben. Wechsel von Angst und Angstlosigkeit. Teufel.

Täuschung: Die Welt ist ein gefährlicher Ort. Soldaten.

Träume: von Katzen und Hunden. Schwarze Gestalten. Fantastische Träume. Zwerge. Gefangen. Schwerer Schlaf.

Körperlich: Sonnenstich. ***Schlaganfall.*** Nervensystem. Epilepsie. Schwindel. Atmung röchelnd. Geruchssinn verloren. Zuckungen im Gesicht. Speichelfluss. Das Sprechen fällt schwer. Herzschmerz. Magenbeschwerden. Übelkeit und Erbrechen. Bauchkrämpfe. ***Paralytischer Darmverschluss.*** Eingeklemmter Leistenbruch. Lähmungen, Zittern, Zucken. ***Schmerzlosigkeit von sonst schmerzhaften Zuständen.*** Suchtneigungen als Flucht vor unerträgliche Realitäten (Computer, Betäubung.)

Verlangen: nach Alkohol, Getränken.

Verschlechterung: Hitze. Alkohol. Stimulanzien. Drogenüberdosis.

Besser: durch Entblößen. Kälte.

Miasma: Krebs. [4P]

Oxygenium – Sauerstoff (O) oxyg.

- *Sauerstoff* ist Oxidator („Brennstoff") des Lebens und reagiert mit fast allen organischen Verbindungen. 21 % der Erdatmosphäre besteht aus Sauerstoff, 86 % der Ozeane.
- *Carbon-Serie:* Bin ich Teil von ... oder getrennt.? Geborgen. Geboren. Kinder
- *16. Stadium:* Alles ist vorbei, aber in der Phantasie noch etwas Großartiges sein. Ekel.

Fühlen sich nicht integriert, trotz Bemühungen nicht anerkannt. ***Finden keinen Schutz, suchen ihn in Freiheit und Unabhängigkeit.*** Müssen sich mit dem Gegebenen zufrieden geben, um soziale Bindung nicht zu verlieren. Mangelnder Rückhalt macht sie eigensinnig. Mitgefühl mit Tieren (Aeth.). Umweltverschmutzung und Vegetarismus. Eigensinn. Abneigung gegen die Arbeit. Ausschweifung.[33]

Beschwerden infolge von: Sex. Gewalt. Verlassenheit. Isolation. Schock. Existenzangst. Ungerechtigkeiten. Schutzlosigkeit. Misshandlung. ***Verwahrlosung.*** Nach Narkotika und Morphinen. Strychnin.

Ängste: Öffentlichkeit. Belebte Straßen. Flugangst. Höhenangst. Nadeln. Existenz. Spinnen. Tiere.

Täuschung: Sei unentbehrlich und verlassen. Missachtung. Armut. Ein Tier zu sein.

Träume: Streitigkeiten. Fliegen. Vögel. Wohlstand. Hochgelegene Orte. Zerstörung der Natur.[33]

Körperlich: Verstopfte Nebenhöhlen. Nase und Ohren. Stomatitis. Rohheit im Hals. Heiserkeit. Rückenschmerzen und Müdigkeitsempfinden in den Beinen. Krämpfe von Darm und Blase. Magenschmerz bei Husten. Husten. Keuchhusten. ***Reizhusten.*** Asthma. Diabetes. Anämie. Schwäche. ***Weißfleckenkrankheit.*** Krebs.[35] Neigung zu Hitze und Schweißen.

Empfindung: Schweben. Leichtigkeit.

Empfindlichkeit: Geräusche. Ungerechtigkeit.

Verlangen: Heißhunger. Frischluft.

Verschlimmerung: Überfüllte und warme Räume.

Vergleiche: Sulfur. Vögel. Osmium. Ozone (sozial isoliert; AußenseiterIn; wie unter einer Glocke oder in Watte gepackt).

Palladium metallicum – Palladium (Pd) pall.

- *Name:* Pallas Athene (Kopfgeburt vom Zeus um weibliche Göttinnen zu entmachten). Seltenes Metall, wurde zunächst von Platin abgespalten. Kommt fast nur in dieser Verbindung vor. Behält seinen Glanz und läuft nicht an. Verwendung: Weißgold ist eine Gold-Palladium-Legierung für Schmuck.[34] Chirurgische Instrumente. Zahnersatz. Wasserstofffilter.
- *Gold-Serie:* Macht. Verantwortung. Führungskraft. Autorität. KöniglIn. Selbstverwirklichung.
- *10. Stadium:* Das Ziel ist erreicht und selbstverständlich. Frei in der Entscheidung. Hochmut. Erfüllung. (Sykose)

Geltungsdrang. Müssen glänzen in allem, was sie tun. Möchten beeindrucken, brauchen Beachtung und Anerkennung. Ich stelle dar ... Hauptsache meine Bühne." Anspruch und Wirklichkeit. Möchten die Besten sein. Ehrgeiz. Eigensinn. Verwöhnt von Erfolg. Leicht beleidigt, wenn ihr Selbstverständnis infrage gestellt wird. Verlangen nach Zustimmung.[35]

Beschwerden infolge von: ***Verletzter Stolz.*** Schlechte Nachrichten. Demütigung. Kummer.

Angst: Kritik.

Täuschung: Beleidigung. Vernachlässigung. Kleinste Kränkung greift an. Als ob sie größer geworden wären, sie nichts berühren könnte.

Träume: Gebäude. Breite Treppen.[35]

Körperlich: Schwäche. Kopfschmerz. Schmerzen um das Auge. Glaskörpertrübung. Ohren. ***Erkrankungen der Ovarien*** (besonders rechts). ***Eierstocksentzündung.*** Prolapsus uteri. Zysten. Rheuma. Ischias. Müdigkeit im unteren Rücken. Schmerzen in der Leiste beim Gehen. Eingeweide wie abgerissen oder abgeschnürt. Nabelschmerz. Übelkeit und Aufstoßen. Asthma nach Erregung. Blasensteine. Tumore. Warzen. Hauterkrankungen (besonders an Augenlidern, Gesicht, Nase, Bart). Psoriasis. Ekzem. Hautjucken nach dem Entkleiden.

Schmerzen: Kurz, rasch vorübergehend. Wundgefühl wie zerschlagen. Gequetscht. Stiche. Flüchtige neuralgische Schmerzen.

Empfindlichkeit: Gerüche und Nichtbeachtung.

Verlangen: ***Anerkennung***. Bewundert werden. Bier.

Verschlimmerung: Körperliche Anstrengung. Stehen. Nach nächtlichen Vergnügungen.

Besserung: Druck. Wärme. Ablenkung. Gesellschaft. Ausruhen. Schlaf.

Komplementär: Apis, Argentum nitricum, Helonias, Lilium tigrinum, Platinum.

Vergleiche: Belladonna, Iridium, Osmium, Platinum.

Petroleum – Steinöl, Roherdöl petr.

- *Chemisch:* Petroleum crudum, Oleum petrae. Besteht aus verschiedenen Kohlenwasserstoffanteilen und Beimengungen (z. B. Vanadium u. a). Mit Schwefelsäure gemischt. Paraffine. Vaseline.[35. Themen von Benzin, nach H-J. Achtzehn. Homöopathische Einblicke Sep.95] Aus Erdöl raffiniertes zu Petrolium. Entsteht durch Aufteilung von Öl. Abspaltung.

Fühlen sich als AußenseiterInnen, die sich Geltung verschaffen müssen. Pioniergeist, effektiv vorankommen. (Wild West). Gut ist was effektiv ist. Schnelle Autos. Verdrängung. Fehlende innere Betroffenheit. Es sich gut gehen lassen. ***Innerlich zum Bersten***, müssen sich zurückhalten, um nicht zu explodieren. Zweifel und Verzweiflung. Reizbarkeit und Streitlust. Respektlosigkeit. Konfusion, verirren sich in bekannten Straßen. Mangelnde Lebenswärme, innere Kälte. „Schotten dicht machen".

Beschwerden infolge von: Gemütsbewegung. Schreck. Verärgerung. Sexualisierte Gewalt. „Schmutziges". Unterdrückte Hautausschläge. Einatmen von Petroleumdämpfen (z. B. auf Tankstellen). Umweltbedingte Erkrankungen.

Ängste: Abgesondert zu sein. Angst im Schlaf.

Wahnidee: Sich falsch verstanden fühlen. Alle sind Feinde. Fremde liegen in ihrem Bett. Wie geteilt in zwei Teile.

Träume: Vergewaltigung. Doppelt zu sein. Schlafwandeln. Zeuge von Gewalt ohne einzugreifen. Beobachtet ohne sich betroffen fühlen. Konsumieren.

Körperlich: Reisekrank. Haarausfall. Atemwege und Darm. Schwindel. Kopfschmerz durch Wut. Hörverlust. Ohnmacht. Durchfall und Appetit. Schnell Heißhunger, ohne Fett anzusetzen. Kälte- und Leeregefühl im Magen. Kältegefühl in der Gebärmutter. Herpes genitales. Haut und Schleimhäute. Trocken rissig, Schrunden. Hautausschläge in feuchten Bereichen und an den inneren Oberschenkeln. Winterekzem, besonders an den Fingerspitzen, Fissuren. Die Haut ist trocken und bricht auf. Schrunden. Psoriasis. Fissuren. ***Gürtelrose.*** Trockene Hautekzeme. Wundeldermatitis. Husten (besonders nachts). Asthma und Ekzem. Kratzen, ***bis es blutet.*** Splitterartiger Schmerz in den Füßen, Frostbeulen. Rheuma. Alkoholkrankheit. Reisekrankheit (durch Essen besser).

Abneigung: Fett, Fleisch.

Verlangen: Bier.

Verschlechterung: Kälte, ***Winter. Bettwärme. Kohl.*** *Besser:* im Sommer

Erscheinung: Braune, gelbliche Flecke an der Haut.

Beruf: TaxifahrerIn, Tankwarte.[8]

Antidot von Bleivergiftungen.

Komplementär: Bryonia, Lycopodium, Sepia, Sulfur.[35]

Vergleiche: Carbo vegetabilis, Hepar sulfuris, Psorinum, Sulfur, Vanadium.

Miasma: Psora.

Phosphorus (P) phos.

- *Name:* „Lichtträger" (gr. Phorós ... tragend). Leuchtet im Dunkeln, wenn Licht darauf fällt.
- *Silicium-Serie:* Beziehungen. Zuhause. Familie. Nachbarschaft. Verbindungen mit anderen Menschen. „Bin ich geliebt oder nicht.
- *15. Stadium:* Der Verlust. Auch wenn man nicht nachgeben will, muss man doch abdanken. Gift/Vergiftung. Vergeben.

Ausbreiten und Durchdringen. Kontakt und Kommunikation mit Neugier und Ruhelosigkeit. Wollen Veränderungen, brauchen Abwechslung. Verlangen zu reisen. Freunde. Heimweh. Mitgefühl. Leicht zu beeindrucken. ***Grenzprobleme. Alles erreicht sie.*** Überempfindlichkeit der Sinne, z. B. bei äußeren Eindrücken. Unruhe am ganzen Körper. Ängstlichkeit. Konzentrationsstörungen.

Beschwerden infolge von: Enttäuschte Liebe. Grenzverletzung. Zur Schau gestellt worden sein. Impfungen. Narkose. Überbehütet sein. Moralische Erregung (möchte gut sein). Gemütssymptome durch Gehirnleiden.

Ängste: ***Vor allem***. Aufgrund mangelnder Abgrenzung. Fürchtet das Alleinsein. Ängstlichkeit im Dunkeln. ***Gewitter.*** Geister. Krankheiten wie AIDS, Krebs. Herzerkrankung. Tiere. Räuber. Vergiftung. Versagen. Panik, ohne zu wissen warum.

Körperlich: Rechte Seite. Überempfindlichkeit der Sinne. ***Lunge***. Tuberkulose. Asthma. Bronchitis. ***Blutungsneigung***. Nervenschwäche. Neuralgie. Epilepsie. Erschöpfung. Zittern. Lähmung. Heiserkeit, schlimmer gegen Abend. Pneumonie. Husten und Pleuritis. Liegen auf der linken Seite verschlimmert. Lähmungen. Kribbeln. Knochennekrose. Brennen der Hände. Müssen häufig essen oder werden schnell schwach. Hunger in der Nacht. Essen bessert. Kalte Getränke werden nach Aufwärmen im Magen wieder erbrochen.

Schmerz: Brennend.

Verlangen: ***Fisch.*** Gewürz. Salz. Coca cola. ***Eiskalte Getränke. Eis.***

Unverträglich: Wolle. Katzenhaar. Pfeffer.

Verschlechterung: ***Gewitter.*** 21 Uhr. Bewegung. Zorn. Geistige Überanstrengung. Schlaflage links.

Besserung: Reiben. Schlaf.

Abneigung: Fisch. Fleisch. Eier. Milch. Tomaten.

Astrologisch: Merkur/Venus; Sonne/Uranus.

Literatur: „Licht der kleinen Veronika". „Der kleine Prinz".[8]

Erscheinung: Schlank und groß. Starkes Längenwachstum. Helle Haut. Blonde oder rote Haare. Schnelle Auffassungsgabe und sensitives Naturell.

Beruf: SchauspielerIn. Model. SympathieträgerIn.

Vergleiche: Phosphor-Verbindungen. Arsenicum album, Carcinosinum, Causticum, Pulsatilla, Tuberculinum. Schmetterlinge. Edelsteine (Saphir, Topas). Glühwürmchen.

Phosphoricum acidum – Phosphorsäure ph-ac.

- *Phosphor:* Kommunikation. Austausch/Kontakt. Freundschaften. Lernen.
- *Acidum:* Verlangen nach Kontakt und Einheit. Erschöpfung.
- *Silicium-Serie:* Beziehungen. Zuhause. Familie. Freunde.
- *15. Stadium:* Verlust. Auch wenn man nicht nachgeben will, muss man doch abdanken.

Erschöpfung nach Verlust von Kontakt oder nach zu viel Kontakt und Lernen. Fehlen der Mitteilung. Bruch der Beziehung. ***Ausgelaugtheit.*** Gleichgültigkeit. Müdigkeit durch nervöse Erschöpfung. Konzentration fällt schwer. Gleichgültigkeit gegenüber den liebsten Interessen.

Beschwerden infolge von: Unterbrochener Austausch. Teilnahmslosigkeit. ***Liebeskummer***. Kontaktverlust bei Zwillingen. Trennung von Kommunikation in Einheit. Umzug. Heimweh. Schulwechsel. ***Überdüngung.*** Übersättigung von Reizen. Kummer. ***Nach langer Trauer.***

Angst: Lampenfieber.

Täuschung: Ausgelacht werden.

Körperlich: Frostigkeit. Linke Seite. Nerven. ***Extreme Müdigkeit und Erschöpfung.*** Tagsüber schläfrig, nachts wach. Geräuschempfindlichkeit. Schwindel, als wenn sie schweben. ***Schulkopfschmerz.*** Bettnässen. Furunkel. Haarausfall. Akne. Kondylome. Starkes Längenwachstum. Knochenschmerzen. Zur Heilung von Knochenbrüchen. Ischias. Wirbelsäulenschmerz. Brennen entlang der Wirbelsäule. Schmerz brennend. Linderung bei Karies- und Krebsschmerz. ***Schmerzlose Diarrhö.*** Blähungen mit saurem Geruch. ***Dehydration.*** Husten. Eklampsie. Diabetes. Ganglion. Teilnahmslos und appetitlos durch Kummer.

Empfindung: Wie schweben im Liegen.

Abneigung: Brot. Alkohol. Milch. ***Muttermilch.*** Süßigkeiten.

Verlangen: Kalte Milch. Obst, ***saftig*** und süßsauer. Sprudel. Coca Cola.

Unverträglichkeit: Sauer. Heiße Speisen. Kaffee. Anblick von Speisen.

Verschlechterung: Geistige Anstrengung. ***Flüssigkeitsverlust.*** Luftzug.

Besserung: Kurzer Schlaf. Wärme. Bewegung. Druck.

Vergleiche: Phosphorus oder Verbindungen mit Säuren.. China.

Phytolacca decandra – Kermesbeere phyt.

- *(#3-663.24.12)*
- *Ordnung:* Caryophyllales (Nelkenartige). Eigene Familie: Phytolaccaceae (Kermesbeerengewächse)
- *Caryophyllales (Nelkenartige):* Zusammenhalt in der Familie. Möchten dazugehören, deshalb passen sie sich an. Mitgefühl mit den Leidenden der Welt. Bemuttern gern. Mögen Seifenopern und Gesellschaftsspiele.[80]

Geben alles für die Familie. Werden vereinnahmt, ohne sich angenommen und zugehörig zu fühlen.[1] Anpassungsdruck. Neigen dazu, sich vollständig anzupassen. Familie ist das Wichtigste. Gleichgültig machen um sich abzufinden. Unterdrücken den Unmut. Zähne zusammenbeißen. Verstockt. Können sich nicht auf neue Lebensbedingungen einstellen. Abneigung gegen Geschäftliches. Gleichgültig. Verwirrung. Benommenheit.[80]

Beschwerden von Unmut. ***Feuchtigkeit.***

Furcht: vor Unfällen. Angst zu sterben.

Täuschung: Schlangen. Sagt den Tod voraus.

Weinen nachts und während der Menses.

Körperlich: ***Brustdrüsenentzündung*** durch Stillen. Scharlach. Feuchte Kälte. Sehnen und Bänder. Syphilitischer Knochenschmerz. Diphtherie. Tetanus. Kopfschmerz. Sandgefühl unter den Lidern. Brennen. Tränenfluss. Photophobie. Geräuschempfindlich oder abgestumpft. Verzögerte Zahnung. Drang, die Zähne zusammenzubeißen. Abszesse und Tumore. Purpurne Verfärbung der Mammae. Verhärtung. ***Mastitis*** durch Verkühlung. ***Eingezogene Brustwarzen*** *(nux-mosch).* Schmerzhafte Mammae. Krebs an Körperöffnungen. Eiterungen. Hüsteln, bes. nachts nach dem Hinlegen. Einschnürungsgefühl des Herzens. Rückenbeschwerden. Rheuma. Ischialgie. Neuralgischer Schmerz bei Wetterumschwung. Brennende Fußsohlen. Gewichtsabnahme. Appetitverlust, Hunger bald nach dem Essen. Adipositas. Magenauftreibung. Vermindertes sexuelles Bedürfnis. Dysmenorrhö, Ovarien, Neuralgie.

Schmerz: Wund. Prellungsgefühl.

Abneigung: kann nichts Heißes schlucken.

Verlangen nach Bewegung, die aber verschlimmert. Kaltes Wasser, darin baden. Durstig.

Verschlechterung: Durchnässung. Feuchtigkeit. Wetterwechsel. Heiße Getränke. Morgens aus dem Bett aufstehen.

Besser in der Bauchlage. Ruhe. Wärme, frische Luft. Kalte Getränke.

Platinum – Platin (Pt) plat.

- *Name:* spanisch „plata", „platina" = kleines Silber. Härte, Starrheit und Korrosionsbeständigkeit. Reagiert nur mit Fluor. Verwendung in Messgeräten (Maß der Dinge), Präzisionsinstrumente.
- *Gold-Serie:* Macht. Verantwortung. Führungskraft. Autorität. KöniglIn. Selbstverwirklichung. „Ich (be-)herrsche ... Königreich."
- *10. Stadium:* Das Ziel ist erreicht und selbstverständlich. Frei in der Entscheidung. Hochmut. Erfüllung.
- *Miasma:* Sykose (Vermeiden).[4]

Schon immer etwas Besonderes sein. Selbstüberhebung. Extravaganz. Hohe Ideale und Ansprüche. Egozentrisch. „Menscheln" nicht! Von der Außenwelt entfremdet. Sexualität oder nicht sexuell sein. Religiosität. „Ausführende des göttlichen Plans" (Religiosität, Idealismus und Gottlosigkeit). Bezug zu Gemüt, Nervensystem und ***Geschlechtsorganen.***

Beschwerden infolge von: ***Geringschätzung.*** Enttäuschte Liebe und enttäuschter Ehrgeiz. Sexualisierte Gewalt. Tod. Kummer. Unterdrückte Bedürfnisse. Verlassenheit. Kränkung. Widerspruch. Katastrophen. ***Bleivergiftung.*** Syphilis.

Ängste: Seelenheil. Tod. Gewalt. Gesundheit. Mord. Ehemann kommt nicht zurück. Herzkrankheiten. Höhe. Fallen. Spitze Gegenstände. Geister. Religiosität.

Täuschung: ***Eine besondere Rasse*** zu sein. Gewalttätigkeit zum Opfer zu fallen. Größer zu sein, alles erscheint kleiner, besonders nach dem Spaziergang. Teufel.

Träume: Fallen von hohen Orten. Erotisch. Fehlschläge. Wettkämpfe. Krieg.

Körperlich: ***Wechsel von körperlichen und Geistessymptomen***. Vergrößerungsgefühl. ***Ameisenlaufen*** (besonders in den Genitalien). Einschnürungsgefühle (verstärkt nach Entbindung). Starke Libido. Erkrankungen des Eierstocks. Ohnmacht nach Koitus. Verfrorenheit. Rechts.

Schmerzen: Begleitet von Taubheit der betroffenen Teile.

Empfindlichkeit: Berührung der Genitalien.

Abneigung: Fleisch. ***Kinder.*** Familienmitglieder. Liebkosung.

Verlangen: Alkohol. Narkotika. Brot. Süßes. Kaltes Wasser.

Verschlechterung: Bergab gehen. Sitzen oder Stehen. Abend. Ruhe. Fasten. Nachts. Abnehmender Mond. Geburt. Menses. Schwangerschaft.

Besserung: Gehen. Weinen. Außenluft. Spazierengehen. Bewegung. Druck. Reiben. Sonne. Beine spreizen. Essen.

Beruf: KöniglIn. Direktor. Manager. Bischof. Spitzensportler.

Persönlichkeiten: Leni Riefenstahl. Marlene Dietrich (die Göttliche). „Menscheln nicht".

Freude: Anacardium, Argentum metallicum, Belladonna, Ignatia, Lycopodium, Pulsatilla, Rhus toxicodendron, Sepia, Veratrum.

Vergleiche: Iridium. Osmium, ***Palladium,*** Rhodium, Sepia, Stannum, Valeriana.

Plumbum metallicum – Blei (Pb) plb.

- *Plumbum aceticum, Bleiazetat/Bleizucker.* Plumbum carbonicum, Bleikarbonat. Weißes Blei. Trituration. Name: Latein „Plumbum“, englisch „plumber“. Verwendung: Bleischürzen zum Schutz vor Röntgenstrahlung. Gewehrkugeln. Farben. Druckerpressen. „Der Saturn der Alchimisten“.
- *Gold-Serie:* Macht. Verantwortung. Führungskraft. Autorität. KönigIn. Selbstverwirklichung. „Ich (be-)herrsche ... Königreich.“
- *14. Stadium:* Hinter der formalen Fassade verstecken. Ohne Macht und Verantwortung. Gleichgültig. Atrophie. Lähmung. Rigide Religion. Miasma: Polio.

Die Maske der Herrschaft und Verantwortlichkeit. Autorität ist, was allgemein gültig ist. Erstarrung. Schein der Macht wahren. Gedächtnisschwäche (manchmal gutes Gedächtnis für Zahlen). ***Verlangsamte Wahrnehmung.*** Religiöser Eifer.

Beschwerden infolge von: Geistige Erschöpfung. Sexualisierte Gewalt. Vergiftung mit Blei, Kadmium, Aluminium. Unterdrückte Hautausschläge.

Angst: Verfolgung. Vergiftung. Ermordung. Grundlose Angst.

Täuschung: Alle Menschen seien Teufel. Alles dreht sich im Kreis.

Schlaf: Gestört. Schläft beim Reden ein. Lethargie. Sprechen im Schlaf.

Körperlich: Schwindel und Ohnmacht in Menschenmenge. Koma. ***Sklerose.*** Erkrankungen von Muskeln. Nerven. Rückenmark. ***Lähmungen.*** Multiple Sklerose. Kontraktionen. Epilepsie. Hände zittern, beim Versuch sie zu gebrauchen. Alzheimer Demenz. Hyperästhesie. Gicht. Ödeme. Zucken im Gesicht. Gestörte Blutbildung. Appendizitis. Gelbsucht. Asthma. Bright'sche Krankheit. Darmverschluss. ***Verstopfung*** und unwillkürlicher Stuhlabgang nachts im Bett. Tenesmen. Zystitis. Knochentumore. Aphten und ***blaue Linie*** am Zahnfleischrand. Geruchsverlust.

Empfindung: Als ob nach unten gedrückt. Wie verdreht, zusammengeschnürt. Von Nadel durchbohrt. Füße seien aus Holz.

Aufheben des Schmerzempfinden *(Op.)*

Abneigung: ***Widerspruch.*** Schlucken fester Speisen.

Verlangen: ***Brot.***

Verschlechterung: Abends. Bewegung. Menschenansammlung. Berührung. Schlechtes Wetter. Nebel.

Besserung: Druck. Ruhe. Körperliche Bewegung. Strecken.

Äußerlich: Dunkelbraune und rote Hautflecken. Die Haut wird runzelig.

Persönlichkeiten: Königin Elisabeth von England. Masken von Venedig.

Vergleiche: Plumbum aceticum, Plumbum iodatum, Plumbum chromicum. Alumina, Mercurius, Opium, Podophyllum, Thallium.

Psorinum (Nosode) – Krätzebläschen psor.

- *Scabies oder Acrodermatitis,* eine parasitäre Hautkrankheit, durch die Krätzemilbe (Sarcoptes scabiei) verursacht. Weibchen bohren sich in die Oberhaut und legen dort in den Kanälen ihre Eier ab. Krätzmilben haben nichts mit unhygienischen Lebensverhältnissen zu tun, eher wo viele Menschen zusammenkommen. Übertragung von Mensch zu Mensch durch Hautkontakt.[14]

Existenzielle Angst und Unsicherheit. Nur das Überleben zählt. ***Mangel.*** Armut. Geiz. „Kalte Verzweiflung". Selbstaufgabe. Viele Beschwerden. Langer Leidensweg. Mangelnde Vitalität mit Fleiß und Wunsch nach Sicherheit. Pessimismus. Zweifel an der Genesung. Hoffnungslosigkeit. Große Opferbereitschaft. Nach langer, schwerer Arbeit können sie sich nicht mehr aufraffen (immer nur Arbeit ... geht ins Bett und fragt sich: „Wozu das alles?"). Ruhelosigkeit vor Sturm oder Gewitter. Fühlen sich wohl vor einer Krankheit. Leichte Gemütsbewegungen verursachen heftige Beschwerden.[35]

Beschwerden infolge von: ***Emotionale Unterdrückung (über Generationen). Unterdrückte Hautausschläge.*** Überheben. Verletzungen. Nach Infektionskrankheiten.

Angst: ***Armut.*** Zukunft. Tod. Missgeschick. Gesundheit. Krebs.

Träume: Räuber. Gefahr. Lebhaft. Halten nach dem Erwachen an.[35]

Körperlich: Kälteempfindlichkeit. Neigung zum Verheben. Schwäche nach akuter Krankheit. ***Allergie.*** Heuschnupfen. Asthma (liegt mit ausgestreckten Extremitäten). Seit Lungenentzündung. Impfung. Kopfverletzung. Mononukleose. Hautausschläge ***jucken***, kratzen, bis es blutet (besonders in Bettwärme). Rissige Fingerspitzen. ***Ekzeme***. Furunkel und Warzen. Juckender Anus. Ausscheidungen sind übel riechend. Fußschweiß. Augenentzündung bei Rauch, Wind, Staub. Mangelernährung. Krätze. Läuse.

Empfindungen: Wie erschreckt.

Verlangen: Kohle. Fett. Alkohol (Alkoholprobleme). Bier. Süßes (Nachtesser). ***Ständig Hunger.***

Verschlechterung: Winter. ***Wolle***. Fasten. Sinneseindrücke. Licht. Lärm. Kälte. Frisches Obst.

Besserung: Tragen von Mützen. Frischluft. Sommer. Schweißabsonderungen.

Ergänzung: Bacillinum, Sepia, Sulfur (ist hitzig), Tuberculinum.

Vergleiche: Sulfur, Petroleum, Oxygenium.

Vorsicht: Bei akuten Hautausschlägen ist starke Erstverschlimmerung möglich!!!

Pulsatilla pratensis – Küchenschelle puls.

- *Ordnung:* Ranunculales (Hahnenfußartige). Familie: Ranunculaceae (Hahnenfußgewächse).
- *Ranunculaceae Hahnenfußgewächs:* Empfindlich, Entrüstung, möchte gleichmütig bleiben. Wie: nervös elektrische
- *Miasma:* Sykose.

Empfindsam, weich, lieb, nachgiebig und wechselhaft. Verlassenheit darf nicht gefühlt werden. Aufmerksamkeit hilft dabei. ***Bedürftigkeit. Versorgen und umsorgt werden.*** Jammern, aber setzen sich nicht durch. Weinen leicht und werden gern getröstet.

Beschwerden infolge von: ***Verlassenheit***. Alleinsein. Kränkung. Misserfolg. Seit der Pubertät. Eisenmissbrauch.

Angst: Um die Familie. Verlassen zu werden. Insekten. Keller. Hunde.

Täuschung: Gesündigt zu haben.

Körperlich: Veränderlichkeit der Symptome („wie ein Apriltag"). Druck oder festes Binden bessert den Kopfschmerz. Vermehrter Harndrang, besser im Liegen. Einseitige Schweiße. Mumps. Rheumatisch wandernde Schmerzen. Venen. Kreislauf. Hormonelle Störungen. ***Milchfluss außerhalb der Schwangerschaft***. Durstlosigkeit trotz Mundtrockenheit. Leckt die Lippen (Lach., Sulf.). Verdorbener Magen durch Kuchen, Torten, schwere Nahrung. *Auswurf:* Dick, grünlich und ***mild.*** Geschmack bitter. Milde Absonderungen. *Menses:* Stockt und fließt. Veränderlicher Charakter. Unterdrückte Menses durch Nasswerden.

Verlangen: ***Zärtlichkeit. Bemuttert werden***. Kalt Baden. „Weiß nicht wonach".

Verschlechterung: ***Fett.*** Hähnchen und Schweinefleisch. Sonne. Hitze. ***Wenn die Kinder das Haus verlassen.*** Bei Veränderung. Liegen.

Besserung: ***Trost***. Weinen und gewiegt werden. Aufmerksamkeit. Im Freien. ***Frischluft. Gartenarbeit.*** Morgens. In kalter Luft und bei kalten Anwendungen.

Erscheinung: Rötlich blondes Haar. Blaue Augen. Bleiches Gesicht. Riss in der Mitte der Unterlippe.

Ergänzung: Calcium, Kalium sulfuricum, Lycopodium, Silicea, Tuberculinum.

Komplementär: Silicea.

Vergleiche: Cyclamen, Hahnenfußgewächse Lac defloratum, Lacticum acidum. Octopus.

Ranunculus bulbosus – Knollenhahnenfuß Ran-b

- *(#3-642.13.08)*
- *Ranunculaceae Hahnenfußgewächs*
  Empfindlich, Entrüstung, möchte gleichmütig bleiben. Wie: nervös elektrische

Hart arbeiten und ehrgeizig, etwas in der rauen Welt erreichen wollen. Innerlich weich, was sie nach außen nicht zeigen. Es fällt ihnen schwer, sich selbst auszudrücken. Glauben, sich verteidigen zu müssen. Pflichtbewusst. Lehnen eine Situation ab, in der sie ausharren müssen. ***Zwischen Ablehnung und Angewiesen sein.*** Schüchternheit oder Streitsucht aus Unzufriedenheit über die haltlosen Bedingungen. Selbstgespräche über erfahrene Beleidigungen.

Beschwerden infolge von: Wiederkehrender qualvoller Verdruss. [4P] Streitsucht aus Unzufriedenheit mit den haltlosen Bedingungen. Von kleinem Schmerz provoziert redet (mit sich selbst) über die erfahrenen Beleidigungen.[4]. Schnell wütend, bereut auch schnell wieder. Fühlen sich minderwertig. Brauchen Respekt. Empfindlich und leicht beleidigt. Müssen immer fleißig arbeiten. Über die Arbeit verbunden fühlen. Kränkung, Demütigung. Zurückweisung, Vernachlässigung. Schreiben, Nähen, sitzende Arbeit, Alkohol. Delirium Tremens mit Redseligkeit. Übermäßiges Katergefühl. Schluckauf. Pleuritis bei Alkoholikern.

Angst allein zu sein, vor Geistern (Phos. auch die brennenden Stellen)

Wahnidee: sei im Krieg

Körperlich: Rheuma, besonders der Brustmuskulatur. Schmerz, Nerven, Pneumonie oder Pleuritis mit stechendem Schmerz. Wundheit und Zerschlagenheit im Brustbereich. Intercostalneuralgie, Schießen in der Brust. Husten, Herpes zoster. Schmerzen nach Herpes. Schmerz: punktuell, im Brustkorb-Bereich. Hautausschläge mit bläulichen Blasen. Warzen, Ekzeme, Heuschnupfen, Heiserkeit. Kopfschmerz durch Ärger. Epilepsie, Überempfindlich gegen Schmerz. *Schmerzen* und brennen an kleinen, umschriebenen Stelen (linker oberer Schulterblattwinkel, Rippen, Wirbelsäule).

Verschlechterung: beim Durchatmen, auf der schmerzhaften Seite liegen, *Verschlimmerung* durch Berührung. Alkohol, Bewegung, Wetterwechsel, Feuchtigkeit, Kälte, **Temperaturwechsel**

Besser: durch Wandern.

Miasma: Malaria[4P]

Vergleiche: Acon., Hell., Ran., Puls, Cimic., Staph., Clem.

Rhododendron chrysanthum – Schneerose Rhod

- *rotblättrige Alpenrose/Schneerose*
- *(#3-664.63.10)*
- *Goldener Rhododendron.* Familie: Ericaceae (Heidekrautgewächse). Armut in Familie. Versuch, Mangel durch Ausdehnung zu kompensieren.

Fühlen sich nicht anerkannt/zugehörig. Versuchen, durch Kompetenz Respekt zu erlangen. Muss Haltung bewahren kann sich keine Blöße geben.[1]. Vergesslich. Fehler beim Schreiben. Verwirrt. Große Schwäche nach geringster Anstrengung. Teilnahmslos mit Abneigung gegen Beschäftigung. Reizbarkeit ohne offensichtlichen Grund.

Beschwerden infolge von: **Missachtung, Respektlosigkeit. Donnerwetter,** stürmischem Wetter. Verstauchung. **Nass werden.** Kälte.

Furcht: Erwartungs- und Versagensangst. Unwetter, Donner. Stets auf der Hut, auf alles gefasst.

Täuschung: Sei verachtet, ausgestoßen. Sei berauscht.

Träume: Jemand ruft nach ihnen.

Körperlich: Rheuma und Gicht, besonders im Sommer. Haar ergraut. Schwindel. Kopfschmerz wie durch Fremdkörper. Augenschmerz wie Stiche. Ohren – Geräusche von Brummen und Läuten. Nase verstopft, auch einseitig. Neuralgie der Zähne. Zahnfleischschwund. Geschmacksverlust der Nahrung. Durst fehlt. Magendruck, Einschnürungen. Aufstoßen, Auftreiben, Diarrhoe. Husten trocken. Atemlos, erschöpfend. Pleuraschmerz. Häufiges Urinieren. Hoden schmerzhaft bei Berührung. Erotische Träume. Abneigung gegen Koitus. Anhaltende Erektionen. Verwirrung nach Koitus. Wundsein und Trockenheit zwischen Genitalien und Oberschenkel. Hautjucken, Erysipel, brennen. Rücken und Nackensteifigkeit wie verstaucht. Gelenkschmerz bes. in Ruhe, raues Wetter, vor Gewitter. Wetterwechsel. Nachts. Besser durch Bewegung. Schlaflos durch Schmerzen. Schweregefühl der Füße. Wie eingeschlafen. Muss sich ständig bewegen. Eiskalte Füße nachts.

Empfindungen: wie verstaucht. Schießende Stiche. Reißen, bohren, rasch wechselnde und lähmende Schmerzen.

Verlangen: Bewegung. Schokolade. Salz. Medizin. Morphinismus.

Abneigung: Fett, Milch, Gewürztes.

Empfindlich: Gegen Wind, Sturm, nasses Wetter.

Verschlechterung: Vor einem Gewitter. Ostwind. Nachts, kalte Luft.

Besser: Wärme, Bewegung,

Bedenke: Rhus-tox., Ledum, Heidekraut, Bärentraube

Rhus Toxicodendron, Toxicodendron quercifolium – Gift Sumach Rhus-tox.

- *(#3-655.42.02)*
- *Bot.:* Toxicodendron pubescens. Eichenblättriger Giftsumach. Familie: Anacardiaceae (Sumachgewächse). In unterdrückenden Strukturen gefangen. Versuch, sich unterzuordnen oder daraus zu entfliehen. Heimat ist Nordamerika und Ostasien. Bis zu 2 m hoch, wächst im Sumpf. Alle Pflanzenteile weisen einen Milchsaft auf, der sich an der Luft schwarz färbt, macht Hauterscheinungen. Für Tiere ist das Gift tödlich.
- *Anacardiaceae/Rautenartige – Sumachgewächse* Versuch, der Unterdrückung zu entfliehen, können sich nicht befreien.[4] Verschl.: im Haus, Bewegungseinschränkung.[4] Wie: Starr, steif, feststecken, gelähmt, Krämpfe, Druck.

Haltung bewahren. Kühle Distanz mit Liebenswürdigkeit. Sich zusammenzureißen. ***Pflichtgefühl. Immer in Bewegung.*** Ruhelosigkeit. Geschäftig/Geschäftlich. Geldthemen. Aberglauben, fixe Ideen. Argwohn. Schwermut.

Beschwerden infolge von: Verlust. Schreck. Gefangen sein, sich nicht bewegen zu dürfen. Eingeschränkt sein.

Furcht: Nachts. Vergiftet zu werden. Das etwas passiert. Vor dem Bösen. Verletzt zu werden.(Gefahr kommt aus der Familie).

Träume: Reisen, Wanderung, Ausflüge.

Körperlich: Rheuma. Alles ist steif und knackt. Hautausschläge. Kopfschmerz vor Sturm, durch Nackensteifigkeit. Empfinden, als wäre „Gehirn lose".(Acid-mur). Steifigkeit beim Erwachen. Rückenschmerz. Lumbargo. Ischialgie bes. durch langes Sitzen. Taubheitsgefühle in Armen und Beinen. Beschwerden der Sehnen und Faszien. Husten vor dem Froststadium. Plötzlicher Kälteschauer, bes. nachts. Schwitzen, außer am Kopf. Angina Pectoris. Unruhige Beine nachts im Bett. Jucken in den Händen. Gesten wie Geldzählen. ***Bläschenausschlag. Gürtelrose.*** Herpes labialis und genitalis. Ausschläge zwischen Oberschenkel u. Genitalien. Ekzeme. (Besser durch kochend heißes Wasser). Harninkontinenz, bes. der Jungen. Bettnässen. Akut bei Zerrungen und Überanstrengungen, Verstauchung. (Ruta). Erkältung.

Empfinden: wie abgestorben, zerschlagen, gezerrt, verrenkt.

Abneigung: Fleisch

Verlangen: kalte Milch, Eis, Joghurt. Käse. Süßes. Sich strecken. Lageveränderung.

Verschlechterung: Kälte, Feuchtigkeit, Zugluft, Wetterwechsel. Morgens. Abends. Nachts in Bettwärme, Ruhe. Beginnende Bewegung. Überanstrengung. Entblößen der Extremitäten.

Besser: trockene Hitze, warmes Bad. Wärme. Heiß duschen. Fortgesetzte Bewegung. Schwitzen.

Komplementär: Calcium, Bryonia.

Vergleiche: Hedera, Ferrum, Mec., Sepia., Jodum., Dulc.

Ruta graveolens – Weinraute ruta

- *(#3-655.41.12)*
- *Familie:* Rutaceae (Rautengewächse). Versuchen, mit Hilfe von Perfektion den Erwartungen zu entsprechen. Erfolgreich bis kurz vor Erreichen des Zieles. Sie lieben es, hart zu arbeiten und immer beschäftigt zu sein. Überanstrengung und tiefe Erschöpfung.

Sich in einer unangenehmen Situation aufreiben[93]. Kontrolle ist besser als Vertrauen. Langsam im Denken und Begreifen. Neigung zu Widerspruch. Verdrießlich. Misstrauen. Unflexibel. Ruhelos.

Beschwerden infolge von: Sich gefügt zu haben ohne es zu wollen. Unfall und Verletzung. Abkühlung. Medikamentenabusus. Operation.

Furcht: Tod (besonders im Fieber). Ohnmacht, Krankheit. Wasser. Höhe. Ohnmacht. Panikattacken.

Täuschung: Jemand sei hinter ihm.

Träume: Gespenster. Verwirrend und anstrengend.

Körperlich: Rigidität. ***Überanstrengung.*** Steifheit. Schwindel. Kopfschmerz (als ob ein Nagel in den Kopf getrieben würde). Augenüberanstrengung. Rheuma. Rückenschmerz. Knochenschmerzen. Verletzung der Knochenhaut. Nervenschmerz. Verletzung. Verrenkung. Verstauchung und Frakturen. Tendinitis. Ganglion. Karpaltunnelsyndrom. Sehnenentzündung. Schleimbeutelentzündung. Dupuytren'sche Kontraktur. Lahmheit. Kniesehnen wie verkürzt. Erysipel. Warzen an den Handflächen. Afterprolaps.

Empfinden wie: Gequetscht. Zerschlagen. Lahm.

Verschlechterung: Überanstrengung. Heben. Verletzung. Beginn der Bewegung. Näharbeiten und feine Arbeiten.

Besserung: Liegen. Wärme. Reiben und Bewegung.

Sabadilla, Schoenocaulon off. – Mexikanisches Läusekraut sabad.

- *(#3-633.65.13)*
- *Ordnung:* Liliales (Lilienartige).[14] Familie: Melanthiaceae (Germergewächse). Haben ihren Platz gefunden. Müssen aber ihr großartiges Image aufrechterhalten, damit sie nicht fallengelassen werden.

Möchten von der Gemeinschaft oder spirituellen Führern angenommen sein. Fürchten aber, als abstoßend oder unzuverlässig gesehen zu werden. Möchten nicht gesehen werden. Fühlen sich ***wie der letzte Dreck (behandelt).*** Reizbarkeit. Streiten und schimpfen. Misstrauen. Schreckhaftigkeit. Mangelnde Lebenswärme. Erwachsene mit kindlichem Verhalten. Geben ihre Kompetenzen an spirituellen Führer ab.[80]

Beschwerden infolge von Eile. Untreuem/r Partner/in. Von einer stärkeren Person überwältigt (z. B. Stalker oder Guru).

Ängste: vor Tieren. Würmern. Tod. Krankheiten. Armut. Verlust der Vitalität oder Liebe.

Täuschung: Dass die Seele den Körper verlässt. Trennung oder Schrumpfung von Körperteilen. Unheilbare Krankheit. Schwangerschaft.

Träumt, dass sie anderen helfen und glücklich machen. Erotisch. Vom Fliegen.

Körperlich: Nervensystem. ***Neuralgien.*** Blutungen und Ohnmachtsneigung. Schwindel. Heuschnupfen. Asthma. ***Erkältungen.*** Heftiges Niesen. Trockener Reizhusten (durch Kälte). Empfinden im Hals, als wenn die Haut lose herabhängt. Atemwegsbeschwerden. Asthma durch Emotionen oder Katzen bzw. Hundehaare. Verdauungsstörungen. Rückenschmerzen. Ischialgie. Vitiligo. Würmer.

Empfindungen: Zusammengeschnürt. Eingeengt. Kratzend. Wie von einem Faden.

Empfindlichkeit: Gerüche.

Verlangen: Warme Getränke. Zitronen. Zwiebeln. Äpfel. Knoblauch. Alkohol. Wolfshunger. Zu spielen.

Verschlechterung: Kälte. Frische Luft. Vollmond. Essen, Äpfel, Milch. Lange Fahrten. Kleinste Bewegung.

Besserung: Wärme. Warme Speisen und Getränke. Arbeit. Ablenkung.

Komplementär: Sepia (und können auch länger einer spirituellen Führung folgen, als es ihnen gut tut.)

Sabina (Juniperus sabina) – Sadebaum sabin.

- *(#3-555.15.08)*
- *Ordnung:* Coniferales (Koniferen). Familie: Cupressaceae Zypressengewächse). (Sankaran: Kiefernartige (Pinales/Coniferae).
- *Koniferen Pinales – Nadelholzgewächse:* Zwangskultivierung. Spaltung, Trennung. Rigide.
- *Cupressaceae – Zypressenfamilie:* fühlen sich in ihrem Glaubenssystem eingeschränkt und möchten deshalb ausbrechen.

Wegen Überforderung und Überverantwortlichkeit die eigenen Bedürfnisse übergehen. Überverantwortlichkeit, vor allem für die Familie. Verdrießlichkeit. Gleichgültigkeit. Ärger. Ängstlichkeit. Schweigsamkeit. Nehmen an keiner Freude teil, jedoch nicht missvergnügt. Kümmern sich um nichts. Gleichgültigkeit. Sehr ärgerlich. Weinen laut. Kleinlaut, niedergeschlagen. Freudlosigkeit. Gefühl von Ermattung in allen Gliedern. Leicht verwirrte, ängstliche Gedanken. Können nichts bei sich behalten. Gedächtnisschwäche. Unaufhörliches Weinen. Außer sich sein. Absonderungen.[33]

Beschwerden infolge von: Schlechte oder traurige Nachricht.

Täuschung: Große Ängstlichkeit, als wenn sie etwas Böses zu erwarten hätten.

Träume: Wecken aus dem Schlaf. Verhindern Schlaf. Ängstlich. Unruhiger Schlaf mit verworrenen Träumen. Häufiges Erwachen. Langes Herumwerfen im Bett.

Körperlich: Wie übernächtigt. Peinlichkeit. Ängstlich klemmendes Gefühl in der Gegend des Pylorus, Empfindlichkeit auf tiefes Draufdrücken, besonders vor dem Essen. Auftreibung der Bauchdecke; sie glauben, platzen zu müssen. Kribbeln in den Brustwarzen mit wollüstigem Gefühl. Arthritis (besonders linkes Handgelenk). Reißen, Stechen und Auftreibung des Gelenkes. Dysmenorrhö. Abort. Blutungen seit der Geburt. Myom. Menstruationsbeschwerden, wie Stechen in der Vagina. Schmerzen in der Leiste/im Oberschenkel. Ohnmacht im Stehen. Warzen.

Verschlechterung: ***Musik*** (Nat-c., Nux-v., Sep.). Sonne. Wärme. ***Bettwärme***. Nebel. Hängenlassen der Glieder (Puls.). Schwangerschaft. Klimakterium. Berührung.

Besserung: Beine kreuzen (Lil-t., Nux-v., Puls., Sep., Zinc.). Kälte. Frischluft. Druck.

Miasma: Krebs.[4] Kontrolle behalten, trotz Gefühl von Abgeschnittenheit.

Vergleiche: Koniferen, Sepia, *Thuja, Wacholder, Eibe, Kiefer, Tanne*

Sanguinaria canadensis – Kanadische Blutwurz sang

- *#3-642.17.08)*
- *Ordnung:* Ranunculales (Hahnenfußartige). Familie: Papaveraceae (Mohngewächse). Mehrjährige kleine Stecherbse, 50 cm hoch. Sie entwickelt nach der Blüte eine Fruchtkapsel mit vielen kleinen Samenkörnchen. Inhaltstoffe: Alkaloide, wie Sanguinarin und Chelerythrin. Diese erhöhen den Tonus der glatten Muskulatur von Darm und Gebärmutter und setzen so die Zellatmung herab. Muskelstarre und Atemlähmung. Abkochungen verursachen innerlich Erbrechen, Durchfall, Lähmungen und Kollaps. Bei Hautkontakt kommt es zu Schleimhautreizungen und Blasenbildung.

Fühlen sich schwach, obgleich sie äußerlich alles im Griff haben. Müssen ***hart arbeiten,*** damit sie sich nicht ausgeschlossen fühlen. Versuchen, durch Arbeit von Schmerz und ***Schrecken loszukommen.*** Nächstenliebend, verlangt wenig für sich. Scheu vor Nähe. Zurückhaltende Sexualität. Angst, ausgeliefert zu sein.

Täuschung. Klein sein. Minderwertigkeitskomplex. Auf Reisen sein. Andere würden schnell sprechen.

Körperlich: Rechte Seite. ***Periodizität.*** Migräne und Kopfschmerzen mit Übelkeit. Zyklusabhängig oder im Klimakterium mit Hitzewallungen. Seh- und Hörstörungen, die mit Schwindel einhergehen. Schweiß. Herzbeschwerden und Schwindel. Übelkeit. Klimakterium (Bluten bis ins hohe Alter). Hektische Röte. Akne im Gesicht. Schulterschmerz rechtsseitig. Allergien (Rosenallergie). Allergisches Asthma. Kombination Asthma und Sodbrennen. Pertussis. Pneumonie. ***„Brennende“ Fußsohlen***, streckt sie aus dem Bett (Sulf.). Rheuma. Schwäche.

Empfindungen: Pochen. Brennende Schmerzen und Wallungen.

Empfindlichkeit: Gerüche. Blumen und Pollenflug.

Verlangen: Pikantes. Unstillbarer Durst. Alkohol(-ismus).

Abneigung: Butter.

Verschlechterung: Wärme. Sonne. Kälte. Zugluft. Geräusche. Süßigkeiten. Bewegung. Berührung. Klimakterium. Periodisch.

Besserung: Schlaf und Dunkelheit. Liegen. Aufstoßen. Blähungsabgang. Erbrechen. Saure Speisen.

Ergänzung: Antimonium tartaricum, Phosphorus, Sarsaparilla.

Sambucus nigra – Schwarzer Holunder samb.

- *(#3-666.61.12)*
- *Ordnung:* Dipsacales (Kardenartige). Familie: Adonaceae – Moschuskrautgewächse. Davor gehörte sie lange Zeit zur Familie der Caprifoliaceae (Geißblattgewächse) oder es wurde ihnen eine eigene Familie (Sambucaceae) zugewiesen.[14]

Große Anstrengung um die Liebe, die nicht wirklich Erwiderung findet, oder ihre Freiheit beschneidet.[80] Unzufriedenheit und Verwirrung. Sich im „Dunkeln" verloren haben. Besorgnis. Ruhelosigkeit. Verwirrung. Tod. Demenz. Schwere Schicksalsschläge. Halluzinationen. Ruhelosigkeit. Fehler beim Schreiben.

Beschwerden infolge von: „Wenn das Kind bereits in den Brunnen gefallen ist." ***Im Dunkeln verirrt*** (Drogenmissbrauch). Verwirrung. Tod. Demenz. Schwere Schicksalsschläge. ***Tiefe Verluste.*** Durch Pech und Schwefel gegangen. ***Schreck.***

Täuschung: Halluzinationen.

Körperlich: Schnupfen. Heiserkeit. Viel zäher Schleim. Atmungsorgane. Empfindung wie Ersticken, müssen sich aufsetzen. Asthma mit Schweiß. Krupphusten, Keuchhusten. Haut. Reichliche Schweiße. Durstlosigkeit. Fieberschübe. Periodisch. Knochenschmerzen. Leber- und Gallenerkrankungen. Übelkeit. Auftreibung. Koliken. Durchfall. Nierenerkrankungen. Angina pectoris. Aufgedunsen und bläulich verfärbt. Schläfrig, aber schlaflos.

Empfindung: Schwellung.

Verschlimmerung: Ruhe. Liegen. Mit dem Schlaf. Schreck. Trockene, kalte Luft. Obst.

Besserung: Bewegung. Druck. Aufsetzen.

Märchen: Frau Holle: „Pech ist, das eigene Schicksal nicht anzunehmen." Anstatt dem eigenen Ruf zu folgen, hat Pechmarie nur das getan, was ihr aufgetragen war.

Vergleiche: Aconitum, Belladonna und Nachtschatten, Chloratum, Tuberculinum.

Sarsaparilla officinalis, Smilax off. – Sarsaparillwurzel
sars

- *(#3-633.62.08)*
- *Ordnung: Liliales (Lilienartige)* [14] Familie: Smilacaceae (Stechwindengewächse). Konflikt zwischen Abhängigkeit und Liebe. Wie sie es machen, etwas ist immer falsch. Romeo und Julia. Sich reglementiert fühlen. Leicht beleidigt und wortkarg. Mythologie: Griechischer Mythos von der Liebe eines Sterblichen und der Waldnymphe Smilax. Tragischerweise wird er in einen Krokus und sie in einen Brombeerstrauch verwandelt.

Idealistische Vorstellungen von der Liebe. ***Anklammern und Ringen um Halt, ohne sich wirklich auf jemanden verlassen zu können.*** Versuchen sich anzupassen, um dazu zu gehören. Fühlen sich übergangen, unerwünscht und ignoriert. Vergänglichkeit. Können sich mit Wandel nicht abfinden. Müssen ***alles planen,*** um für schwierige Situationen vorbereitet zu sein. Leicht beleidigt. Fühlen sich reglementiert (auch durch Pflichten und Schulden). Schweigsamkeit. Beleidigt. Wechselnde Launen. Auch extrovertiert. Attraktiv, fleißig, dynamisch und ehrgeizig. Überarbeitung. Niedergeschlagenheit, leer wie in einem Vakuum. Finden keinen Kontakt mehr zu anderen.

Beschwerden infolge von: Schwäche und Trägheit nach Abschied und Abhängigkeit. Verlust. Beengte Wohnverhältnisse. Strenger liebloser Vater, von der Mutter gezwungen. Wie niemanden auf der Welt zu haben, ohne ein Dach über dem Kopf.

Fürchten, andere zu verletzen. Liebesentzug. Krankheit. Armut. Wie ein Ausgestoßener behandelt zu werden.

Täuschung: sei ohne Freunde.

Träume: erfolglose Bemühungen. Unfälle. Katastrophen. Den Zug zu verpassen. Tote. Geister. Anstrengend und ärgerlich.

Körperlich: Erschöpfung. Kopfschmerz. Schwindel. Asthma. Lungenentzündung. Magenübersäuerung. Auftreibung. Verstopfung. Hautausschläge nach heißem Wetter und Impfungen. ***Zystitis*** (unwillkürliches und unbemerktes Tröpfeln des Urins beim Sitzen). Nierenentzündung. Nierenkolik. Eingezogene Brustwarzen. Stillprobleme. Risse an den Händen und Fußsohlen. Rheuma. Gicht. Urtikaria. Psoriasis.

Verschlechterung: Feuchtigkeit. In der Nacht. Hitze. Wasserlassen. Gähnen.

Abneigung: Zwiebeln.

Verlangen: Alkohol.

Miasma: Ringworm.

Selenium – Selen (Se) sel.

- *Herkunft:* Nach der griechischen Göttin Selene. Kommt im Körper besonders in Zähnen und Knochen vor. Die Leitfähigkeit verändert sich entsprechend der empfangenen Lichtmenge. Verwendung: Kopierer, Batterien, Solarzellen, Fernseher und Kameras. Oft in Verbindung mit Tellurium und Sulfur gefunden.
- *Eisen-Serie:* Schutz. Angriff/Verteidigung. Erledigung von Pflichten für die Gemeinschaft. Praktisch, es gut machen.
- *16. Stadium:* Alles ist vorbei, aber in der Phantasie noch was Großartiges sein. Ekel. Verwahrlosung. Miasma: Lepra. Ekel. Verachtung. Schmutz. Ausgestoßenheit.[4]

„Nicht lassen können, was man nicht mehr sein kann."[1] Ehrgeiz. Erschöpfung. Überanstrengung. Ausschweifung. Vergesslichkeit in geschäftlichen Dingen, doch das Vergessene erscheint in Träumen. Leicht erschöpft von geistiger und körperlicher Arbeit. Gedächtnisschwäche. Schwäche. Depression. Religiöse und erotische Phantasie. Reizbarkeit durch Lärm, Menschen und Gespräche.

Beschwerden infolge von: ***Arbeitsüberlastung.*** Sonne. Syphilis. Ausschweifungen. Alkohol. Flüssigkeitsverlust. Tee- und Tabakgenuss.

Körperlich: ***Schwäche. Gewichtsabnahme.*** Vorzeitiges Altern. Schweiß. Akne. Übel riechende Schweiße. Schwindel. Schlaflosigkeit. Alkoholismus. Diabetes. Haarausfall am ganzen Körper. Kondylome. Ekzeme. Juckreiz am After. Seborrhö. Mitesser. Akne. Psoriasis. Stottern. Ischias. Osteoporose. Husten. ***Laryngitis.*** Seufzen. Aufstoßen. Unwillkürliches Harnträufeln beim Gehen, nach Urinieren oder Stuhlgang. Stuhlverstopfung enormen Ausmaßes, die mechanisch entleert werden muss (Sanic., Sars. hat Harnträufeln im Sitzen).

Abneigung: Salziges.

Verlangen: Sucht nach Alkohol, Stimulanzien, Tee.

Verschlimmerung: Tee, Wein, Zucker, Limonade. Hitze erschöpft. Schlafmangel. Zugluft. Berührung. Druck. Bewegung. Ruhe. Geistige Anstrengung.

Besserung: Nach Sonnenaufgang. Kalte Luft.

Erscheinung: Glänzende Gesichtshaut. Aufgesprungene Oberlippe.

Komplementär: Caladium seguinum, Natrium carbonicum, Staphisagria.

Vergleiche: Agnus castus, Caladium seguinum, Mercurius, Phosphoricum acidum, Rauwolfia, Stannum, Sulfur, Tellurium.

Sepia – Tintenfisch sep.

- *Ordnung:* Sepiida (Sepien). Familie: Sepiidae. Kopffüßler mit zehn Armen. Weichtier. Sepia = Tintenschnecke.[14] Sie können sich durch Hautpigmente verschiedener Umgebung farblich anpassen. Verschwinden bei Gefahr hinter einer dunklen Wolke ausgestoßener Tinte aus konzentriertem Melanin. Schwimmen nach dem Rückstoßprinzip.[14] Weibchen werden gelegentlich von männlichem Tier umklammert und zur Begattung „verschleppt." Kurz nach der Eiablage sterben die Tiere häufig.[14]

Hohes Verantwortungsgefühl führt zur Überforderung („muss zehn Arme gleichzeitig haben"; muss alles alleine schaffen: Familie, Beruf ...; „macht ja sonst keiner"). Erst Aktivismus (nach Trauma), dann Reizbarkeit als Abgrenzung. Scharfzüngig. ***Möchte in Ruhe gelassen werden, allein und autonom sein.*** Später Gleichgültigkeit, besonders gegen das, was sie am meisten liebten. Depression und Erschöpfung. „Alles hängt an mir!". Empfindlich gegen ***Ungerechtigkeiten/nicht gewürdigt sein.*** Weinen scheinbar grundlos, beim Erzählen der Symptome oder beim Sex.

Beschwerden infolge von: ***Entwürdigung der eigenen Geschlechtsidentität.*** („Die Würde der Frau ist unantastbar!" – ist sie das?) Übergriffe. Verachtung. Ungerechtigkeit. Über Empfindungen hinweggehen. Tod des Kindes. „Strapazierter Uterus".

Ängste: Fremdbestimmung. Existenz. Zukunft. Gesundheit. Schlimmes könnte geschehen. Fahren. Demütigung. Nicht ernst genommen werden.

Körperlich: Linke Seite. Psora. Schwäche. Hormonstörungen. Probleme der Menses (Putzen vor Menses). Haut. ***Pigmentflecken.*** Obstipation. Rückenschmerzen. Ohnmacht. Flüssigkeitsverlust. Gerüche. Fahren.

Verlangen: Schokolade. Süßsauer. Kreuzen der Beine.

Abneigung: Milch. Sex. Enge am Hals.

Besserung: Harter Druck im Rücken (Rückenschmerzen). Tanzen. Im Freien. Ablenkung. Beschäftigung.

Verschlechterung: Vor Gewitter. Menses. Schwangerschaft. Abtreibung. Stehen.

Persönlichkeiten: Carmen. Emma Peel. Yentl.

Antidote: Essig. Säure. Aconitum napellus, Antimonium crudum.

Komplementär: Ignatia, Lycopodium, Natrium muriaticum, Sabadilla.

Ergänzung: Gelsemium, Ignatia, Kalium carbonicum, Natrium carbonicum, Natrium muriaticum, Nux vomica, Phosphorus, Psorinum, Pulsatilla, Sabadilla, Sulfur, Tuberculinum.

Vergleiche: Lac equinum, Meeresmittel: Murex, Octopus vulgaris (Halt suchend), andere Kraken. Natrium hypochlorosum/Bleichlauge (Weinen. Genitalien und Schleimhäute. Herabdrängen des Uterus. Leberflecken).

Silicea – Kieselsäure sil.

- *Kieselsäure* ist formgebende Kraft im Bindegewebe. Gibt Halt.
- *Silicium-Serie:* Beziehungen. Zuhause. Familie. Nachbarschaft. Verbindungen mit anderen Menschen. „Bin ich geliebt oder nicht?"
- *10. Stadium:* Das Ziel ist erreicht und selbstverständlich. Entscheidungsfreiheit. Hochmut.
- *Miasma:* Sykose: Verstecken. Vermeiden. Annehmen.

Image der Familie aufrecht/sauber halten. Empfindlichkeit gegenüber allen Eindrücken. Perfektion. Image. Verfeinerung. Kultiviertheit. Nachgiebigkeit. Schüchternheit. Fehlender Halt. Eigensinn mit Sturheit bei festen Überzeugungen (richtig und falsch/schwarz und weiß). Geringes Selbstvertrauen. Zerbrechen an den Maßstäben. Hochgeistig. Hellsichtigkeit. Fixe Ideen. Nervosität. Gereiztheit. Unentschlossenheit. Mutlosigkeit. Gedächtnisstörungen. Kräfteverfall. Weinen leicht und tränenreich.

Beschwerden infolge von: Von der Familie ausgenutzt, zerbrochen. Verletzungen der Wirbelsäule. Überforderung des Geistes. Unterdrückter Schweiß. Impfung. Regeln.

Ängste: Nadeln und Spritzen. Misserfolg. Fixe Ideen von Gut und Böse.

Träume: Verletzungen. Glashaus. Schnee. Nicht schreien können. ***Schlafwandeln.***

Körperlich: Frostigkeit/Mangel an Lebenswärme. Infektanfälligkeit. Kopfschmerzen erstrecken sich über den Kopf bis in die Augen. Schwindel. Unterernährung wegen mangelnder Assimilation. Schwächlich mit zarter Haut, blassem Gesicht und schlaffen Muskeln. Erkälten sich leicht. Empfindlich gegen ***kalte Luft*** (Kopfbedeckung bessert). Nebenhöhlen. Kopfschweiß. ***Fußschweiß. Akne hinterlässt Narben.*** Zahnfisteln. Tumore. Mastitis und Knoten in der Brust. ***Eiterungen und Abszesse***. Veränderungen der Nägel, ***weiße Flecken der Nägel.*** Haarausfall. Gerstenkörner. Verstopfung und zurückweichender Stuhl. Fissuren.

Empfindlichkeit: Sinneseindrücke. Impfungen.

Verlangen: Milch. Eier. Heißhunger mit rascher Sättigung.

Abneigung: Milch. Fleisch. Fett.

Verschlechterung: ***Winter. Kälte***. Erschöpfung. Alkohol. Neumond. Vollmond. Nachts. Nach Baden. Impfung. Koitus. Milch und ***Muttermilch.***

Besserung: ***Wärme.*** Sonne. Kopf einwickeln. Klarheit. Reinheit. Struktur.

Erscheinung: Adrett. Feines (blondes) Haar. Asthenisch mit kleinem Bäuchlein.

Vergleiche: Calcium, Causticum, Hepar sulfuris, Kalium phosphoricum, Phosphorus, Picricum acidum. Edelsteine, Bergkristall, Liliengewächse, Bäume.

Ergänzung: Calcium carbonicum, Carcinosinum, Pulsatilla, Sanicula aqua, Thuja. (Mercurius und Silicea folgen gut.)

Unverträglichkeit: Mercurius.

Spongia tosta – Meeresschwamm spong.

- *Gerösteter Meeresschwamm (Badeschwamm).*
- *Ordnung:* Dictyoceratida (Hornschwämme). Familie: Spongiidae. Badeschwamm. Wurde früher bei Verletzungen zur Blutstillung verwendet. (Die Pflanzenstruktur ist sehr siliciumhaltig, deshalb haben sie wenig Fressfeinde.)

Nachgiebig aus einem Gefühl der Wehrlosigkeit. Dürfen Ansprüche und Aggressionen nicht äußern, könnten sonst ***den Schutz verlieren***. Störung in „Vaterbeziehung". Unterstützung und Schutz in Beziehung ist wichtiger als emotionale Verbundenheit. Mögen nicht allein sein. Verlangen, zu singen und fröhlich zu sein. Oder Einsilbigkeit/Verschlossenheit. Gewohnheitsmenschen. Die Umgebung macht sie krank. Hüten alten Groll nach schlechten Erfahrungen. Möchten sich nicht bewegen (ändern). Konservativ. Rückzug.

Beschwerden infolge von: Angst.

Ängste: Alles muss sicher, stabil und überschaubar sein. Sterben. Krankheit. Krebs. Farbe Schwarz. Wasser (Wasserliebe), Sturm (auch als befreiend erlebt). ***Panikattacken (brauchen jemanden, der sich um sie kümmert).***

Träume: Wasser. Geburten. Kindliche Gesichter. Gespenster. Aggression im Schlaf.

Körperlich: Erschöpfung. ***Krampfhafte Zustände.*** Krampfhusten, der völlig hilflos macht. Atemwegsbeschwerden. Halsschmerzen. Ziehen in den Beinen. Herpes der Unterlippe. ***Asthma*** und Erkrankungen der Atemwege. Krupphusten. Empfindung wie zusammengepresst. Lähmende Schmerzen der Muskeln. Bewegungsunfähigkeit. Hyperthyreose. Hunger, nimmt aber nicht zu. Herzklopfen. Hitzewellen. Mastopathie. Probleme bezüglich Menstruation. Drüsenverhärtung. Hodenentzündung. Kropf.

Schmerzen: Stechend, durchbohrend, eindringend.

Unverträglichkeit: Süßes und Kaffee (Durchfall).

Abneigung: Ungerechtigkeit. Hunger in der Welt.

Erscheinung: „Blonde Sepia".

Vergleiche: Meeresmittel. Sepia, Silicea, Calcium silicatum.

Stannum – Zinn (Zn) stann.

- *Name:* Latein „Stannum" = Zinn. Verwendung: Zinngeschirr. Konservendosen (rostet nicht).
- *Silber-Serie:* Kreativität. Darstellung. Show. Anklang finden. Glänzen. Wissenschaft. Kunst. „Ich stelle dar ... Bühne."
- *14. Stadium:* Polio. Ausgelaugt. Verstecken sich hinter formaler Fassade. Ohne Macht und Verantwortung. Gleichgültig. Atrophie. Lähmung. Rigide Auffassung von Religion.

Müssen einen guten Eindruck hinterlassen.[4] ***Sinn. Erschöpfung. Überholte Ideen und Werte. Zerfall des Ruhmes.*** Scheitern durch Abschieben von oder Verzicht auf ihre Kreativität. Sensibilität. ***Lebensaufgabe.*** Aus Sicherheitsdenken, das Leben nicht genießen dürfen.[93].2 ***Ziellose Aktivitäten.*** Machen keine Arbeit zu Ende. Beginnen Neues. Können die Gedanken nicht sinnvoll ordnen. Zu schwach, um zu seinem Wort zu stehen. Hartnäckige Gedanken. Hoffnungslosigkeit. Jammern. Klagen. Reizbarkeit. Unzufriedenheit. Trägheit. Konzentration fällt schwer. Mutlosigkeit. Möchten fortwährend weinen. Möchten schreien und können nicht. Weichen aus.

Beschwerden infolge von: Gemütsbewegungen. Schicksalsschläge. Dreiecksbeziehung der Eltern (Untreue des Vaters). Nach Erfahrungen des Ertrinkens. Tuberkulose.

Angst: Kritik. Ermahnung. Zukunft.

Träume: Erotisch, mit vermehrtem sexuellen Verlangen.

Täuschung: Als ob die Dinge weit entfernt sind.

Körperlich: Ganz verausgabt, als ob die Brust leer wäre, besonders bei Erkrankungen von Kehlkopf, Bronchien oder Lungen. Kurzatmigkeit und Husten (Kali-i., Sep.). Nachtschweiß. Schwäche (bei Sängern). Zittern. Trigeminus. Probleme von Lunge, Abdomen und Blase. Auftreibungen. Koliken. Wurmbefall. Gefühl, bewusst atmen zu müssen. Bewegung kann Atemnot verursachen. Verausgabung. ***Zu schwach, um zu sprechen.*** Schreibkrampf. Vitiligo.

Schmerzen: Nehmen allmählich zu und ab. Neuralgisch. Gesicht. Magenschmerzen besser durch Druck (Coloc., Bry.).

Abneigung: Milchprodukte. Geruch gekochter Speisen.

Verschlechterung: Sonne. Mittags. Heiße Getränke. Steigen. Berührung.

Besserung: Abends. Liegen im Bett. Gehen. ***Druck.*** Frischluft.

Vergleiche: Stannum iodatum, Bacillinum.

Komplementär: Pulsatilla.

Miasma: Tuberkulose.

Vergleiche: Plumbum.

Staphisagria – Rittersporn staph.

- *(#3-642.13.10)*
- *Ordnung:* Ranunculales (Hahnenfußartige). Familie: Ranunculaceae (Hahnenfußgewächse). Botanisch: Delphinarium staphisagria. Empfindlich, Ent-Rüstung, möchte gleichmütig bleiben. Wie: nervös elektrische

Ehr- und Wertegefühl. Sanftmut. ***Liebeswürdigkeit*** und Harmoniebedürfnis. Romantische Enttäuschung. ***Empfindlichkeit gegenüber Grobheiten.*** Erdulden lange, schlecht behandelt zu werden, bis sie explodieren (werfen mit Gegenständen). Schuld und Schamgefühle. Hohe Ideale. Kompensation mit Kontemplation. ***Zurückhaltung*** der negativen Gefühle und ***„Ent-Rüstung".*** Unterdrückte Wut. Es ist unter ihrer Ehre, die negativen Gefühle zu zeigen. Unterdrückte Sexualität oder nur in der Phantasie. Abneigung gegen alle, auch die eigene Familie. Zorn gegenüber sich selbst, sich selbst bestrafen, Autoaggression (Ars.). Schuldgefühl („Ich hab was Schlimmes gemacht."). Selbsthass. Weinen beim Erzählen der Symptome oder Erkrankungen.

Beschwerden infolge von: Verletztes Ehrgefühl. Verachtung, Demütigung. Sich schämen. Hilflose Entrüstung, nach innen. Stiller Kummer und Enttäuschung. Heimweh. Unterdrückung. Empörung über moralisches Fehlverhalten anderer (bei eigener Ritterlichkeit). Sexualisierte Gewalt. Beleidigung von jemandem, zu dem sie in Abhängigkeit stehen. ***Schnittverletzung.*** Linkshänder Umerziehung.

Ängste: ***Höhe.*** Hunde. Streit und Wut. Ärzte. Intime Nähe. Angesprochen zu werden (können dann die Gefühle nicht mehr verbergen). Sprachlos bei Auseinandersetzungen. ***Zittern bei Erregung.*** Stottern.

Träume: Verletzung von hinten.

Körperlich: Trias von Hautausschlägen mit Magenschmerzen und neurologischen Beschwerden. Hautausschläge, Psoriasis am Hinterkopf. Kreisrunder Haarausfall nach Kummer. Schlecht heilende Wunden, besonders nach Schnittverletzungen. Gesichtszucken. Kopfschmerzen wie von einer hölzernen Kugel. ***Gerstenkorn.*** Vorzeitiger Zahnverfall. Schlucken beim Sprechen. ***Verhärtungen und Tumore.*** Warzen, Kondylome. Blasenentzündung (besonders nach Koitus), Ovarialzysten. Prostatitis. Harnverhaltungen nach Verletzungsschock, Operationen, Demütigung. Herzrasen (innerlich getrieben). Husten nach Gefühlserregung. Bauchkoliken nach Operation und Wut. Gelenksteifigkeit. Bettnässen.

Abneigung: Grobheit. Streit. Berühren der erkrankten Stelle. Fett, Milch.

Verschlechterung: Essig, Bier, Brot, Tabak, kalte Speisen. ***Kurzes Mittagsschläfchen.*** Flüssigkeitsverlust. Ärger.

Besserung: Wärme und Nachtruhe. Frühstück. Ruhe.

Komplementär: Causticum, Colocynthis.

Vergleiche: Causticum, Carcinosinum, Natrium carbonicum, Pulsatilla, Silicea, Lac delphinum.

Miasma: Sykose.

Stramonium – Stechapfel stram.

- *(#3-665.71.10)*
- *Ordnung:* Solanales (Nachtschattengewächse). Familie: Solanaceae (Nachtschattengewächse). Name: Datura stramonium/Stechapfel. Donnerkugel. Tollkraut.
- *Solanaceae – Nachtschattengewächse:* Mut angesichts von Gefahr.[4] Was sie brauchten, bekamen sie nur unter gefährlichen Bedingungen. Wie: explosiv, zerreißen, pulsieren, krampfartig, zusammenschnüren.[4] wie gewaltsam, Terror verfolgen sie, ErSchrecken.

Im Angesicht von Schrecken und Terror.[4] Heftige Zustände. ***Ängste, begleitet von Wutausbrüchen.*** Ängste, begleitet von Konvulsionen. Alpträume. Delirium voller Schrecken. Unkontrollierte ***Zornausbrüche***. Manie mit rotem Gesicht. Erregung, wie nächtlicher Schreck. Beten. Singen. Redseligkeit. Eifersucht. Lautes Lachen. Plötzlichkeit. Stottern. Delirium (Hyos., Bell.). Beten und fluchen. Werfen sich umher. Fahren plötzlich mit dem Kopf aus den Kissen in die Höhe. Gegenstände erscheinen verkehrt und schief.

Beschwerden infolge von: ***Zeuge von Gewalt.*** Gewalttätigkeit. Angst. Großer Schreck. Unfall. Krieg. Sexualisierte Gewalt. Lebensbedrohung. Unverarbeiteter Horrortrip. Apoplex. Masern. Scharlach. Psychische Erkrankung.

Ängste: Angst zu fallen. Gefahr. Gewalt. Tod. Dunkelheit. Tiere. Wasser. Alleinsein. ***Reflektierende und funkelnde Gegenstände***. Schwarze Hunde. Tiere. Insekten. Ersticken. Angegriffen werden. Gespenster und Dämonen. Tunnel. Furcht vor ***Wasser*** und Widerwille gegen alles Flüssige.

Täuschung: ***Allein in der Wildnis.*** Dunkelheit nicht aushalten können. Verletzung. Besessenheit. Gewalttätigkeit. Erkennt Freunde nicht. Alle Menschen sind Feinde. Selbstverstümmelung. Schlägt um sich. Halluzinationen von Tieren, Gespenstern. Religiöse Vorstellungen. Zweifel an Erlösung.

Träume: Friedhöfe. Gewalt. Klammern sich an nahestehende Personen.

Körperlich: Wirkt auf das Gehirn (andauernde Verwirrung, fixe Ideen). ***Neurologische Verletzung***. Meningitis. Enzephalitis. Impfung. Heftig. Innerer Terror. Unterdrückte Ausschläge. Gesicht heiß und gerötet, umschriebene Wangenröte. Krämpfe. Schluckbeschwerden. Stottern.

Schmerzen: Verursacht oft wenig Schmerzen im Verhältnis zur Schwere der Erkrankungen.

Empfinden von Leichtigkeit.

Abneigung: Wasser. Milch.

Verlangen: Entfliehen (Hyos., Bell.). Helligkeit und Gesellschaft. Alkohol.

Verschlechterung: Allein im dunklen Zimmer. Helles Licht. Alkohol. Kaffee. Milch.

Besserung: Licht. Gesellschaft. Wärme. Zitronen. Essig.

Vergleiche: Nachtschatten, Anacardium, Belladonna, Cuprum, Hyoscyamus niger, Kalium bromatum, Lachesis, Medorrhinum.

Sulfur lotum – Schwefel (S) sulf.

- *Silicium-Serie:* Beziehungen. Zuhause. Familie. Freunde. „Bin ich geliebt oder nicht?"
- *16. Stadium:* Alles ist vorbei, aber in der Phantasie noch etwas Großartiges. Ekel. Verwahrlosung.

„Ich und die Welt". Probleme leugnen: „Ich habe keine Probleme, ***alles, was mir passiert, ist gut." Einzigartigkeit.*** Raumgreifend. Ideenreichtum. Aufregung als Ablenkung! Kritisch mit anderen, pingelig mit Kleinigkeiten. Empfindlich gegen den Schmutz anderer. Lust und Unlust. Pläne schmieden. Viele Vorhaben, wenig Umsetzung. Dinge horten („Man kann nie wissen, wann man es brauchen kann."). Verlangen nach Publikum/Gesellschaft. Wollen die Welt entdecken, schön sein. ***Wollen ihre Unabhängigkeit demonstrieren, sich nicht dominieren lassen*** (weder von Uhren noch von Mode).

Beschwerden infolge von: **Verlassenheit**. „Vaterlosigkeit". Dominanz anderer. Demütigung. Unterdrückung. Körperliche Misshandlung. Verlegenheit. Zurückweisung. Impfung. ***Kummer*** (der übersehen wird).

Ängste: Nicht verstanden werden. Misstrauen. Kritik. Misserfolg. Ansteckende Krankheiten. Höhe. Diebe. Insekten. Krebs. Höhenangst. Um Angehörige. Gespenster. Schlechte Nachrichten. Unheil.

Täuschung: „Lumpen sind so schön wie Seide.", „Mein Schweiß ist das beste Parfüm."

Körperlich: Linke Seite. Sykose. Psora. Hitze – Brennen – Hitzigkeit. Schweiß. Erschöpfung. Nachtschweiß. Morgendiarrhö. Hin und Her von körperlichen und emotionalen Leiden. Raumgreifend, sich ausbreitende Hautausschläge an den Körperöffnungen. Brennende Empfindung. Hautsymptome mit Jucken und Brennen. Jucken am After. Haare an ungewöhnlichen Stellen. Entgiftungsschwierigkeiten.

Chronische Krankheiten infolge ***unterdrückter Hautausschläge***. Brennen an den Füßen, streckt sie aus dem Bett. Leeres, flaues Gefühl im Magen um 11 Uhr. Körpergeruch trotz Baden. Abneigung gegenüber Baden.

Empfindlichkeit: Wärme. Dreck anderer.

Abneigung: Eier, Milch, Fleisch, Saures, Brot. ***Sich waschen.***

Verlangen: Alkohol, Whiskey, Frittiertes, Würziges. 11 Uhr (Heißhunger).

Verschlechterung: Wochenende (Langeweile). Anstrengung. Stehen. Sich waschen. Baden. Wärme. Wolle. Im Winter. Warme Außenluft.

Besserung: Beschäftigung.

Erscheinung: Rote Lippen. ***Ungewöhnliche*** äußere Erscheinung/Kleidung.

Komplementär: Arsenicum album (Akutmittel zu Sulfur).

Vergleiche: Antimonium crudum. Oxygenium, Sulfur-Verbindungen, Stadium 16 (Ekel). Pyrith.

Miasma: Lepra

Symphytum officinale – Beinwell symph.

- *(#3-665.33.12)*
- *Familie:* Boraginaceae (Raublattgewächse). Vergiss mein nicht. Es gibt keinen Platz, Respekt in der Familie. Nicht gesehen werden. Dienen.3S Werden Ausgenutzt.

Es *gibt keinen Platz in der Familie. Nicht gehört und nicht gesehen. Können sich nicht durchsetzten, daher möchten sie unabhängig sein und sich spirituell entwickeln.* ***Fühlen sich an ihrer Entfaltung gehindert und bevormundet.*** Misstrauisch. Empfindlich gegen Kritik.[80]

Täuschung: Andere lachen über sie.

Körperlich: Kopfschmerz. Erkrankungen der Leber. Durchfall. Geschwür des Zwölffingerdarms. Verrenkung. ***Schlagverletzung (besonders der Augen).*** Wirbelsäule. Rückenschmerz. Osteoporose. Gelenkschmerzen. Tiefe Wunden bis zur Knochenhaut. ***Knochenbrüche.*** Entzündungen des Oberkieferknochens. Tennisarm. Knochenkrebs. ***Phantomschmerz.*** Verletzungen.

Besserung: Kreative Entfaltung. Wärme. Sanfte Bewegung.

Verschlechterung: Sexuelle Ausschweifung. Berührung. Bewegung. Gehen.

Vergleiche: Silicea: Image der Familie wahren. Lange nachgiebig und dann stur. Pulsatilla: Bedürftigkeit. Mild und nachgiebig. Wechselhaft. Saponaria *(Seifenkräuter):* Opfern sich aus Sorgen für alle (auch Nachbarn). Tratsch.

Syphilinum – Nosode aus Syphilis syph.

- *Mythos:* Schafhirte Syphilus, der wegen Gotteslästerung mit einer neuen Krankheit, der Syphilis, bestraft wurde. Der Name Syphilus ist die lat. Form des altgrichischen Sýphilos, welches mit „Schweine liebend" übersetzt werden kann. Das lateinische Wort luēs bedeutet „Seuche", „Unheil"; und leitet sich von venus ‚Liebeslust, Liebesgenuss' her und bedeutet „den Geschlechtsverkehr betreffend".[14]

Neigung zu Selbstüberschätzung und Mangel an Selbstvertrauen. Groll und Hass mit Zerstörungsneigung. Wutausbrüche. Misstrauen. Eile. Peinlich genau in Kleinigkeiten. Sarkasmus. Verschwendung. Verzweiflung. Provozieren. Gedächtnisschwäche. Einseitige Begabungen (z. B. besonders gut rechnen können oder gar nicht). Später Depression, Teilnahmslosigkeit. Aberglaube. Rituelle Zwänge.

Ängste: Um Gesundheit. Ansteckende Krankheiten. Geisteskrankheit. Ansteckung. Zwanghaftes Händewaschen. Prüfungsangst. Dunkelheit.

Täuschung: Angefeindet, gequält und behindert zu sein. Dreckig, gelähmt oder jemand anderes zu sein. Zwangsneurosen. Kleptomanie. Schlaflosigkeit.

Körperlich: **Rechtsseitige Beschwerden. Langsame Entwicklung oder Frühreife. Missbildungen.** Augensymptome wie Konjunktivitis, Strabismus, Nystagmus. Photophobie. Verkleben der Augen mit Eiter nach Schlaf. Kopfschmerz mit Reizbarkeit. Migräne. Schwindel. Gesichtsneuralgie. Nackendrüsen sind vergrößert. Ohrenschmerz. Halssymptome. ***Deformierte Zähne.*** Haarausfall. Mangelnder Bartwuchs. Nächtlicher Speichelfluss. Gaumenspalte. Gesichtsasymmetrie. Psoriasis. Kupferfarbene Flecke, Pilze und Vitiligo. ***Ulcus,*** Hautgeschwüre (besonders an Beinen und Genitalien). Krebs von Nase und Mund. Kondylome, Zysten, Tumore. Knochenkaries. Knochenschmerzen (besonders Röhrenknochen). Wachstumsschmerz. Neuralgie. Tabes dorsales, Rückenmarksschwund. Motorische Störungen. Multiple Sklerose. Morbus Hodgkin. Alkoholismus.

Abneigung: Schmutz. Gesellschaft. Trost.

Verlangen: Alkohol.

Verschlimmerung: Sonnenuntergang bis Sonnenaufgang. Bettwärme. Berührung. Meer. Gewitter. Vollmond. Trost.

Besserung: Tagsüber. Kalt Baden. Im Gebirge

Vergleiche: Aurum, Mercurius.

Tabacum – Tabak tab.

- *Nicotiana tabacum.*
- *(#3-665.73.12)*
- *Ordnung:* Solanales (Nachtschattengewächse). Familie: Solanaceae (Nachtschattengewächse). Mut, angesichts von Gefahr.[4] Was sie brauchten, bekamen sie nur unter gefährlichen Bedingungen. Wie: explosiv, zerreißen, pulsieren, krampfartig, zusammenschnüren.[4] wie gewaltsam, Terror verfolgen sie, ErSchrecken.

Äußerlich gefasst. Nehmen Gefahren nur ***scheinbar gelassen*** hin, sind ***innerlich fassungslos.*** Müssen ***Kontrolle bewahren*** in Situationen, die von Gewalt und Zorn geprägt sind. Trotz Angst müssen sie sich fügen. Starke Familienbindung. Innerlich angespannt. Kleinigkeiten verursachen heftigen Ausbruch von Leidenschaft, der dann wieder gedämpft werden muss. Betäubung. Erschöpfung. Entkräftung. Die Konzentration ist schwierig. Lesen ist kaum möglich. Schwerfälligkeit. Schwer von Begriff. Geistige Trägheit. Abneigung gegen Arbeiten. Ruhelos. Nervosität, nachts. ***Rückzug.***

Beschwerden infolge von: Schock. Verletzung. Geldverluste. Geldmangel. Nikotinvergiftung. Arsenvergiftung.

Angst: Um die Familie. Alleinsein. Platzangst. Menschenmenge. Denken an Angst verschlimmert. Tod. Angst mit Schweißausbruch.

Täuschung: Die Welt lastet auf ihren Schultern. Doppelt zu sein. Der Körper sei kleiner. Jemand wolle sie töten. Möchten Selbstmord begehen. Bilder. Phantome. Sieht schreckliche Visionen/Erscheinungen.

Träume: Fallen. Zähne fallen aus. Tod. Schlangen.

Körperlich: ***Reisekrank***. ***Schwindel.*** Kopfschmerz mit Übelkeit zum Sterben. Sehausfall. Photophobie. Schielen. Schlucklähmung. Magengeschwür. Schluckauf. Zähneknirschen. Harnsperre. Verdauungstrakt, Verstopfung, Darmverschluss. Harninkontinenz. Aftervorfall. Lähmungsartige Erschlaffung oder Zusammenschnüren der Blase. Hals. Brustbeklemmung. Angina pectoris. Hochdruck, Schlaganfall Atemwege. ***Kalter Schweiß*** aus Angst. Epilepsie. Neurasthenie. Sucht. Orale Befriedigung. Unterdrückte Gefühle.

Empfindlichkeit: Geruch (besonders Wein). Abneigung gegen Tabakrauch.

Verlangen: Gesellschaft.

Verschlimmerung: ***Bewegung.*** Alkohol. Tabak.

Besserung: ***Kalte Frischluft***. Erbrechen. Essig. Kalte Anwendungen.

Persönlichkeit: Helmut Schmidt. Humphrey Bogart.

Vergleiche: Nachtschattengewächse, Argentum nitricum, Cocculus, Petroleum (Reiseübelkeit).[59]

Miasma: Krebs.

Tarentula hispanica (Lycosa tarentula) – Spanische Tarantel tarent.

- *Ordnung:* Araneae (Webspinnen). Familie: Lycosidae (Wolfspinnen). Beheimatet in Südeuropa. Jagdspinne, die ihre Beute verfolgt. Zur Paarung führen die Männchen einen Liebestanz auf. Das Weibchen wählt aus und frisst die anderen.

Überkreativität. Überschießende Energie. Dynamisch. Können plötzlich heftig und dramatisch werden. Erregung, Ungeduld, Wutausbrüche. Überempfindlichkeit.

Beschwerden infolge von: Bestrafung. Enttäuschte Liebe. Abkühlung. Schreck. Sepsis. Erregung. Ungeduld. Wutausbruch.

Körperlich: Zuckungen. Überschießende Energie. Taubheit und Überempfindlichkeit. Kälte. Ruhelosigkeit. Schwindel. Furunkel. Abszesse. Wenn Gewebe eine bläuliche Farbe annehmen und heftige, brennende Schmerzen bestehen. Probleme in der Schwangerschaft und bei Menses. Lichtempfindlich. Plötzlich, heftig. ***Gehirn- und Rückenmarkserkrankungen.*** Fallsucht.

Verschlimmerung: jährlich besonders im Frühjahr. Musik. Sex. Frostempfindlich. Dinge, nach denen sie verlangen, werden dann als unangenehm empfunden. Schmerz wie von tausend Nadeln.

Besser durch rhythmische Musik.

Verlangen ***nach Aufmerksamkeit.*** Angebrannten Speisen. Sex. Frischer Luft. Haare gebürstet zu bekommen. Rhythmische Massagen.[69 *Fraser*]

Vergleiche:

DD: **Tarentula cubensis Kubanische Tarantel – tarent-c.**

Herkunft: Kuba. (Citharacanthus spinicrus/Eurypelma spinicrus). Vergiftungserscheinungen und auch die Tanzwut (Veitstanz) wurden früher dem Biss der Taranteln zugeschrieben- „wie von der Tarantel gestochen“. Die Tarantella, ein süditalienischer Tanz, ist davon abgeleitet.[14]

Aggression und Autoaggression wechseln sich ab. Fühlen sich Einschränkungen hilflos ausgeliefert. Fruchtlose Aktivität. Mitfühlend

Täuschung: Verfolgt zu werden. Schlagen sich selbst. Musik ist ein Thema.

Körperlich: Furunkel. Abszesse. Nagelgeschwüre oder Anschwellungen, bei denen das Gewebe eine bläuliche Farbe annimmt, begleitet von heftigen, brennenden Schmerzen. Todeskampf. Diphtherie. Septische Zustände. ***Bösartige Eiterungen*** und Verfärbungen. Bindehautentzündungen. Lähmungen. ***Unstillbarer Bewegungsdrang.***

Thea chinensis – Teestrauch thea.

- *(#3-664.53.08)* Camelia sinensis.
- *Ordnung:* Ericales (Heidekrautartige). Familie: Theaceae (Teestrauchgewächse) Hatten einen sichereren Platz in der Familie. Wenn dieser in Frage gestellt ist, geraten sie aus dem Gleichgewicht. Stellen sich das Schlimmste vor. Müssen ihre „Dämonen" unter Kontrolle halten. Angst vor Kontrollverlust. Zwangsstörungen.[80]

Suche nach „Ausdehnung" (Erlebnishunger). ***Empfindlich auf Einschränkung. „Lieber tot als nicht wirklich zu leben." Lebensfreude mit Angst, etwas zu versäumen***. Wollen alles durchdringen. Den Grenzen des Verstehbaren und Erlebbaren auf der Spur. Grenzüberschreitung. Schrankenloser Erkenntnisgenuss, unabhängig von der geltenden Moral. Verschwendung aller Kraftreserven. Leichtigkeit. (Selbst-)Vertrauen. Ekstase. Sprühen wie Funken. Geistreich. Später geistige oder nervöse Schwäche. Launenhaft. Euphorie und Reizbarkeit. Redegewandtheit. Sprechen in Reimen. Lachen. Angespannter Geist und Unfähigkeit zur Erholung. Nachdenken. Dunkle Lebensgedanken. Hartnäckige Gedanken.

Beschwerden infolge von: Ungerechtigkeit. Verlassenheit. Betrug. Kälte.

Angst: Das Leben, die Erfüllung zu versäumen. Feuer. Einschlafen. ***Beherrschung zu verlieren.***

Täuschung: Unkontrollierbarer Zwang. Empfindlichkeit und Empfindungslosigkeit. Hören Glocken (Türglocke etc.) Halluzinationen. Impuls, sich oder Angehörige zu töten, weil sie so nicht mehr leben wollen. Fehlendes moralisches Empfinden. Todesahnung. Sagen die Todesstunde voraus.

Träume: Andere zu töten (erwachen ohne Reue). Sexuelle Träume. Reisen. Tiere. Schlangen. Reisen. Wasser. Kinder. Zähne fallen aus.

Körperlich: Haarschmerz beim Kämmen. ***Kopf- Nervenschmerzen.*** Furcht einzuschlafen. Herzangst. Bitterkeit. Schlaflosigkeit besser durch Sprechen. Schlafstörungen. Zittern. Körperliche Schwäche. Schwäche nach Essen. ***Blähungen.*** Magenkrämpfe, Magenleeregefühl. Starker Harndrang. Herzklopfen. Herzbeschwerden. Tumoren unter der Haut. Knochennekrose. Unfähig zum treppauf Gehen.

Empfinden: Fremdkörper.

Verlangen: Tee. Tabak.

Verschlechterung: Gehen im Freien. Kälte nach den Mahlzeiten. Nachts. Tee.

Besser: Wärme. Warme Bäder.[64]

Miasma: Lepra.

Theridion curassavicum - Orangenspinne ther

- Kugelspinne (Westind.), Feuerspinne
- *Ordnung:* Araneae (Webspinnen). Familie: Theridiidae (Haubennetzspinnen). Beheimatet in Südamerika. Werden oft mit Früchten über Schiffsladungen eingeführt. Füttern ihre Jungen von Mund zu Mund.[6.6] Gift wirkt auf die Lunge und führt zu Lähmungen.[6.2]
- *Spinnen, Mygale:* Böse oder gute Mutter. Liebe & Hassbeziehung. Fäden i.d. Händen. Musik. Bewegungsdrang. Zeitempfinden verändert.
- *Wie:* Abgetrennt, angegriffen, stechend, unter Strom, Lähmung.

Fühlt ***sich von allem angegriffen; angespannt***, reaktionsbereit. Kein Halt, keine Sicherheit, immer in Frage gestellt werden. Zerrissen und unentschlossen.[69] **Fehlendes Selbstvertrauen.** Ehrgeiz. Kontrollzwang. ***Der Kopf zieht in eine Richtung das Herz in eine andere.***[69] Zeigen sich unabhängiger als sie in Wirklichkeit sind. Rebellieren gegen ihr soziales Netz, verlassen es aber nicht. Bleiben länger in unfruchtbarer Beziehung als es ihnen gut tut. Eifersucht. Unergiebig geschäftig. Redselig und enthusiastisch und Verzweifelt.

Beschwerden infolge von: Schreck, Aufopferung, Wäschewaschen, nach Verletzung in Pubertät (Klimax), Schwangerschaft, Todesangst, Sonnenstich, Knochenkaries. Fruchtlose Überaktivität und Unruhe. Schnelligkeit. (Verändertes Zeitgefühl). Wie unter Druck. Aktivitätszwang oder auch Waschzwang. Wollen den Anforderungen der Familie genügen.

Täuschung: Die Zeit vergeht zu schnell. Das Kopf und Körper getrennt sind.

Fürchten den Tod; ihre Sicherheit zu verlieren.

Körperlich: Periodizität. Schwindel mit Übelkeit, vor allem bei geschlossenen Augen, Überempfindlichkeit der Nerven, u. a. Geräusche wie Rascheln. Tinnitus. Chronische Entzündung und Athrophie der Nasenschleimhäute. Kopfschmerz, Magen, Seekrank. Sonnenstich. Berührungsempfindlich. Empfinden wie abgetrennt, zerbrechlich, schweben. [6.2] (auch Wahnidee). Besonders empfindlich in der Halsregion, Neigung zu Unfällen. Empfindlichkeit und Verkrümmung der Wirbelsäule.

Empfindlich gegen Kälte, und Vibrationen.[6.6] Probleme bei der Menses, Menarche. ***Licht***, Gerüche, gegen Lärm. Als ob der Lärm alle Knochen durchdringt.[69], [6.6]

Verschlimmerung: Obst, Bananen. Schlaf.

Abneigung gegen Gesellschaft, aber Verschlechterung durch Alleinsein.

Verlangen: Obst, Bananen.

Miasma: Tuberkulose [69]

Thuja occidentalis – Lebensbaum thuj.

- *(#3-555.15.11)*
- *Ordnung:* Coniferales (Koniferen). Familie: Cupressaceae/Zypressen: fühlen sich in ihrem Glaubenssystem eingeschränkt. Wird als Sichtschutz gepflanzt. „Verbergen".
- *Koniferen Pinales Nadelholzgewächse:* Zwangskultivierung. Spaltung, Trennung. Rigide.

Halten sich bedeckt, aus Unsicherheit über den eigenen Wert. Überhöhtes Autoritätsbestreben. Lassen keine Nähe zu, dürfen sich nicht zeigen. Es könnte gesehen werden, dass sie sich für unwert oder hässlich halten. Fixe Ideen. Leeregefühl. Chamäleon. Können sich den Anforderungen und Gegebenheiten anpassen. Konfliktscheu.

Beschwerden infolge von: ***Fremdeinfluss.*** Künstliche Befruchtung. Desensibilisierung. Heimliche Abtreibung. Glaube an Übermacht. Unterdrückte Gonorrhö. Warzenunterdrückung. (Pocken-)Impfung. Zähne mit toten Wurzeln. Wind. Erdstrahlen. Spaltung. Hässliches. Verborgenes. Sichtschutz. Fassade. ***Geheimnis.***

Täuschung: Wie im Traum. Doppelt sein. Ein Fremder liegt im Bett. ***Verwirrung der Identität,*** wie geteilt. Schwangerschaft, als ob etwas Lebendiges im Bauch läge. Empfinden der Körperteile wie Holz oder Glas, ***(zerbrechlich).***

Träume: Wasser. Fallen.

Weinen: Musik.

Körperlich: Frostigkeit. Linke Seite. Kopfschmerz wie von einem Nagel. Gesichtshaut glänzend von öligem Schweiß. Übel riechende Absonderungen. Tumore. Gewächse. ***Warzen.*** Ausfallen der seitlichen Augenbrauen. Erkrankungen der Atemwege (Asthma). Genitalien. Harnröhrenverengung. Kondylome und Fissuren im Rektum. Bulimie. Rheuma. Ekzem. Psoriasis. „Zerbrechlichkeit". Wasserthemen. Tripper.

Abneigung und Unverträglichkeiten: Zwiebeln. Knoblauch.

Verschlimmerung: Feuchtes Wetter.

Besserung: Beine kreuzen (Lil-t., Nux-v., Sep., Zinc., ähnlich Puls.).

Persönlichkeiten: Stimmung von Caspar David Friedrich. Können alle möglichen Persönlichkeiten annehmen.

Vergleiche: Anacardium, Bäume, Koniferen. *Wacholder, Eibe, Kiefer, Tanne*

Miasma: Lepra

Tuberculinum bovinu tub.

- *Nosode* der Rindertuberkulose
- *Namen:* Schwindsucht, Tb, TB, Tbc von lat. „tuberculum"- ‚kleine Geschwulst'. Infektionskrankheit durch Mykobakterien, befällt beim Menschen am häufigsten die Lungen. Es trat schon in der Frühgeschichte auf.[14]

„Sehnsuchtsvolle Sucht nach der Suche". Rebellion gegen Einschränkungen. Flucht in die Illuision.[93] Reize als Kompensation der Unzufriedenheit. Suche nach Veränderung. Unbeständige Schaffenslust und Verlangen nach neuen Reizen. Künstlerische Begabung.

Beschwerden infolge von: ***Entwurzelung.*** Verlassenheit. Schlechte Versorgung.

Fürchten: Hunde, Katzen, Löwen und Ungeheuer. Gewitter. Alleinsein.

Täuschung: Nicht genügend Lebenszeit zu haben, früh zu sterben.

Träume: Alpträume. (Kopfrollen beim Einschlafen.)

Körperlich: Frostigkeit, möchten aber alle Türen offen haben. Kopfschmerz wie ein Band um die Stirn. Kopfschlagen gegen die Wand bei Kindern. Drehen und Reißen an den Haaren, bis sie kahl sind. Haarausfall in Flecken. Sehstörungen. Augensymptome. Gehirnhautentzündung. Gezackte oder schief stehende Zähne. Zahnverfall. Missbildung des Mundes (Hasenscharte). Asymmetrische Lippen. Herpes. Aphten. Nasenbluten bei Anstrengung (Phos.). Ohrenentzündung. Lymphknotenvergrößerung. Mandelentzündung. Knochenerkrankung, Skoliose, Deformitäten. ***Wachstumsschmerzen*** und Steifheit der Glieder. Rheuma der Kinder oder in den Wechseljahren. Rheuma und Husten im Wechsel. Husten trocken, bellend. Asthma (besonders im Winter). Lungenentzündung/Rippenfellentzündung (vor allem links). ***Allergie*** gegen Mich, Obst, Haare, Kuscheliges. ***Fieberanfälle periodisch wiederkehrend.*** Menses mit Fieber. Brustschmerz vor Menses. ***Nachtschweiß,*** (besonders an Haaransatz und Gesicht). Schweiß bei geringster Anstrengung. Hauterkrankungen. Neurodermitis. Milchschorf. Kreisrunder Ausschlag, feinschuppig. Bettnässen. Polypen. Infektanfälligkeit. Chronische Folgen von Influenza. Entwicklungsstörungen der Kinder, Zwergenwuchs. Haarwuchs am Rücken.

Schmerz: Wandernd. Kommt und geht plötzlich. Periodizität.

Empfindlichkeit: Umweltgifte.*Verlangen:* ***Frischer Wind.***

Abneigung: Fett. Essen (trotz Hunger).

Verlangen: Entfliehen. Rennen. Von zu Hause weglaufen. Heißhunger nach Geräuchertem, Fett, Delikatessen. Liebt Besonderes. Erdnussbutter. Weiches. Whiskey. Cola. Kalte Milch.

Verschlechterung: Geistige Anstrengung. Denken an die Symptome. Feuchtkaltes Wetter. Wetterwechsel. Meeresklima. Obst, Milch.

Besserung: Trockenes Wetter. Tannenwald. Berge. Reiten.

Erscheinung: Schlank, enge Brust und feine Gesichtszüge. Sommersprossen, lange Wimpern.

Literatur: „Der Zauberberg".

Vergleiche: Bacillinum, Calcium phosphoricum, Gallicum acidum, Phosphor, Tuberculinum avis (Hühnertuberkulose) Tuberculinum Koch (Bakterienkultur vom Menschen): Rücksichtsloses Begehren.

Miasma: Tuberkulose.

Veratrum album – Weißer Germer verat.

- *(#3-633.65.11)*
- *Ordnung:* Liliales (Lilienartige).[14]
- *Familie:* Melanthiaceae – Germergewächse (#3-633.65.65). Haben ihren Platz gefunden. Müssen aber ihr großartiges Image aufrechterhalten, damit sie nicht fallengelassen werden. Veratrum wächst auf Hochweiden. Von Kühen wegen der Giftigkeit gemieden, stehen sie oft in ihrer vollen Größe bis zu 1,5 m schon von weitem sichtbar „allein".

Die Position verloren, müssen sie um jeden Preis wiedergewinnen. Selbstbehauptung durch Abwehren. Widerborstigkeit. Selbstüberhebung. Nach dem Verrat durch vertraute Menschen weisen sie alle Nähe zurück. Versuchen, sich durch Größenwahn zu behaupten, durch Prahlerei die verlorene Position zu erkämpfen. Müssen „Grandiosität" verbreiten. Nehmen manchmal Zuflucht zum Lügen. Stellen den Reichtum zur Schau (Fluor). Verschwenden Geld, damit andere gut über sie reden. Können starke religiöse Züge annehmen und predigen. Ruhelosigkeit. Ehrgeiz.

Beschwerden infolge von: Verlust und Schock. Enttäuschung. Verletzung. Unverständnis anderer. Willkürliche Unterdrückung und lange Selbstvorwürfe. Gefangenschaft. Höhere Mächte. Erschütterung. Geldverlust. Überanstrengung. Kollaps.

Täuschung: In direkter Verbindung zu Gott zu stehen. Krebs zu haben. Diebe. Drohendes Unheil. Sei Jesus.

Körperlich: Frostigkeit. Extreme Trockenheit aller Schleimhäute. ***Neuralgische Schmerzen. Kalter Schweiß. Kollaps.*** Ohnmacht durch geringste Anstrengung. Altersbronchitis. Husten. Herzklopfen. Tabakherz (vom Tabakkauen). Koliken. Nierenentzündung. Unfreiwilliges Wasserlassen. Krämpfe der Extremitäten. Zahnschmerz. Durst auf kaltes Wasser. Möchten zugedeckt werden. Schweiß trotz Kälte. Plötzliches Erbrechen nach dem Essen. Bulimie. Alkoholismus. ***Zusammenbruch.***

Empfinden: Kälte.

Abneigung: Warme Speisen. Melonen.

Verlangen: Obst und Salz. Essig. Eingelegtes. Zitronen. Eis.

Verschlechterung: Obst. Geringste Bewegung. Anstrengung. Kälte und Feuchtigkeit.[41] Trinken verschlechtert die Übelkeit.

Besserung: Ruhe. Warmes Wetter. Wärme. Liegen.

Märchen: König, der zum Bettler wird.

Vergleiche: Arsenicum album, Bismuthum, Fluoricum.

Vespa crabro – Hornisse vesp.

- *Ordnung:* Hymenoptera (Hautflügler). Familie: Vespidae (Faltenwespen). Bilden ein Staatssystem. Leben von Insekten (Bienen) und Nektar. Die alte Königin stirbt im Winter, zusammen mit den Arbeiterinnen und Drohnen, nur die junge Königin überwintert in einem Versteck. Im Frühjahr baut sie ein neues Haus und beginnt mit der Eiablage. Hornissen können mehrmals stechen. Das Nest ist aus papierähnlicher Substanz gemacht und wasserempfindlich.[6.2]
- *Insekten – Insecta:* Geschäftigkeit. Unruhe. Fürchten Enge, Erstickungsangst. Wasser. Feuer. Träume: Fliegen Wie: Brennen, Empfinden: Einschnürung Abn./Verl. Trinken[6.2]

Müssen sich mit negativen Lebensumständen (sexueller Nötigung) abfinden, um nicht die Zugehörigkeit zu verlieren. Wut und Traurigkeit. Versuchen, in eigenen vier Wänden Schutz zu finden. Aggression gegen Autoritäten. Panikstörungen. Wahrhaftigkeit und verletzte Weiblichkeit.

Beschwerden infolge von: Gemütserregung. Sexualisierte Gewalt. Verlust. Unterdrückte Aggression. Angst mit Panik.

Täuschung: Im Sterben zu liegen.

Körperich: Haut- und Genitalsymptome. Uterus. Haarausfall. Wundrose. Schwellung. Hautverfärbungen. Ödematöse Schwellung. Konjunktivitis. Heiserkeit und Stimmlosigkeit. Aufstoßen, Erbrechen. Blähungen. Verstopfung. Ohnmachten periodisch und bei Erregung. Schock (allergisch bei Insektenstichen). Schwellungen. Jucken. Brennen. Stechen. Wundheit. Stress nach dem Stich. Panik.

Akutmittel bei Wespenstichen mit Panik und anaphylaktischem Schock.

Besserung: Essig.

Vergleiche: Vespa mandarinia *(Asiatische Riesenhornisse)*, Vespa germanica *(Deutsche Wespe)*, Vespula vulgaris *(Gemeine Wespe)*.

Vipera berus – Kreuzotter vip

- *Viperidae = Ottern.* Europa und Deutschlang beheimatet. Viele Arten Vip.-a, vip.a-c,vip.,l-f. ip-r, vip-t. Die Kreuzotter ist 50–80 cm lang. Das Weibchen bestimmt, ob es zur weiteren Paarung kommt. Die Jungen kommen lebend in einer Eihülle zur Welt. Das Gift führt nicht nur zu Lähmung, sondern auch zum Zittern. Je zorniger ihr Gemüt, desto gefährlicher ihr Biss.(Sesam)
  Unbeschreibliche Angst zu sterben. Anschwellen der Bissstelle bis zum bersten wollen. Erbrechen, Durchfall, Ohnmacht, Lähmung. Doch führt nur selten zum Tod. (Kinder besonders empfindlich).
  Wird für tot gehalten. Vorgefühl des Todes[Sesam] Bewusstlosigkeit, gelähmter Zustand. Herzangst. Ohnmacht wechselt mit Angst und Ruhelosigkeit.
  Vipern wurden tot geschlagen und sind fast ausgerottet worden.

Überwachung, Bespitzelung. ***Unterdrückung. Verbergen.*** Vermitteln den Eindruck von zufriedenen Menschen.[69] Hass (auf Täter oder auf die Rolle der Opfer). Fühlt keine Existenzberechtigung. Verlassenheit. Sie leidet unter Schuldgefühlen und Gewissensbissen. Gedächtnisschwäche. ***Totstellreflex:*** schweigen, regungslos, als ob die Situation gar nicht geben würde. Rückzug, mögen keinen Einblick in ihr persönliches Leben geben.[5] Depression, Melancholie.

Beschwerden infolge von: Halbtotgeschlagen. Kleingemacht. Sexuelle Gewalt. Inzest. Schutzlos. Familiengeheimnisse,

Angst: riesige Ängste. Größte Angst vor Schlangen. Angst, geschlagen werden, vor Sex.

Täuschung: verfolgt zu werden. Wie fremd besetzt.

Träume: lebendig begraben zu werden.

Körperlich: Periodizität. Alte Narben brechen auf. Will regungslos liegen. Todesähnlicher Zustand.[Sesam] Schwäche, als ob sie nicht auf den Füßen stehen kann. Schläfrig. Ruhelos während der Nacht. Periodizität. Ödeme der Beine. Kongestion, Kreislaufstörungen mit Zyanose und Atemnot. Schilddrüsenerkrankung. Lungensymptome mit Erstickungsgefühl. Herz, Brustthemen. Varizen. ***Venenthrombose.*** Lebererkrankungen und Gelbsucht. Flechtenartige und Herpesartige Ausschläge. Schwarze Flecken.

Verschlimmerung: Schmerzen durch Herabhängen lassen der Glieder.

Verlangen nach kalten Getränken und Speisen.

DD: Opium

Viola odorata – Duftveilchen, Märzveilchen viol-o.

- *(#3-644.33.04)*
- *Ordnung:* Malpighiales (Malpighienartige). Familie: Violaceae/Veilchen. Kleinwüchsig ganzjährig, ursprünglich in Wäldern beheimatet. Das Märzveilchen hat runde Blätter und kann im Herbst ein zweites Mal blühen.

Würde und Bescheidenheit. Hingabe, Treue und Loyalität. Unflexibel. Verdruss. Gefühl von Störung. ***Kultiviert und zart, empfindsam, spirituell und einfühlsam. Wirkt eher reserviert, kühl und verstandesbetont.*** Die Gefühle müssen kontrolliert werden. Arbeiten viel mit hohem sozialem Verantwortungsgefühl. Mögen die Natur und sanfte Musik. Möchten sich nicht so sehr mit irdischen Dingen belasten. Meiden Streit, unberechenbare Schwankungen (z. B. Sexualität). Verwirrung.

Beschwerden infolge von Verlust eines geliebten Menschen. In-vitro-Versuche. Hormontherapie. Dominierung.

Furcht: vor Schlangen. Dunkelheit. Insekten.

Weinen grundlos, oder wenn ihnen etwas verweigert wird.

Träume: Tote Menschen. Hochwasser. Pferde. Tiere. Schwimmen in Wasser.

Körperlich: Kopfschmerz (besonders der Stirn, mit Stirnrunzeln). Sehkraft, Geruchs- u. Geschmackssinn vermindert. Stomatitis. ***Ohrenschmerzen*** und Neuralgie. Gerstenkörner. Dyspnö. Atemnot in der Schwangerschaft. Schwangerschaftszeichen bei nicht schwangeren Frauen. ***Krampfhusten.*** Auftreibung. ***Rheuma.*** Krebs. Karpaltunnelsyndrom. Husten. Keuchhusten. Verstopfung wegen Heimweh. Enuresis und Würmer bei Kindern. ***Masern. Tierbisse***, wie von Schlangen und giftige Insekten. Anorexie.[74]

Schmerzen: wandern und brennen.

Empfindung: Brennen (an kleinen Stellen).

Abneigung gegen Musik

Verlangen nach Genussreichem. Ruhe. Frieden.

Verschlimmerung: durch Hormontherapie. Bewölktes Wetter. Pubertät. Unterdrückte Absonderungen. Bewegung.

Besser durch Druck.

Miasma: Krebs.

Bedenke: Viola tricolor

X-Ray – Röntgenstrahlen x-ray

- Elektromagnetische Wellen
- *Röntgenstrahlen* decken auf, was im Verborgenen liegt.

Veränderung wird als Zumutung empfunden. ***Möchten lieber beim Alten bleiben***. Furcht vor Neuem. Möglichst reines Leben führen. Traurig verbunden mit der (unverarbeiteten) Vergangenheit. Tödlich gereizt. Gedächtnisschwäche. Abneigung gegen Gesellschaft.

Beschwerden infolge von: Viele Röntgenaufnahmen.

Körperlich: Starke Müdigkeit, die im Liegen vergeht. Schweiß. Kopfschmerzen. Plötzliche ***Krämpfe im Nacken*** (muss still liegen). Schmerzen und Steifheit im unteren Rücken. Knochenerkrankungen, Rheuma. Ischialgie. Gefühl, als wenn elektrischer Strom fließt. Hautausschläge. Warzen. Verbrennungen, die schwer heilen. Psoriasis. Hauttumore. Parästhesien. Anämie. Atrophie von Hoden. Ovarien. Sterilität. Impotenz. Hämophilie. Hämorrhagien. Anorexie. Schmerzen nach Mastektomie.

Abneigung: Gesellschaft, Arbeit, Fleisch, Speisen.

Verlangen: Süßes, kaltes Wasser.

Verschlimmerung: Im Bett. Nachts. Nachmittags. Kälte.

Besserung: Heißes, Wärme, heiße Umschläge. Massagen.

Miasma: Sykose, Syphilis.

Vergleiche: Cadmium, Carcinosinum, Electricitas, Secale cornutum.

**Aus einer Prüfung der Fachgruppe Homöopathie, Lachesis 2009 und Ute Bath.*

Zincum metallicum - Zink (Zn) Zinc.

- *Name:* „Zink“ = deutsch für Metall. Bläulicher Farbton. Oxidiert an der Oberfläche, wobei die entstandene Oxidschicht vor weiteren Oxidationen schützt. Verwendung: Regenrinne, Schutzblech. In Kombination mit Kupfer zur Herstellung von Messing.
- *Eisen-Serie:* Schutz. Angriff. Verteidigung. Erledigung von Pflichten für die Gemeinschaft. Praktisch, es gut machen. „Ich arbeite für ... Dorf / Gruppe!“
- *12. Stadium:* Kontrolle. Hohe Erwartung. Miasma: Krebs.[4]
  Zuviel des Guten. Die Macht ist ausgereizt und übertrieben. Streiten, um Kontrolle zu behalten.

Aus Sorge, nicht genügend getan zu haben, Ruhelosigkeit und Fleiß. Mechanisches Handeln. Normen befolgen. Sich kontrollieren. Überarbeitung. Überprüfen. Ruhelos und nervös. Wutausbrüche. Verwirrung. Gedächtnisschwäche. Zorn. Furcht. Schreck. Überarbeitung. Schlafmangel. Unterdrückung.. Nervosität. Fixe Ideen (Schuldgefühle).

Beschwerden infolge von: Verbergen von Familienthemen im Zusammenhang mit Schuld. Zorn. Furcht. Schreck. Überarbeitung. Schlafmangel. Unterdrückung. Angstzustände. Unterdrückte Hautausschläge. Chirurgische Eingriffe. Gehirnerschütterung. Kinder, die sich von einer Kinderkrankheit nicht richtig erholt haben.

Träume: Einbrecher. Ängstliche. Wegen schlechter Vorbereitung ***Prüfungen nicht zu bestehen***. Schlaflosigkeit.

Täuschung: Wegen eingebildetem Verbrechen gefangen zu sein.

Körperlich: Vergiftungen von Nerven und Gehirn. Depression. Schwindel.

Unterdrückte Hautausschläge führen zu neuralgischen Symptomen. Zuckungen. ***Tics.*** Stottern. Schlafstörungen. Ekzem (besonders an den Händen). Rissige Hautausschläge. Ausschläge und Sekretionen. Haarausfall (Scheitel und Genitalien). Unwillkürlicher Harnabgang. Wiederholt die Fragen. Stottern.

Verschlechterung: Alkohol (schnell betrunken). Lärm. Berührung. Erschöpfung. Schlaf. Nach dem Essen.

Besserung: Essen. Ausscheidung. Starker Druck. Frischluft.

Komplementär: Calcium phosphoricum. Folgt gut nach Apis, Belladonna.

Vergleiche: Agaricus, Cadmium, Germanium, Helleborus niger, Plumbum.

Kapitel 2

Schlüsselthemen

Tabellarische Übersicht der Familien und Naturreiche zur Differenzierung verwandter Themen.

Mineralien

Anmerkung:

Die homöopathische Elementezuordnung nach Jan Scholten unterscheidet sich von den üblichen Mineralientabellen.

Tabelle 1: Mineralien

	1 *Impulsiv* *akut*	2 *Beobachten* *Typhus*	3 *Suchen* *Ringwurm*	4 *Gründen*	5 *Vorbereiten* *Malaria*	6 *Wagen*	7 *Lernen,* *zusammen*	8 *Hochdruck*	9 *Überprüfen* Generalprobe.
Wasserstoff Geburt Existenz? Bin ich, bin ich nicht? **Unverbunden**	**Hydo.** Abgehoben. Ohne Erdung								
Carbon Geborgenheit *Jugend* Bin ich Teil von ... getrennt?	**Lithium** Schutz suchen. Unsicher. Ausgeliefert	**Beryl.** Anpassungsdruck. Abhängig.	**Boron** Entwicklungsverzögert. Abhängig						
Silicium Familie, Freunde, Identität. Beziehung	**Natrium** Isoliert. Kummer „ohne...“	**Magn.** Frieden. Wo ist Platz in der Familie?	**Aluminium** Verwirrung Identität						
Eisenserie Arbeit. Pflicht. Praktisch. „Dorf“	**Kalium** Pflicht, Arbeit u. Familie.	**Calcium** Mitgehen. Was andere denken.	**Scandium** Beginnt viel, finden nicht	**Titanium** Nicht auffallen. Zugehörigkeit	**Vanadium** Möchten gebraucht werden. Angezweifelt.	**Chromium** Alles glänzt. Makellos erscheinen.	**Mangan** Hilfbereit. Recht machen Werkzeuge	**Ferrum** Durchhaltevermögen. Standhaft.	**Cobaltum** Fürs Kollektiv. Gleichschritt.
Silberserie Kunst, Wissenschaft, Kreativität. Darstellen, Anklang finden	**Rubidium** Simpel. Kunst. Fürchtet, keinen Anklang zu finden. Konform	**Strontium** Zugehörigkeit verlieren, wenn sie keinen Anklang finden. Zweifel.	**Yttrium** Keine Wahl treffen, Angst, keinen Anklang zu finden.	**Zirconium** Versagen aus Furcht aufzufallen. Schwellenangst	**Niobium** Rückschläge. Angst, keinen Anklang zu finden.	**Molybdän** Kreativ Zweifel verbergen. Draufgänger*in.	**Technetium** Kreativität, Lernen, Lehren, Gemeinsam tun	**Ruthenium** Gezwungen, Anklang zu finden. Zeitdruck	**Rhodium** Fast Anerkannt. Generalprobe.
Goldserie *Macht, Verantwortung*	**Caesium** Autoritätshörig. Naives Scheitern von Macht	**Barium** Machtlos. Versteckt. Klein sein.	**Lathanium** Versucht. Wissen noch nicht, wie/-was	**Hafnium** Autorität durch Kompetenz. beginnen	**Tantalium** Fähigkeit beweisen. Besser sein.	**Tungstenium** Führung, um sich zu beweisen	**Rhenium** Zum Wohle aller!	**Osmium** Macht durchsetzen. Unnachgiebig	**Iridium** Zögern, nicht gewachsen zu sein.
Lanthanid *(Gold)* Autonomie. Selbstentwicklung, neue Dimension			**Lathanium** Versucht. Wissen nicht, was sie tun müssen	**Cerium** Beginn der Autonomie, fürchten sich davor	**Prasteodymium** Zweifel Reflektierende	**Neodynium** Lieber scheitern, als es nicht zu tun.	**Pomethium** Zusammen autonom sein. Forschen	**Samarium** Druck, Dienen. Bauen die Welt	**Europium** Letzte Zustimmung. Autonom zu sein

Tabelle 2: Mineralien II

	10	11	12	13	14	15	16	17	18
	Selbstsicher, Sykose. Ziel erreicht. Selbstzufrieden.	Erfolg/Macht durch großzügiges Teilen mit anderen	*Kontrolle, Krebs* Streiten um erhalten.	*Mykose* Abtreten, Misstrauen. Nostalgie.	*Abdanken, formal. Atrophie.* Form wahren. Rigide. Religion. Lähmung	*Ablenken. Tuberkulose* Verlieren, verzehren. Genuss	*Ruin, Verfall. Lepra.* In der Phantasie noch jemand sein. Schmutz.	*Verstoßen. Syphylis* Zurückgewiesen. Notfalls nehmen. Geschwüre, Abszess	*Schlaf* Bewusstlos. Ungebunden. Übergang. Anästhesie
Wasserstoff									**Helium** nicht um die Welt kümmern
Carbon	**Carbonicum** Sinngebung. Selbstwert					**Nitrogenium** Spannung. Genießen.	**Oxygen** Vernachlässigung. Ungerecht, Freiheit.	**Fluor** Allein Durchschlagen. Glanz, Sex u. Geld	**Neon** Getrennt, angewiesen.
Silicium	**Silicium** Image von Familie					**Phosphor** Kommunikation. Kontakt. Ängste.	**Sulphur** Liebe. Kleidung, Schönheit. Einzigartigkeit.	**Chlor** Loslassen. Sorge/Fürsorge. Mütterliche Zuwendung	**Argon** Wirken, ohne zu tun. Ohne Beziehungen.
Eisenserie	**Niccolum** Pflicht. Rest muss warten	**Cuprum** Kontrolle. Krampf. Pflichtbewusst	**Zincum** Normen befolgen. Mechanisch. Ruhelos.	**Gallium** Eigenbrödler. Eigene Normen. Reizbar.	**Germanium** Im Auftrag. Gesetze. Entsprechen.	**Arsenicum** Angst: Perfektionist. Stellenverlust.	**Selenium** Erschöpft. Ehrgeiz. Nicht aufgeben können.	**Brom** Schuldgefühle. Gewissen. Chance vertan	**Krypton** Innerer Raum. Verhinderte Handlung.
Silberserie	**Palladium** Beachtung finden. Beeindrucken	**Argentum** Darstellen Erwartungsspannung	**Cadmium** Wiederholen. Bewährtes	**Indium** Auf alte Künste zurückziehen.	**Stannum** Überholte Künste. Zerfall. Image wahren.	**Antimomium** Nein. Anti-Kunst.	**Tellurium** Vernachlässigung. Begnügen müssen	**Iodium** Rastlos. Alles loslassen. Heimatlos. Essen	**Xenon** Unverbunden. Bewusstlos.
Goldserie	**Platin** Außergewönlich sein	**Aurum** Verantwortung. Macht, Führen, Geld & Wert	**Mercurium** Dampfdrucktopf. Machtfrage	**Thalium** Macht festhalten. Durchsetzen müssen.	**Plumbum** Fassade der Macht. Erstarrung	**Bismutum** Verlust. Opfert. Verliert den Thron	**Polonium** Nur Phantasie v. Macht. Alle Macht verloren.	**Astatium** Alles ist zu Ende. Aufgeben müssen. Hoffnungslos	**Radon** Hinwendung zum Inneren. Glauben
Lanthanid	**Gardolinum** Autonomie. Selbstverständlich.	**Terbium** Autonomie auch anderer wahren.	**Dysprosium** Streit, um Autonomität zu behalten	**Holomium** Phantasie. Magie. Innere Welt.	**Erbium**. Autonom erscheinen, nicht mehr sein.	**Thulium** Dunkles Schwarzes Loch.	**Ytterbium** Autonom. Am Rande stehen. Phantasie. Prof. egal für was	**Lutetium** Außen vor! Verpflichtung meiden = Freiheit	

Acidum – Säuren

- Erschöpfende Anstrengung aus Verlangen nach Einheit. Erschöpfung.
- Fühlen sich Ausgeschlossen, verloren. Keinen sicheren Ort oder Nahrung.
- *Wie:* Gebunden, nicht entkommen können. Assimilationsstörungen. Gewichtsverlust. Ausgelaugt. Brennen. Ätzend.

Acidum aceticum *Essigsäure* Wie Bedrohung nach schwerer Krankheit, weisen alles zurück. Reizbarkeit. Angst. Beschw. Rauschmittel.	**Acidum muriaticum** *Salzsäure* Nach enttäuschter Beziehung in die Erschöpfung und Isolation geraten. Kränkung. Erschöpfung durch Pflege und Sorge. Abtreibung.	**Acidum Nitricum** *Salpetersäure* Müssen alle Möglichkeiten ausnützen, bis sie erschöpft sind. Unversöhnlich. Erschöpfende Krankenpflege. Unglücklich. Nachtragend.	**Acidum sulfuricum** *Schwefelsäure* Erschöpfende Liebesbeziehungen. Übernimmt sich und muss dafür bluten. Will sich beweisen mit dem, was nicht zu schaffen ist [1]. Ungeduld. Eile.
Benzoicum acidum *Benzoesäure* Glauben, unter einem bedrohlichen Schicksal zu stehen, müssen vieles ertragen und sich verbiegen. Vergangenheit. Veränderungen nicht akzeptieren.	**Boricum acidum** *Borsäure* *Empfinden wie:* eiskalt. Nach septischem Schock (z. B. Fremdkörper, wie Tampons in der Vagina)	**Butricum acidum** *Buttersäure* Bruch Beziehung zwischen Mutter und Kind. Leiden während der Schwangerschaft. Angst. Kleinigkeiten. Depression. Selbstzerstörerisches.	**Carbolicum acidum** *Karbolsäure* Müssen sich völlig zurückhalten, um nicht abgelehnt zu werden [1]. Schwäche. [27] Allergischer Schock
Citricum acidum *Zitronensäure* Viel Arbeit, dann Gleichgültigkeit und Abneigung gegenüber häuslichen Pflichten. Ertrinkt in Erinnerungsgegenständen.	**Fluoricum acidum** *Flusssäure* Fröhlich erregt. Hyperaktivität. Begeisterung. Arbeiten, bis sie sich damit umbringen. Abneigung gegen die eigene Familie.	**Formicicum acidum** *Ameisensäure* Geschäftig. Übererregbarkeit. Zu viel, zu schnell. Mit dem Leiden allein gelassen zu werden. Arthritis nach Trauma.	**Gallicum acidum** *Gallsäure* Aufmerksamkeit. Eifersüchtig, im Mittelpunkt stehen.[27]. Ausgestoßenheit, von anderen abgekapselt worden sein.
Hydrocyanicum acidum *Blausäure* Resignieren oder erstarren. Scheitern, sich anzupassen. [1]. Schock. Angstneurose. Thema mit Nazi, Gaskammern	**Lacticum acidum** *Milchsäure* Erschöpfung und Entmutigung. Schwer erwachsen zu werden.	**Oxalicum acidum** *Oxalsäure* Familienthemen. Pflicht für die Familie/sich selbst zu sorgen. Auslaugende Lebhaftigkeit. [27] Zwiespalt von sich entfalten und hinnehmen müssen. [1]. Verlassenheit.	**Phosphoricum acidum** *Phosphorsäure* Übersättigung von Reizen. Schwäche. Kummer. Unglückliche Verliebtheit. Erschöpfung nach Kontaktverlust und/oder zu viel Austausch und Lernen. Bruch der Kommunikation/Mitteilung.
Picricum acidum *Picrinsäure* Übersteigertes Ziel, welches nicht zu erreichen ist.[1]. Geistiger Zusammenbruch nach mentaler Überarbeitung. Furcht: Prüfungen.	**Salicylicum acidum** *Salizylsäure* Ängstlich und melancholisch, wollen in Ruhe gelassen werden. Sensibel.	**Sarcolacticum acidum** *Rechtsdrehende Milchsäure* Schwäche und Niedergeschlagenheit. Ärger über Kleinigkeiten. Chronische Müdigkeit. Muskuläre Erschöpfung wie nach Marathonlauf	

Edelsteine

- Mineralische Struktur mit edler Gesinnung. Suche nach Vollendung. Größere Zusammenhänge. Würde. Leuchtkraft. Glanz. Beständigkeit. Zeitlosigkeit. Hitze. Facettenreichtum. Beeindruckend. Eitelkeit. Eifersucht. Verlassenheit. Härte gegen sich selbst.

Adamas (Diamant)	**Amethyst**	**Aquamarin**	**Chalcedon**
Ansehen durch Brillanz. Selbstdisziplin, heraufarbeiten.. Emporkömmling, unversöhnliche Gegensätze in sich selbst	Pflichtbewusstsein, dienlich, geduldig sein. Alte Vorstellungen, Melancholie, Co-Süchte. Verlust. Wandlung.	Entschlusskraft, Geschlechtsidentität. Kontakt, Kommunikation. Zweifel an Wahrnehmung.	Lust und Pflicht. Schwer, zur eigenen Kraft zu stehen. *Verl.:* Normen auszubrechen. Autoritätskonflikte.
Chrysopras	**Jade/Nephrit**	**Jaspis**	**Karneol/Sarder**
Abgeschnitten. Benutzt. Freiheitsliebe bei Abhängigkeit. Co-Abhängigkeit. Perfektionismus. *Verl.:* Dazugehören.	HerrscherIn über eigenes Leben. Sich zeigen. Tradition & Wandlung. Verantwortung	Ausgeschlossen, heimatlos. Freiheit und Abhängigkeit. Beziehungsprobleme. Künstlerisch.	Anderen helfen wollen. Wie festgefahren. Kinderwunsch. Mutterthema.
Lapislazuli	**Lapis Marmor**	**Olivin/Chrysolith** *Peridot*	**Rubin**
Lebendigkeit fehlen. Isoliertheit, abgespalten, ausgeliefert, allein. Spiritualität. Depression.	Schönheit & Reinheit. Herz erscheint kalt. Vollkommenheit suchen	Freiheitsdrang Heimatlosigkeit. Sehnsucht. Getriebenheit. Beziehungsprobleme. Respekt.	Hilft Lebenskraft erkennen und leben. Verl.: Liebe & Licht. Geborgenheit & Frieden. Verhilft zur Selbstannahme.
Vergleiche auch: **Hekla lava** (Vulkanasche)	**Saphir**	**Sardonyx**	**Smaragd**
Völlig übergangen. Härte/Dominanz ausgeliefert. Entrüstung muss unterdrückt werden, staut sich u.v.m.	Pflichtbewusstsein. „gut" sein. Engel, Hellsichtigkeit. Künstlerisch. Musikalität. Traumwelten. Magie. Spiritualität. Sternenkinder	Ausgeschlossen, eingeengt, bedroht, Familiensorge. Angstzustände. Nach Bewegungslosigkeit	Selbstermächtigung. Bewusstsein. Demut und Weisheit. Schönheit, Sinnlichkeit, Reichtum. Tragen schwere Last. Sorge um Beziehung, Zukunft und Geld. Schulden. Vergl. Beryll.
Succinum *Bernstein*	**Topas imperial**	**Turmalin**	**Zirkon/Hyazinth**
Ausgleichend. Harmonie. Heimat. Reisen. Ton angeben. Mürrisch. *Verl.:* Ungestört sein. *Abg.:* zu sprechen.	Charisma. Identitätsprobleme. Leistungsdruck. Gold. Fähigkeiten ins Licht stellen. ÜberfliegerInnen, Kontaktproblemen. *Verl.* Gut sein, aber auch Freunde haben	In Stich gelassen. Fehl am Platz, Anforderungen nicht gerecht werden. Über den Versuch Ordnung zu schaffen vergrößert sich das Chaos. Orientierungslosigkeit.	Freiheitsliebe. Ästhetik. Künstlerisch. Unverstanden, wenig Kontakte. Tierliebe. Sehnsucht nach Selbsterkenntnis, Spiritualität und Verbundenheit.

Pflanzenfamilien

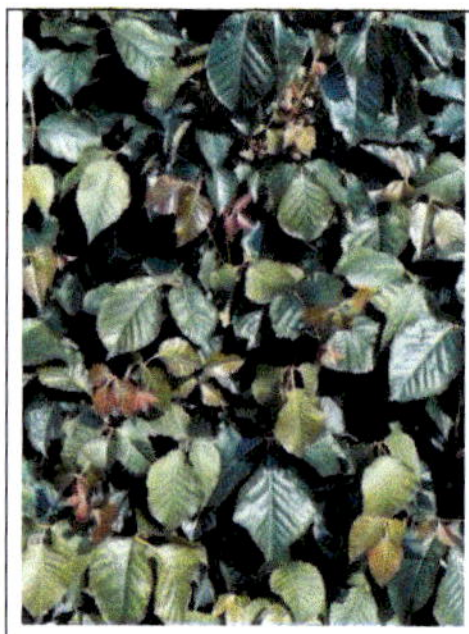

\# 655.42

Anacardiaceae

Rautenartige Sumachgewächse

(Yakir: S5/R 4-5)

Möchten der Unterdrückung entfliehen, können sich aber nicht befreien. Wertlosigkeit.

Verl.: Bewegung

Wie: Steif, Krampf. Starre. Feststecken. Lähmung. Krämpfe.

z. B.: Anac., Comocl. Manci. Rhus-g-r.-v., Rhus-tox.

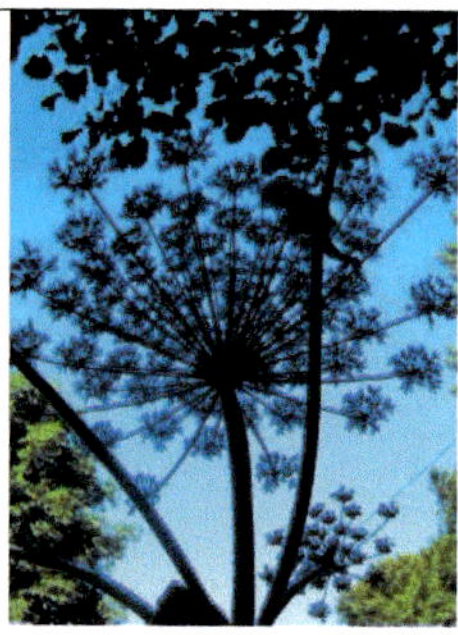

\# 666.74

Apiaceae – Umbelliferae

Doldenblütler

(Yakir: S5/R8-9)

Versuchen aus einer unberechenbaren Situationen "verstandesmäßig" zu entfliehen. Selbstbeschränkung.

Wie: von plötzlicher Gewalttat, Schock, Unglück. Krampf. Schwäche, Lähmung.

z. B.: Aethusa, Asaf., Conium, Cori., Hydr., Phel.,Oena, Sumb, Cic.

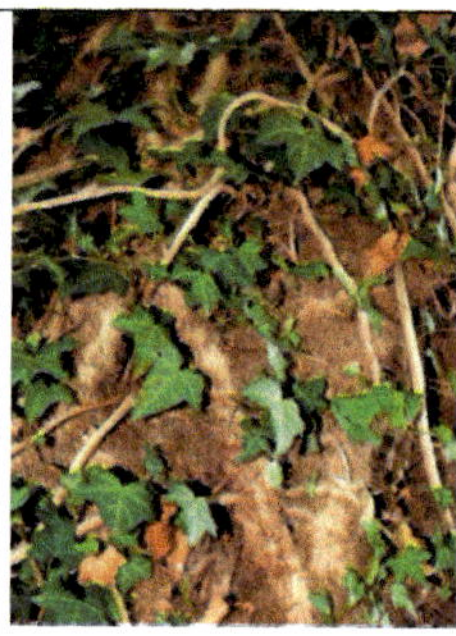

\# 666.55

Araliaceae

Aralingewächse, Efeu–Ginseng Gewächs

Sich mit aller Kraft hochkämpfen u. behaupten müssen. Groß u. stark sein. Sich beweisen. Anführen. Vitalität. Machtkampf & Konkurrenz, [3S] Geschwister Rivalität.

z. B.: Aralia., Ginseng, Hedera helix (Efeu)

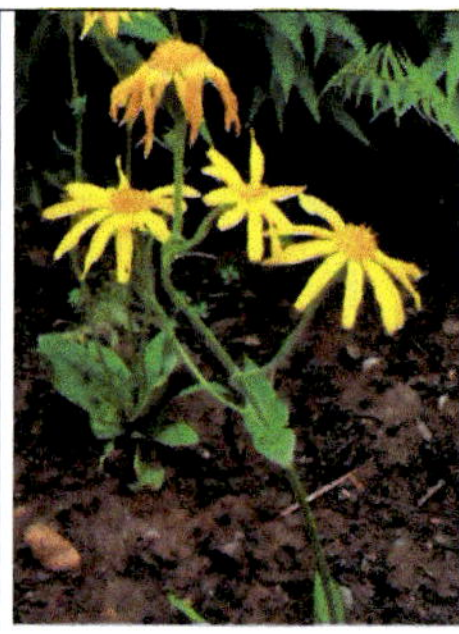

\# 666.42-47

Asteracea Compositae *Korbblütler und Asternartige*

(Yakir: S6/ R8-9)

Unabhängig bleiben. Fürchten die Annäherung. Müssen hart im Nehmen sein.

Wie: Wund, zerschlagen. Betäubung. [4] Verletzt, schockiert. Gekränkt, verbrannt. Gefühllosigkeit. *z. B.: Arn., Abrot., Bell-p., Calen., Cham. Cina., Eup-per. Echi. Tarax.*

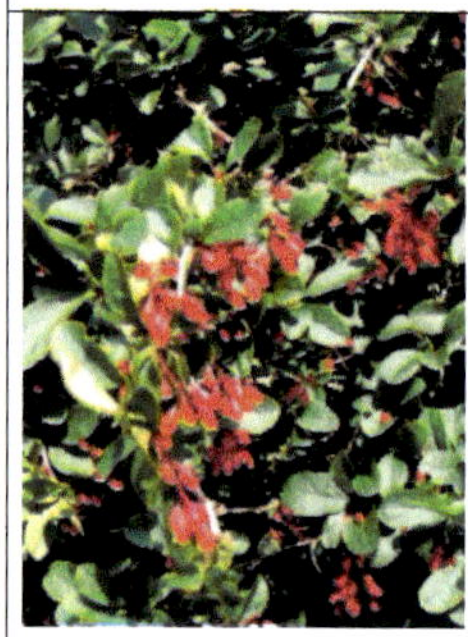

\# 642.14

Berberidaceae

Sauerdorngewächse

(Yakir: S1R5-6)

Zusammenhalt in der Familie. Anpassen an schnell wechselnde Situationen führt zu Verwirrung. Wechsel der Symptome auf psychischer und körperlicher Ebene.

Wie: Verwirrung, Empfindungslos. [4]

z. B.:Mahoniastrauch, Berb., Caulophyl., Podophyl.

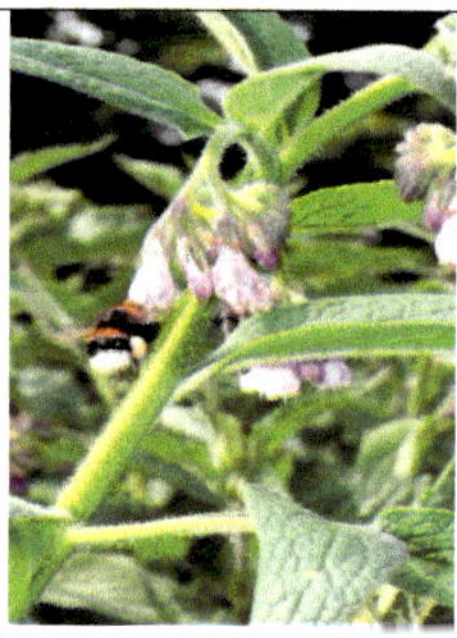

\# 665.33

Boraginaceae

Borretschgewächse

Raublattgewächse

(Yakir: S6/R7)

Vergiss mein nicht.

Es gibt keinen Platz, Respekt in der Familie. Nicht gesehen werden. Dienen. [3S]

Werden ausgenutzt.

Wie: elektr. Gestochen

z. B.: borag., myos-a., onos. *Symph.* Pul-o

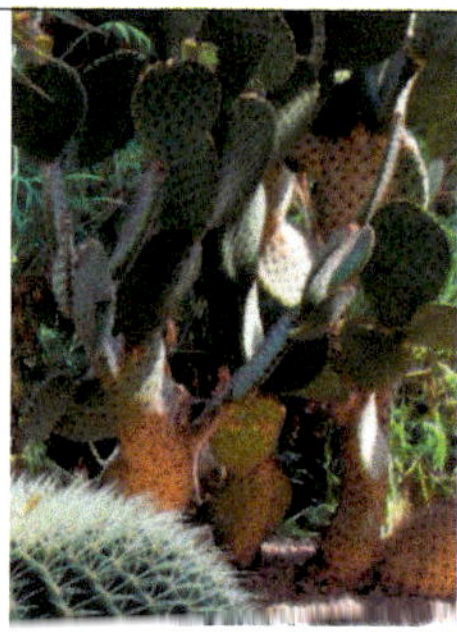

\# 663.14

Cactaceae

Kaktusgewächse

(Yakir:S3:R3-5)

Lebensfeindlichen Bedingungen. Einschränkungen entfliehen, unbegrenzt sein.

Wie: Gebunden. Klein gemacht, geschrumpft. In die Falle gepresst.

z. B. Anhalonium, Cactina, Cact., Carng., Cere-b-s., Opuntia vul. Cact.

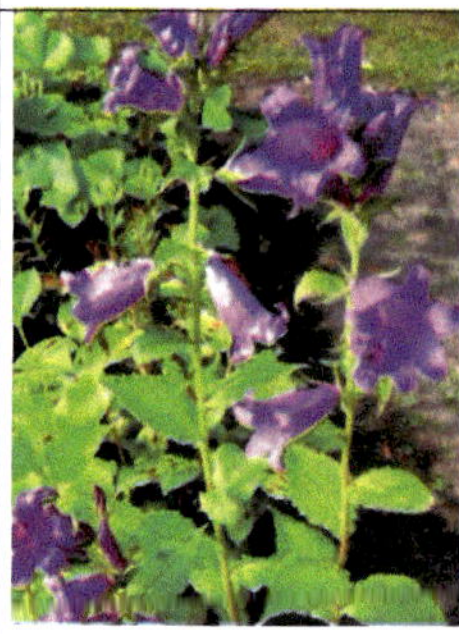

\# 666.34

Campanulaceae

Glockenblumengewächse

(Yakir :S6/R8)

Alleingelassen. Viel tun um geliebt zu werden. Sensibel. Intuitiv. Mitfühlend. Nicht für sich einstehen, dazu zu schwach.

Wie: Engel, die nicht fest in der Welt stehen. [3S]

z. B. Campula rap., Campula rotundifolia

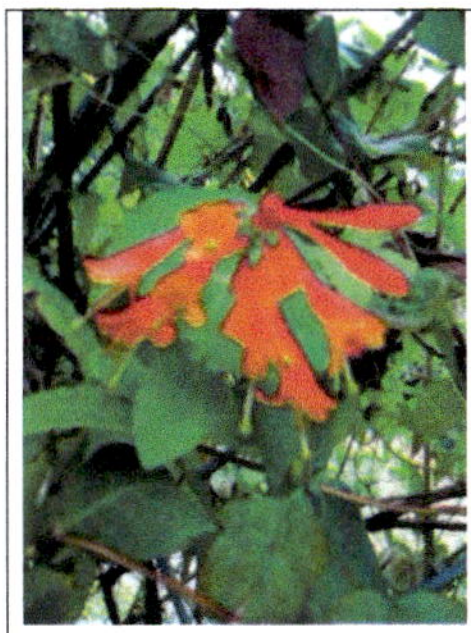

 # 666.65

Caprifolia

Geißblattgewächse

Um Liebe kämpfen. Gesellschaftliche Konflikte durch Ideale u. Liebe. Leidenschaft. Die Liebe nicht zeigen dürfen. Kontrolle, Druck innerlich.[3S]

z. B. Lonicera capr., Lonicera xylostrum (Früher auch Holunder u. Virburnum)

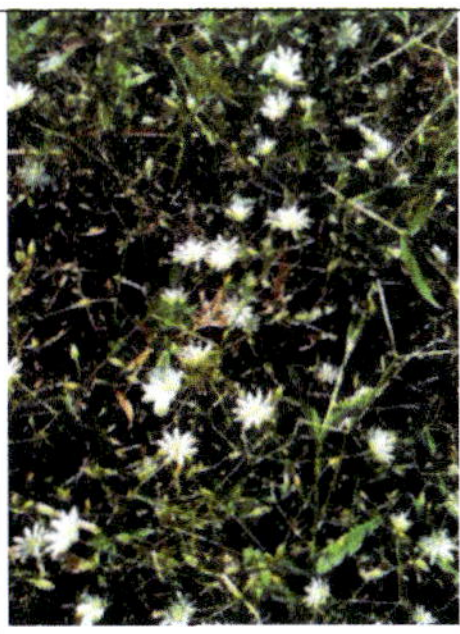

 # 663.40

Caryophyllaceae

Nelkengewächse

(Yakir: S3/R3-5)

Zusammenhalt in der Familie. „Bemuttern", schüchtern. Autoritäten folgen. Verlangen nach „Seifenopern"

z. B. agro. phyt., stel.

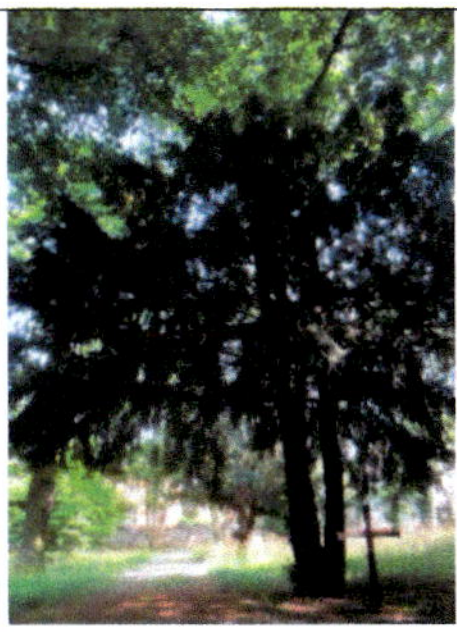

 # 555.14

Coniferen – Pinales

Nadelholzgewächs

Zwangskultivierung, Moral. Rigide. Spaltung, verbunden oder unverbunden

Wie: Zerbrechlich, Abgeschnitten. Spröde. Leere.

z. B.: Abies nigra, Thuja, Terebithina, Sabina, Taxus, Agathis, Juniperus, Larix, Pinus,

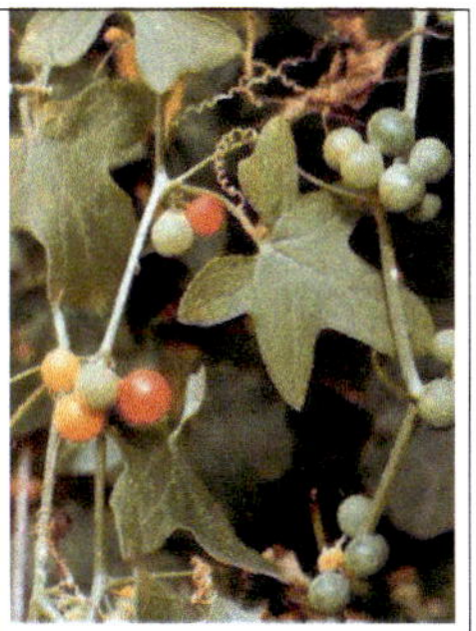

 # 644.75

Cucurbiteae *Kürbisgewächse*

(Yakir: S4/R8)

Kraft/Arbeit/Geld für Sicherheit/Familie/Unternehmen [3S]
Speichern Kränkungen.[2]

Verl. Ruhe.

Wie: Schneiden. Stechen. Scharf.

z. B.: Bry., Coloc., Elaterium, Luffa, Cucurbita.

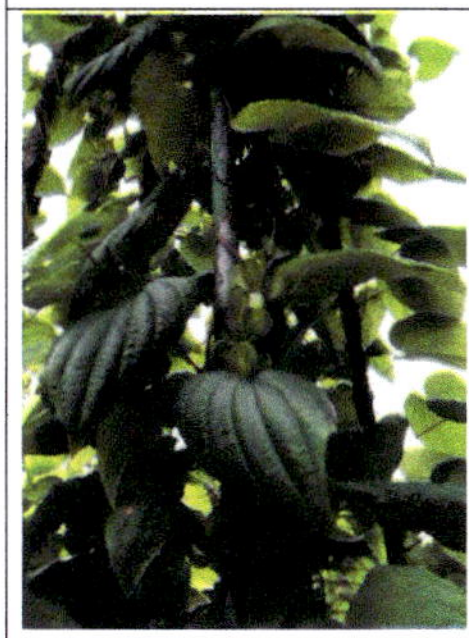

 # 633.22

Dioscoreaceae

(Yamswurzelgewächse) Kletter-Schlingpflanzen

(Yakir: S6/R8-9)

Sich verwickeln, krümmen, umklammern. Sich winden, verdrehen, stricken.

z. B.: Dioscera villose Yams

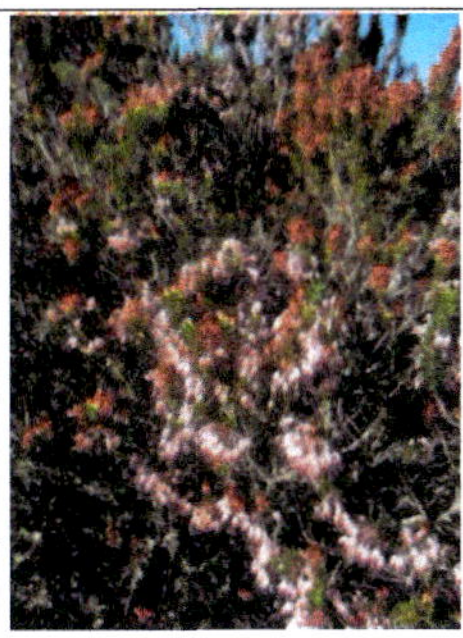

 # 664.60

Ericaceae

Heidekrautgewächs

Armut in der Familie. Versuch, Mangel (durch Ausdehnung) zu kompensieren.

z. B. Arbut., Chim., Gaul., Kalm. Ledum, Uva, eric-v. Rhod

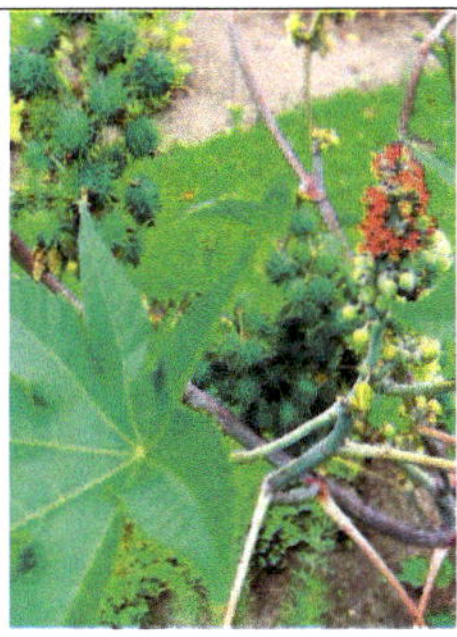

 # 644.34

Ephorbiaceae

Wolfsmilchgewächs

Loyalitätskonflikt. Fürsorglich. Introvertiert. Auf beengtem Raum zurechtkommen, sich frei zu fühlen. Sehnsucht auszubrechen. Freiheit, Bewegung

Wie: Losgemacht oder angebunden. *z. B. Acal.., Euph. Hura.Manc., Stil*

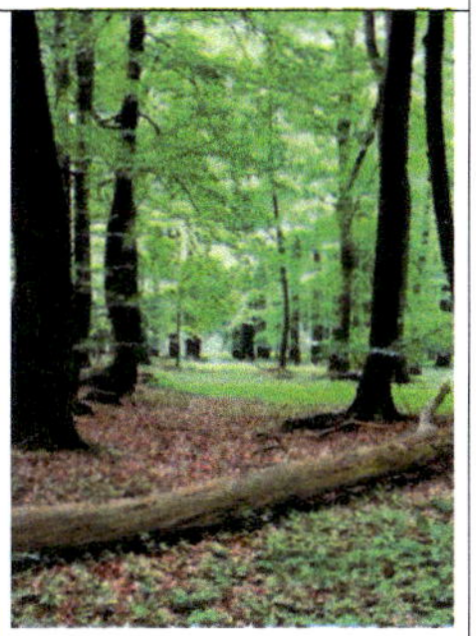

 # 644.40-46

Fagales

Buchenartige

Hohe Ziele. Verantwortungsgefühl. Arbeiten Selbstständig. Familienthemen für die Gemeinschaft einstehen.

Wie: Starr/unbeweglich

z. B.: Kastanien, Buchen, Walnuss, Eichen

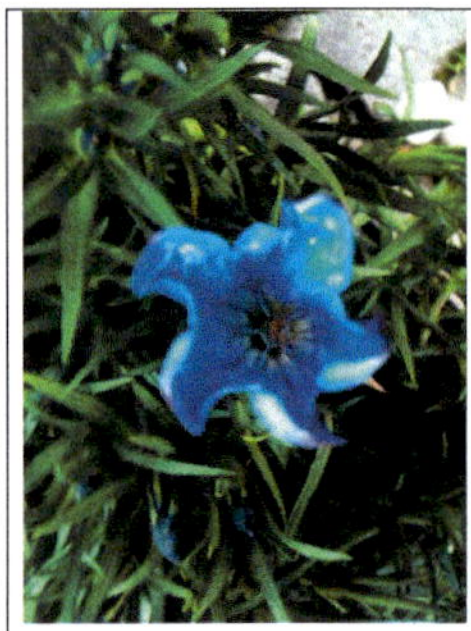

 # 665.23

Gentiales *Enzianartige*
Enziangewächse
(Yakir:S6/R2-4)
Von Familie oder Schwiegereltern nicht akzeptiert.
Unterdrücken den Ärger, um Partner nicht zu verlieren.
Wie: Eingeengt. Bandgefühl Vergiftet.
z. B.: Gels. Gent. Cent.

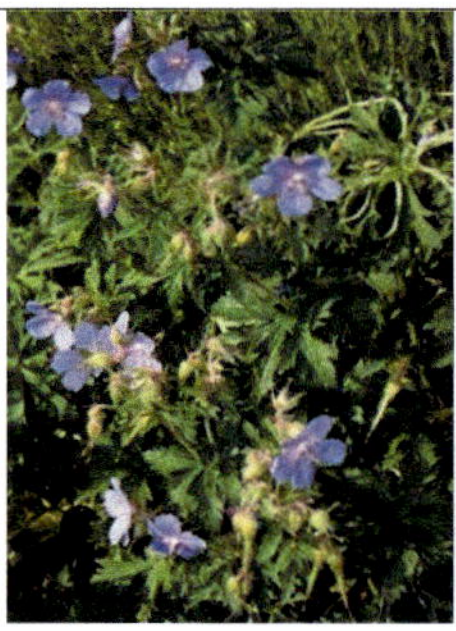

 # 653.10

Geraniales
Storchenschnabelgewächs
(Yakir:S5/R4)
Durchhalten als Stärke.
Zäh sein. Überanstrengung. Beharrlich. Möchten unempfindlich und verwegen sein. Dann Erschöpfung [4P]
z. B. Yah., Coca, Cocain, Guajacum, Oxal., Trib

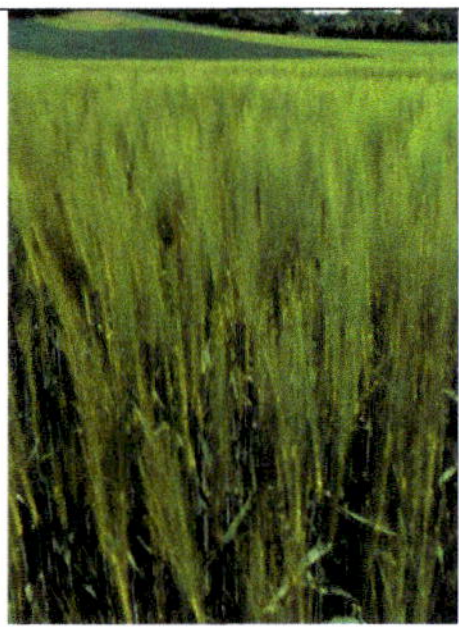

 # 633.42

Gramineae/Poaceae
Süßgräser
Unter Lasten zusammenbrechen. Rückhalt fehlt.
Sich nicht rausstellen dürfen.
Ästhetik.
z. B. anan.,arund., aven. bamb-a., rundo donax., cymbop-ci. sacch-raff.

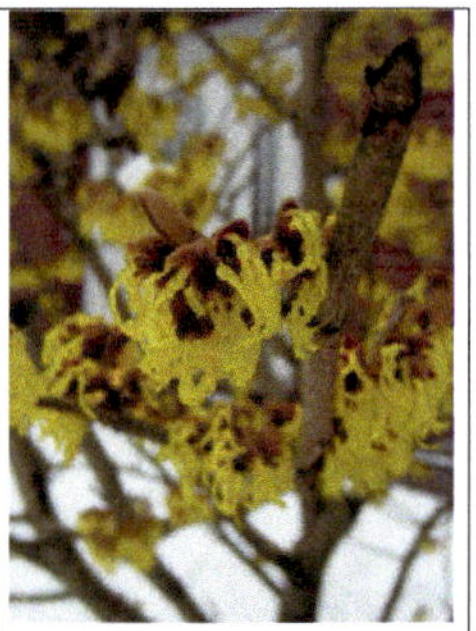

 # 652.14

Hamamelidaceae
Zaubernussgewächs
(Yakir: S2/R3)
Kämpfen gegen fehlende Wertschätzung. Verweigerung der Rollenverteilung. Entfliehen in der Phantasie.
Wie: Schwere. Niedergedrückt.
Dumpf. Eingeschlossen.
z. B.: Ham.

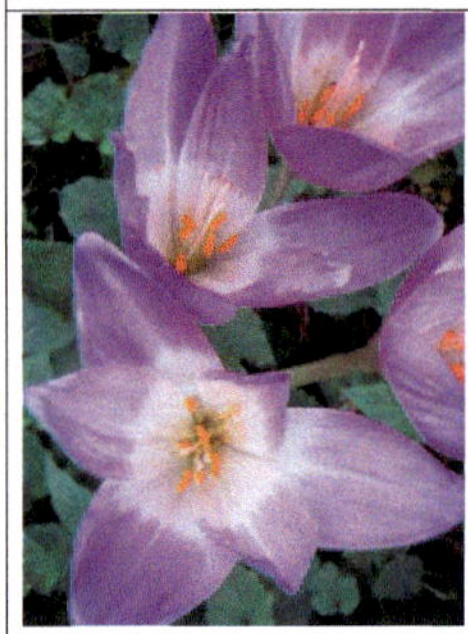

 # 633.50-70

Liliales
Lilienartige
Ausgeschlossen. Spiritualität und Sexualität.
Wie: Hinausgepresst. Ausgequetscht. Zusammengedrückt.
Eingeengt.
z. B.: Erat., Paris, Verat-v.,Colch., Sars., Croc., Lili-t., Helon, Sabad., Agar., Ornithog., Aloe, Scilla. a. Orchideen

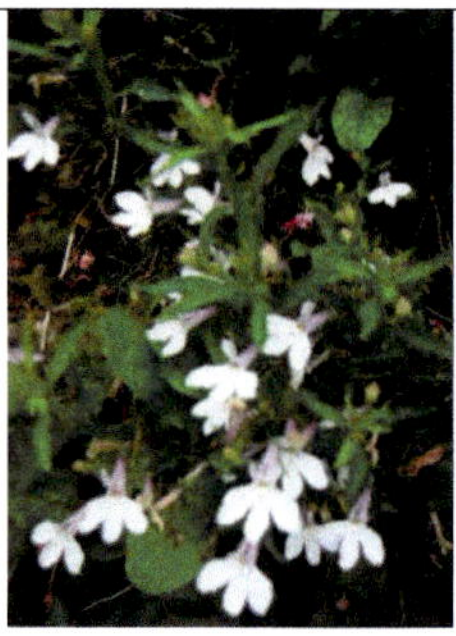

 # 666.35

Lobeliaceae
Lobeliengewächs
Können sich selbst nicht behaupten. Strahlen Sicherheit aus, die sie nicht besitzen.
Mangel an Urvertrauen.
Offen, mitfühlend und kommunikativ.
z. B.: lob-c – f

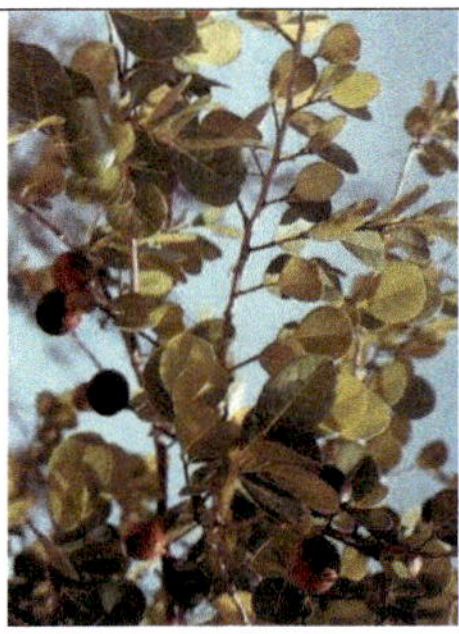

 # 665.24

Loganiaceae *Brechnussgewächs*
Strychnos Verw.
Möchten selbstbestimmt und frei leben. Besonderes gesehen werden.
Wie: Fassungslos. Ruiniert.
Niedergeschmettert. Außer sich.
Überreizung.
Wie: Krampf. Lähmung.[4]
z. B.: Stry., Nux-v., Spig.,Upas, Gels., Ign., Curare

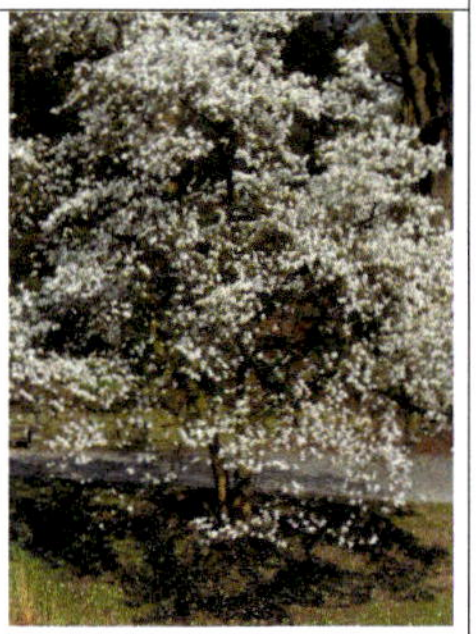

 # 622.40-72

Magnoliales *Magnolienartige*
Lorbeergewächse
(Yakir: S1-2/R1-6)
Orientierungslos Fremdartigkeit. Isolation. Verwirrung und Anpassung
Verl.: Rückzug eigene Welt
Wie: benebelt, fremd. Bewusstlos.
z. B. Camp-h., Nux-m.,Cinnam., Myris. Asar. Arist-c.

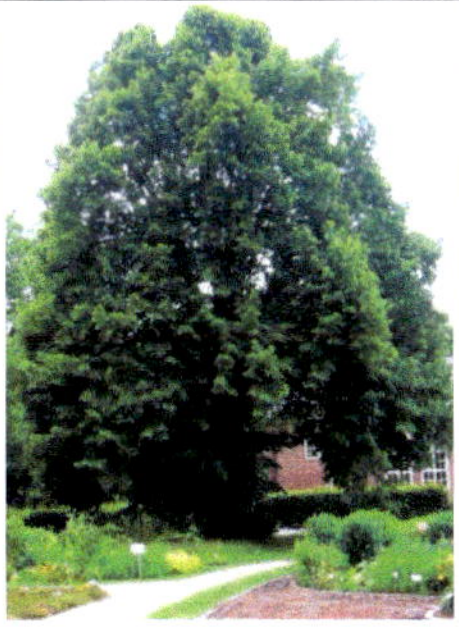

 # 655.26-30

Malvacea *Malvenartig*
(Yakir: S4/R3)
Unabhängigkeit, wegen Loyalität aufgeben[3] Wunsch nach Gesellschaft. Sensitiv, nervös empfindsam.
Wie: Verbunden, getrennt.[4]
z. B: Abel moschus, Chocol., Abrom-aug., Goss., Kola. Cacao, Tilia

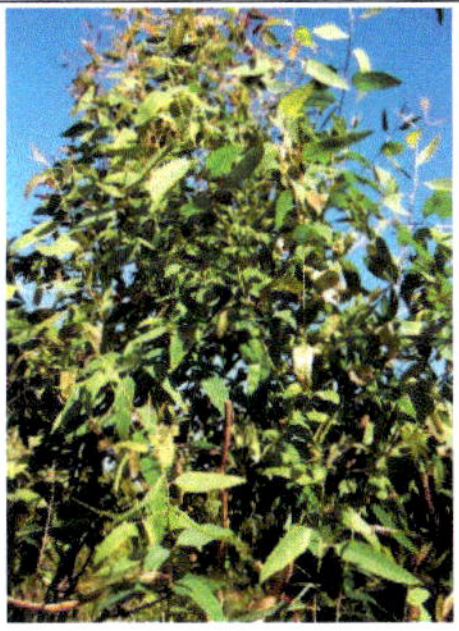

 # 654.10

Myrtales
Myrtenartige
Besonders sein, faszinierend darstellen, begehrenswert sein, werden aber nicht genügend beachtet, was sie kränkt [3S]
Fremd fühlen in der Kultur.
z. B.: Eucalyptus globus, Rosenapfel, Avocado, Muskatnuss

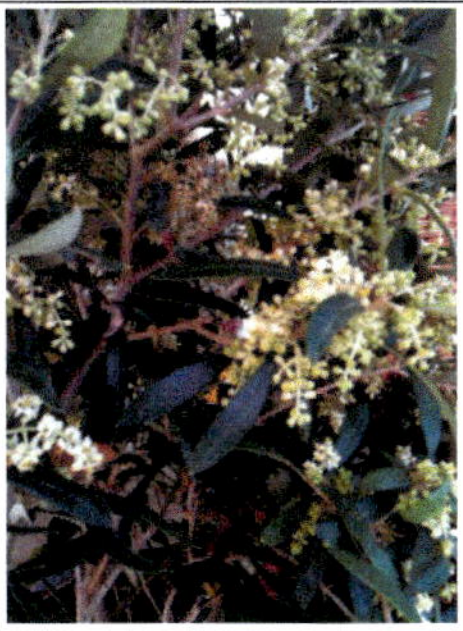

 # 665.46

Oleaceae
Ölbaumgewächs
Konflikt Liebe und Familien. Verantwortung. Möchten eine intakte Familie leben. Liebesbeziehung darf nicht gelebt werden um die Familie nicht zu gefährden. [3S]
z. B. Olive, frax., syr., lig-v.. ulm-c.

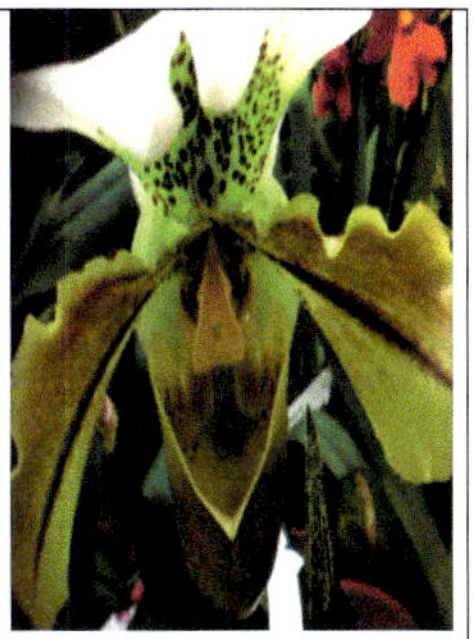

 # 3-633.73

Orchideen
s.a. Lilialis
Exotische AußenseiterInnen. Liebe, Verzaubern. Vegnügungen. Sexualität. Schönheit und Sinnlichkeit.
z. B.: Calypso, Coelogyne, Corallorhiza, Cymbidium, Cypripedium, Orchi simia, Vanilla planifolis

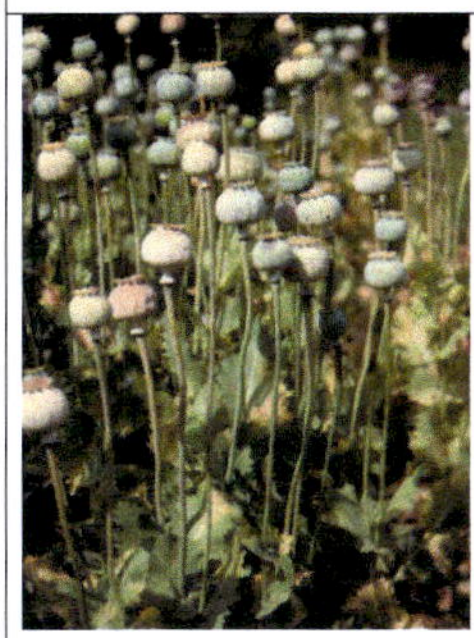

 # 642.17

Papaveraceae
Mohngewächse
(Yakir:S1/R7-9)
Möchte gelassen sein, trotz Schmerz/Gewalt.
Wie: Schock, Bestraft, Folter, Betäubung. [4P] Ohnmacht. Schmerzlosigkeit.
z. B. Morph., Morph-s., Arge. Chel., Sanguin-n Sang., Succ-a., Opium., Codein, Fum.,Cory.

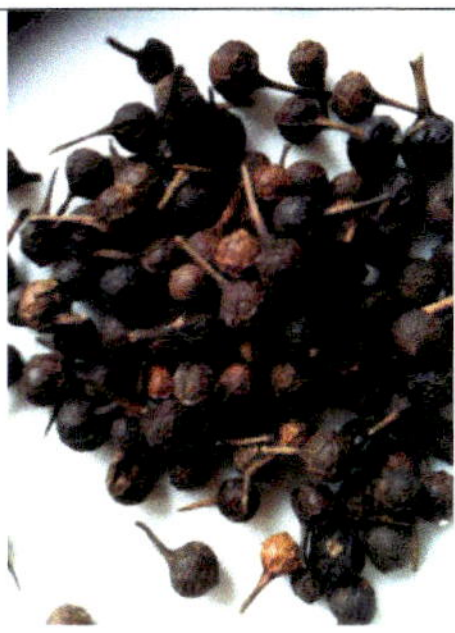

 # 622.64

Piperaceae
Pfeffergewächs
(Yakir:S1/R2)
Dem Leben Würze geben, genießen. Langeweile entfliehen. Tanz. Ausgelassenheit.
Empfindlich gegen Routine und Schmerz wie Brennen.
z. .B.: Piper nig., Pip-m (Kava Kava) Cub.

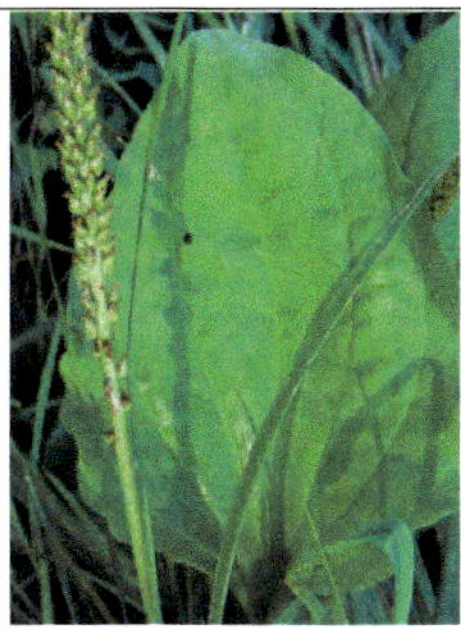

 # 665.51

Plantaginaceae
Wegerichgewächs
Kontakte, Talentiert, kreativ, empfindsam und autonom. Möchten für ihre Begabungen Wertschätzung erfahren. Schüchtern mit Mangel an Selbstvertrauen.
z. B. chelo. coll.grat. vero-o. dig. s.a. Rachenblütlern

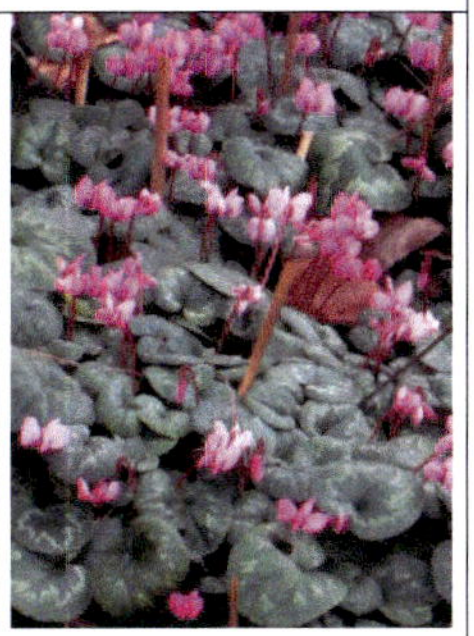

 # 664.33

Primulaceae *Primelgewächse*
(Yakir:S4/R5)
Sich anpassen, um respektiert zu werden. Mit begrenztem Raum zufrieden geben. Erwartungen nicht zu erfüllen. Fleiss. Schuldgefühle. Allein. Schutzlos.
Wie: Lähmende Schwäche. Eingeengt. [3S]
z. B.: anag., cycl.

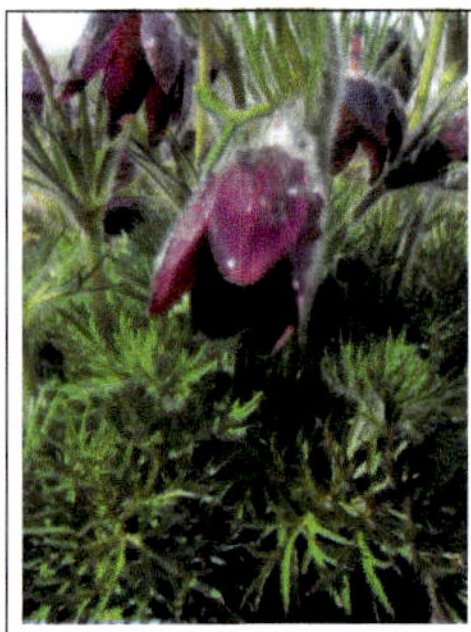

 # 642.13

Ranunculaceae
Hahnenfussgewächs
(Yakir:R5/R6)
Empfindlich, Entrüstung, schikaniert werden. Möchten Würde, Gleichmut bewahren.
Wie: Stechender Schmerz. Nervös,elektrisch. Taubheit. Zittern bei Erregung.
z. B. Acon., Hell., Ran-b. Act-sp., Puls., Cimic. Staph., Hydr.,Clem.

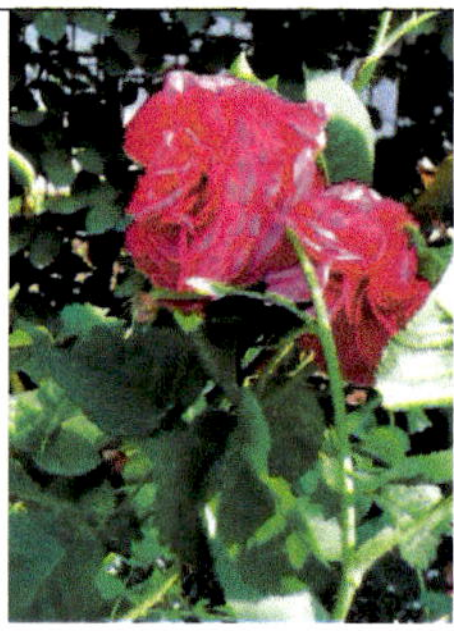

 # 644.61

Rosales *Rosenartigen*
(Yakir:S5/R1)
Sehnsucht nach der Vollkommenheit der Liebe. Ideale. Verantwortung, für die Liebe arbeiten.
Wie: Stechen, herausschießen, zusammendrücken, kneifen.
z. B.: argr-b., alch-v., crat.,laur., ros-d., frag., rubu-f, Amyg-p., Crat., Pyrus-Arten

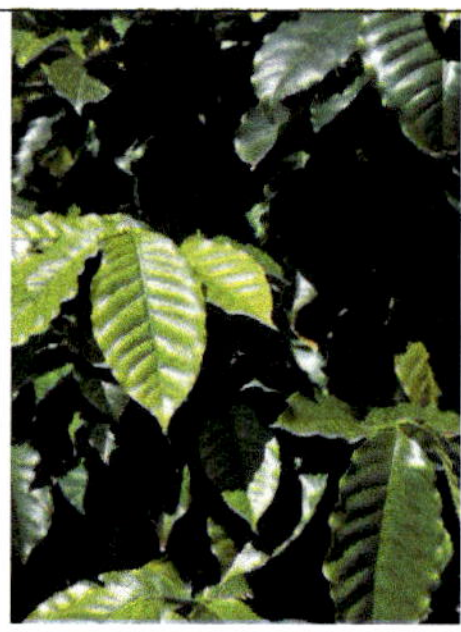

 # 665.40

Rubiaceae
Rötegewächse. Kaffeartige
(Yakir:6/R6)
Viel Einfälle, Ideen. Auf sich selbst bezogen u. beschäftigt. Immer eine Lösung finden müssen. Überreizung. Ermüdung.
Verl. Stimulanzien. Krämpfe, Stumpfsinningkeit.
z. B.: Coffin., Ipec., Chin., Chin-s., Yohim., Coff., Gali

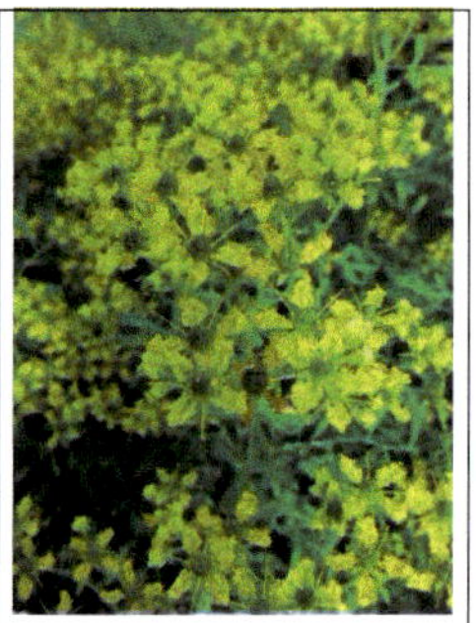

 # 655.41

Rutaceae
Rautegewächse, Zitruspflanzen
Hart arbeiten für hohe Erwartungen. Beschäftigt. Krankheit hindert, das Ziel zu erreichen. Überanstrengung, Erschöpfung leugnen.
Wie: Knoten. Schraubstock. Zerschlagen. Zerschmettert.
z. B.: Ali., Angust., Aegle., Ptel., Ruta., Xan., Jab.

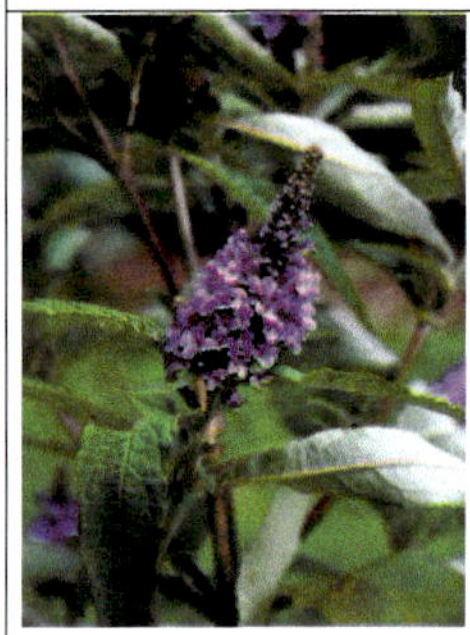

 # 665.54

Scrophulariaceae
Rachenblütler – Braunwurz
Familienleben ist Pflicht. Wortkarg. Verbundenheit oder sie versuchen keine Bindung zu brauchen. Festhalten an der Bindung.[4P]
z. B.: Buddleja, Euphr., Verb. Scrop-n., Lept. früher auch: Digitalis., Gratiola., Chelo. coll.Vero-o., (s.u. Plantaginaceae)

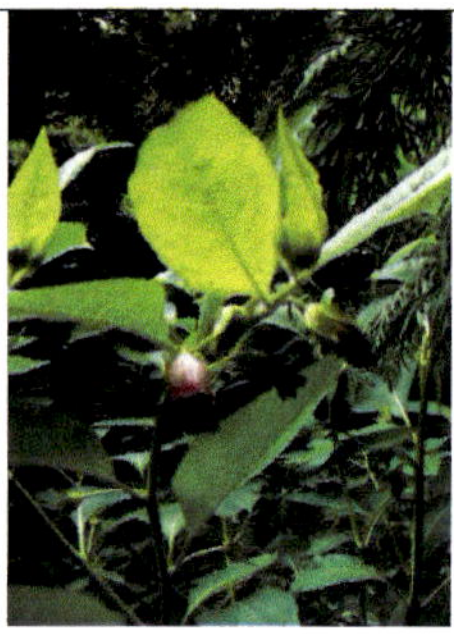

 # 665.71-72

Solanaceae
Nachtschattengewächs
(Yakir:S6/R1)
Mut angesichts von Gefahr/Gewalt. Was sie brauchten gab es nur unter gefährlichen Bedingungen.
Wie: verfolgt. Zerreißen. Erschrecken. Terror. Explosiv. Schießen. Pulsieren. Krampfartig. Gewaltsam.
z. B.: Bell. Stram. Hyos., Caps., Dulc., Fab., Atro., Tab.,Mand

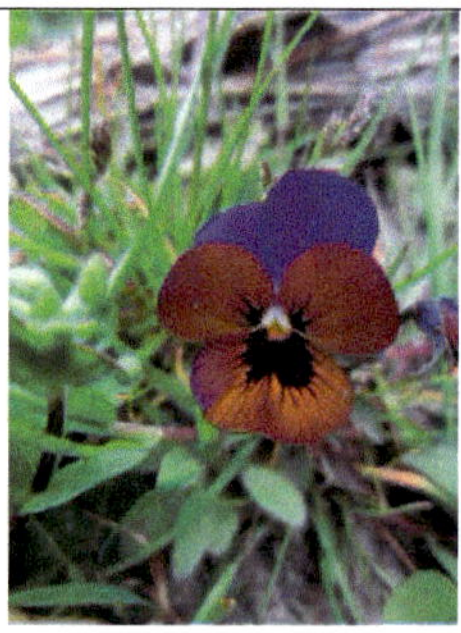

 # 644.30-33

Violaceae
Veilchengewächse
(Yakir: S5/R4)
Familienmensch. Sich anpassen um sich sicher zu fühlen. Erschöpfung. Gefühl von Störung. Gereiztheit. Rastlosigkeit. Schuldgefühle. Verworrene Familiengeheimnisse. „Stiefkind – Stiefeltern“
z. B.: viol-t., viol-o.

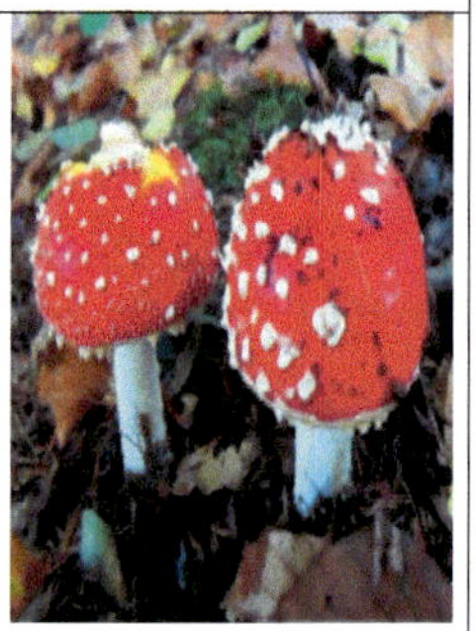

Fungi *Pilze*
(Keine Pflanze, eigenes Reich)

Symbiotische Beziehungen. Geringe soziale Kompetenzen. Verzerrte Wahrnehmung. Grenzüberschreitung. Eindringen, Ausbreiten.
z. B.: Agaricus, Bovista, Secale, Schimmelpilz. Penicillinum.

Pflanzenfamilien nach Jan Scholten zugeordnet

Ähnlichkeiten der *Carbonserie* = Kind/Geborgenheit: **„Ich bin ...“**

- Berbericeae
- Hamameliaceae
- Magnoliales
- Myristicaceae
- Papaveraceae
- Ranunculaceae
- Piperaceae
- Lycopodidae

Ähnlichkeiten der *Siliciumserie* = Familie/Beziehungen **„Ich verbinde mich mit ...“**

- Caryophyllaceae
- Cactaceae
- Geraniacea
- Karnivoren
- Liliales
- Orichdoideae
- Platanaceae
- Poaceae
- Dioscoreaceae
- Equisetidae

Ähnlichkeiten der *Eisenserie* = Arbeit /Pflicht „**Ich arbeite für ... Dorf/Gruppe“**

- Curcubitaceae
- Ericoideae
- Euphorbiaceae
- Malpighiaceae
- Myrtaceae
- Fagales – Fabales (Betulaceae, Ulmaceae, Juglandaceae)
- Papillionidae
- Primulaceae
- Rosales
- Salicaceae
- Violaceae

Ähnlichkeiten der *Silberserie* = Kunst/ Wissenschaft **„Ich stelle dar, stelle mir vor ...“, Bühne**

- Anacardiaceae
- Boraginaceae
- Cupressaceae
- Cistaceae
- Gentiales
- Lamiaceae
- Loganiaceae
- Malvales
- Oleaceae
- Pinaceae (Coniferen, Ginkgoaceae u. Taxaceae)
- Rubiaceae
- Rutaceae
- Scrophulariaceae
- Solanoideae

Ähnlichkeiten der *Goldserie – lanthanidisch* = Autonomie/Entwicklung **„Ich entscheide selbst“**

- Apiales
- Apioida
- Araliaceae
- Asterales (Compositeae)
- Caprifoliaceae
- Lobeliaceae
- Campanulaceae

Insekten – Insecta

- Geschäftigkeit. Unruhe. Fürchten Enge, Erstickungsangst. Wasser. Feuer.
- *Träume:* Fliegen.
- *Wie:* Brennen, Einschnürungsgefühle. Abg./Verl. Trinken [6.2]

Apis mellifica *Honigbiene* Im Stich gelassen sein. Ausgestochen werden. Fleiß. Familie. Eifersucht.	**Cantharis** *Spanische Fliege* Sittliche Strenge. Erzwungene Zurückhaltung. Energie/ Erotik. Ausstrahlung. Verbrennen. Geschäftigkeit.	**Coccus cacti** *rote Schildlaus* Soll bleiben, wie es ist. Existenzangst. (Workaholic) Unterdrückter Zorn.	**Vespa crabro** *Hornisse* Gewalt erfahren. Schutz in den eigenen 4 Wänden. Aggression gegen Autoritäten. Panikstörungen
Coccinella sept. *Marienkäfer* Ungeschützt in der Welt (Familie).	**Doryphora decemlineata** *Kartoffelkäfer* Regressives, dominantes Verhalten. Eifersucht Horrorartige Ängste	**Formica rufa** *rote Waldameise* Familie. Fleiß. Leben ist *Arbeit und Kooperation.*[6]	**Formica nigra** *schwarze Wegameise* Furchtloser Kampf gegen Autoritäten.[2]

Schmetterlinge – Lepidoptera

- Gemeinschaften, Transformation, Spiritualität. Unbeständigkeit. Ästhetik, Spiel, Glitzer. Freiheit, Schutzthemen. Verlassenheit. Geschlechtsidentität.
- *Wie:* Bedroht, stechen, Nadeln, Verschluss.

Acherontia atropos *Totenkopfschwärmer* Verlassenheit. Piraten. Entführung. Probleme mit fehlenden Strukturen Aufmerksamkeitsstörungen.	**Apeira syringaria** *Fliederspanner* Sinnlichkeit. Ästhetik. Künstlerisch. Verausgaben sich durch Familiensorge [38]	**Bombyx liparis chysor.** *Goldafter* Verlassenheit. Reisen, Freiheit. Frieden. Sich verstecken. Brennende. Hautprobleme	**Bombyx processionea** *Prozessionsspinner* Verlassen. Bleiben in abhängigen Beziehungen, trotz Wunsch nach Unabhängigkeit. Eingesperrt sein.[2]
Graphium agamemnon *Geschweifter Eichelhäher* Ruhelos auf der Suche nach der eigenen (sexuellen) Identität. Vergnügungen Vergl. Fluoricum.	**Gonepteryx rhamni** *Zitronenfalter* Orientierungslos. Zappelphilipp. Möchten Schönheit alles gut machen.[38]	**Inachis io** *Tagpfauenauge* Leichtigkeit verloren. Orientierungslos. (früher unbeschwert, sprunghaft. Lieben zweigesichtige Masken.[3]	**Limenitis bredowii calif.** *Kalif. Eisvogel* Bindung an Familie, gibt aber keine Sicherheit. Schutzlos. Rückzug.
Morpho peleides *Blauer Himmelsfalter* Gefahr. Zwei Wesen. Aufblitzen. Verschwinden.	**Nymphalis ur.** *Kleiner Fuchs* Verwirrung über die eigene sexuelle Identität.		

Spinnen

- ***Spinnen:*** *„Böse oder gute Mutter“.* Liebe und Hassbeziehung. Manipulation Überfürsorge und ungelöste Symbiose. Stachel. Gift. Vernetzung. Heimliche Schläue und unheimliche Gewalt.[7] Trennung, Verlust.[33] Alle Dinge an langen Fäden unter Kontrolle halten. Viel Aktivität. Musik. Tanz. Periodizität.
- *Schmerzen:* Stechend. Messerstichartig. Brennen. Vibrieren und Brodeln. Gefühle von abgetrennt.

Aranea diademata *Gartenkreuzspinne*	**Aranea ixobola** *Brückenkreuzspinne*	**Atrax robustus** *Trichternetzspinne*	**Lampona cylindrata** *Weißschwanzspinne*
Trotz Bemühens nicht geachtet. Bevormundet. Bleibt angespannt und abwehrbereit. Kontrollbedürfnis. Muss die Zügel in den Händen halten. Eigene Aggression verbergen. Überaktivität. Eigenwilligkeit. Leistungsorientiert. Unermüdlicher Fleiß.	Selbstvertrauen, intellektuell interessiert. Aggressiv und liebevoll. Euphorie und Depression. Kontrolle.[1] Zwänge. Sexuelle Themen. Mit Späßen gegen die Norm. Ärgert die Umgebung aus Neugier. Unterdrücken die eigenen Wünsche zugunsten anderer.	Möchte sich an einen sicheren Ort zurückziehen. Kampfbereit. Misstrauen. Plötzliche Schwäche bes. in den Extremitäten. Verklebte Nase und Augenlider. Schilddrüsenerkrankung	Was sie wollen, bekommen sie auch. Voll Selbstvertrauen und Ungeduld. Sucht. *Angst* um die Zukunft, Gesundheit. *Wie:* Verhext zu sein. Selbst Zauberkräfte zu haben.
Latrodectus mactans *Schwarze Witwe*	**Latrodectus hasseltii** *Rotrückenspinne*	**Loxosceles reclusa** *Braune Einsiedlerspinne*	**Mygale lasiodora** *Vogelspinne*
Fühlen sich missachtet statt anerkannt. Lähmung. Starr vor Entsetzen. Viele Ängste, als würde der Tod unmittelbar bevorstehen. Zeitempfinden beschleunigt. Selbstmord. Panikattacken. Zwingen Familie zur Fürsorge.	Gerechtigkeitsempfinden. Kritisch. Ideenvoll und Mangel an Aktivitäten. Verletztes Ehrgefühl, Enttäuschung, Eifersucht. Bagatellängste. *Täuschung:* etwas Böses getan zu haben. Zeit vergeht zu langsam.	Hält sich für unfähig. Kritisiert sich und andere. Isolation. Hoffnungslos. Getrennt, auch von Körper-Geist. Möchten entfliehen. Selbstmordgedanken wechseln mit Heiterkeit. Möchte nicht angesprochen werden.	Möchten die vorgegebenen Grenzen überschreiten. Geltungsbedürfnis und Außenseiter/in. Rebellion. Übertreibung. Exzesse. Impulsiv. „Heftige“ Naturen. Extremer Selbstbehauptungsdruck.
Pholcus phalangoides *Große Zitterspinne*	**Tarentula cubensis** *Kubanische Tarantel*	**Tarentula hispanica** *Spanische Tarantel*	**Tegenaria atrica** *Große Wickelspinne*
Zwangsgedanken. Hass auf bestimmte Personen. Isolierung. Gleichgültig. Konzentration fällt schwer. Nervöse Anspannung.	Aggression und Autoaggression wechseln sich ab. Fühlen sich Einschränkungen hilflos ausgeliefert. Mitfühlend. *Täuschung:* Verfolgt zu werden. Schlagen sich selbst. Musik ist ein Thema.	Überkreativität. Überschießende Energie. Dynamisch, Erregung, Wut. Überempfindlichkeit.	Lieben Kakteen, kümmern sich aber nicht gut um sie. Geräuschempfindlich. Konvulsionen, Chorea. Nackensteifigkeit. Hormonell.
Theridion curassavicum *Kugelspinne, Orangenspinne*	**Tela** *Spinnennetz*	**Androctonus amurreuxi hebraeus** *Skopion*	
Anforderungen der Familie genügen. Rebellieren gegen ihr soziales Netz, verlassen es aber nicht. Ehrgeiz. Kontrollzwang. Druck. Aktivitätszwang.[69 F]	Beziehungslosigkeit. Desorientiertheit. Fühlen sich vernachlässigt und vergessen. Von Geheimnissen besessen zu sein. Gehör. Tinnitus. Taubheit. Schwächegefühl.	Vertraut niemandem. Übersteigertes Selbstvertrauen bis zu Allmachtsphantasien. Zerstörung. Abgekapselt. Zorn bei Unterbrechung.	

Schlangen

- *Serpentes:* Konkurrenzkampf. Mutter-Tochterbeziehung. ***Verrat.*** Eifersucht. Misstrauen. Intrigen. Sprache. Bedroht und verfolgt. Spaltung.

Bothrops *Gelbe Lanzenotter* Dominanz. Kontrolle über Territorium. Konkurrenz („Super-Lachesis"). Spaltung. Verschließen. Sprachthemen.	**Cenchris contortrix** *Mokassinsschlange* Geltungsdrang. Müssen die Besten sein. Respekt erwerben, damit sie nicht angegriffen werden.	**Crotalus cascavella** *Waldklapperschlange* Moral oder Pflicht verletzt, bestraft werden. Sich eines Begehrens schuldig gemacht haben.	**Crotalus horridus** *Klapperschlange* Rückzug aus Furcht angreifbar zu sein. Kein natürliches Lebensrecht haben.
Dendroaspis polylepsis *Schwarze Mamba* Sich für andere einsetzen. Sinnlosigkeit: Verlassen, unverstanden, Abgeschnitten.	**Elaps corallinus** *Korallennatter* Verstecken sich, um nicht in Versuchung zu kommen.[1] Naives Verkriechen.	**Lachesis muta** *Buschmeister* VerschlingerIn oder VerschlungeneR. [1]. Nie mehr ohnmächtig sein. Befreiung durch reden	**Naja tripudians** *Kobra* Zwischen Lust und Pflicht. Rebellion. Aggression um Unrecht nicht schlucken zu müssen.
Vipera berus *Deutsche Kreuzotter* Geheimnisse. Überwachung. Rückzug. Totstellreflex: Schweigen, Starrheit. *Täuschung:* Verfolgt zu werden.			*Vergl.* *Spinnen* *Nachtschatten* *Reptilien*

Reptillien/Schildkröten

- ***Reptilen:*** *Versteck,* ***im Verborgenen, Tarnung, Verschlingen.*** *Wenig Elterliche Fürsorge.* ***Rivalitäten.***
- **Schildkröten** – *Testudines:* Zeit und Geschwindigkeit. Verschlossen. Last tragen. Beharrlich ihren Weg verfolgen. Geborgenheit. Sicherheit. Schutz.

Caretta caretta *Karettschildkröte* *Distanz und Freundlichkeit.* Getrennt von den Gefühlen. Möchten sich auf ihre Arbeit konzentrieren. Möchten alles richtig machen. Langsamkeit, innerliche Unbeweglichkeit. Verstecken	**Geochelone** *Sulcata* Mitfühlend. Andere beschützen. Liebeskummer und romantische Gefühle. Erstarrung oder hyperaktive Aufregung. Ruhelos. Reizbar, ungestört sein. Themen von Wüsten und Wasser.	**Bufo rana** *Erdkröte* Sich nicht liebenswert fühlen. Sehr körper- und gefühlsbezogen. Ruhelosigkeit. Ängstlich, besonders bezüglich der Gesundheit. Selbstbestrafung. Langsam. Einseitige Begabung. Entwicklungsverzögerung.	**Helodermatidae** *Krustenechsen* Eigensinnige Entschlossenheit. Nicht loslassen. Klammern. Schwellung. Lähmung.
Heloderma horrida *Skorpion-Krustenechsen* Stur, am Recht festhalten. Starrsinn, Schwere. Langsamkeit. Kämpft gegen die Zeit.			

Vögel – Aves

- **Vögel** – *Aves*: Freiheit Gefängnis. Leichtigkeit, Wind, Hackordnung. Reisen. Navigation. Musik, Ausdrucks- und Bewegungsfreiheit.[2].
- *Wie:* Unerwarteter Angriff. Gewalt: Geschwindigkeit. Durchstechend. Schneidend. Reißend, krallend.

Buteo jamaicensis *Bussard* Pflicht und Verantwortung für die Familie. Sorgen. Unterstützen. Pragmatismus.	**Falco peregrinus disciplin.** *Wanderfalke* Fühlen sich bevormundet. Geschwindigkeit im Innern sucht einen Ausdruck, Freiheitsdrang und aggressive Impulse:[17] Selbstausdruck.	**Haliae leucocephalus** *Weißkopfseeadler* „Getrennt von dieser Welt". In Traumwelt gefangen[14] EinzelgängerIn. Möchten ausbrechen, mit Universum eins sein.[1] Schizophrenie	**Corvus corax principalis** *Kolkrabe* Der Gewalt entkommen. Verlassenheit. Ausgestoßen. Missbraucht. Mitgefühl. Mystik. Weisheit. Beziehungen. Schwarz/Weiß. Tod.[7]
Pica pica *Elster* Selbstüberschätzung. Intellektualisierung. Launenhaftigkeit. Von Glänzendem angezogen.	**Columba palumbus** *Taube/Ringeltaube* Wird als letzter Dreck behandelt. Friedliebend. Härte der Welt. Schuld und Scham. Gewalt. *Wie:* Beschmutzt.[18]	**Anas indica** *Indische Ente* Familienthemen (sich und die Sippe verteidigen). Treue. Von der Familie im Stich gelassen. Fühlen sich hässlich.[7]. Liebeskummer.	**Anser anser** *Wildgans* Fühlt sich um eigenen Freiraum beraubt, eingeengt. Begrenzen sich. Themen um Position in einer Gruppe.
Cygnus cygnus *Singschwan* Leistungsorientiert. Selbstbestimmung. Selbstüberforderung. Aristokratisch. Nicht dazugehören. Zügel in den Händen (Pferdethemen).[18]	**Ara macao** *Papagei* „Exotisch". Bunter Vogel. Individualität. Sich in Gesellschaft ausdrücken. In einer Welt, in die sie nicht hingehören. Hochintelligent. Weisheit.[17]	**Pelicanus onocrotalus** *Pelikan* Freiheit zu „Sein"! Spiritualität.[17] Frei von Beurteilung. Gerechtigkeit.[17]	

Milchmittel

- Milchthemen und. Mutterbeziehung. Fehlende Wärme. Ungestillt., Versorgung. Abhängigkeit, Unabhängigkeit. Suche nach Schutz, aber Kälte erfahren.

Lac asinum *Eselsmilch*	**Lac caninum** *Rottweiler-Hundemilch*	**Lac caprinum** *Ziegenmilch*	**Lac defloratum** *Entrahmte Kuhmilch*
Gutmütig, ausgenutzt werden.[2]. Demütigungen. Beschämung. Ausgestoßenen. Lastenträger. Prügelknabe.	„Ich muss mich unterordnen oder mächtig sein, um respektiert zu sein." Angst vor Ausschluss vom Rudel. Selbstverachtung.	Ehrgeiz. Mit Durchsetzungskraft nach oben kommen. Keine Blöße geben, Anstoß erregen. Ertragen keine Unterbrechung. Misstrauen.	Bindung und sicherer Platz. Gemeinschaft und Familie. Vertreibung. im Stich gelassen. Ausgelacht. Träge, sanft.
Lac delph. *Delphinmilch*	**Lac equinum** *Pferdemilch*	**Lac felinum** *Katzenmilch*	**Lac humanum** *Muttermilch*
Lebensfreude. Gemeinschaft, HelferIn. *Delusion:* Verantwortlich für das Leiden anderer.	Pflichterfüllung/Verantwortung und Drang nach Freiheit und Selbstentfaltung. Loyalität. Disziplin. Erfolgszwang.	Unabhängigkeit Selbstbestimmung. Eifersucht. Gegen die Norm. Coole, mit Babysprache.	Großer Anspruch. Als ob ich niemanden brauche. Konflikt von Abhängigkeit und Unabhängigkeit. Versorgung.
Lac leoninum *Löwenmilch*	**Lac lupinum** *Wolfsmilch*	**Lac suinum** *Schweinemilch*	
Macht, Leistung. Familie gerecht werden. Machtkampf. Diktatorisch, selbstgerecht. Ehrgeiz. Fordern. Respekt. Hoher Selbstanspruch.	Platz in der Gruppe, Position als Außenseiter. Durchbeißen. Isolation. Rückhalt in der Gruppe. Überlebenswille.	Verachtet, missbraucht. Zu Unrecht eingesperrt. Verurteilt sein. Ausgestoßen, Wut, Hass. Grausamkeit.	

Meeresmittel: Mollusken – Weichtiere

- Brauchen Schutz und Verlässlichkeit. Das Draußen ist bedrohlich, deshalb lieber in eine Schutzschale zurückziehen. Aber innen ist es begrenzt, eingesperrt, beengend, erstickend. Rückzug, Zusammenziehen, Schließen. Aber auch die Schale könnte zerbrechen und macht unbeweglich. Themen von Öffnen und Schließen, Verbindungen oder Kontakt verlieren.

Calcium carbonicum *Austernschalenkalk* Funktionieren. Zuverlässig mitgehen. Schüchtern, Schutz, Geborgenheit.	**Cypraea eglantina** *Kaurischnecke* Schutzlosigkeit. Geldthemen für die Sicherheit. Überempfindlichkeit. Hellsichtigkeit.[6]	**Murex purpurea** *Purpurschnecke* Alles was sie tun, bringt nichts. Das Leben ist eine Last. Möchten Unabhängigkeit, brauchen aber Unterstützung.	**Pecten jacobaeus** *Jakobsmuschel* Herausforderungen meistern wollen, um sich zu beweisen.[6] Spiritualität.
Mater perlarum (Conchiolinum) *Perle der Auster* Suchen Beachtung Anerkennung.	**Mytilus edulis** *Miesmuschel* Sicherheit in Beziehungen. Abhängigkeit. Unabhängigkeit. Abn.: Disharmonie Verlustängste.[6]	**Mytili margerita** *Miesmuschel-Perle* Ehrgeizige Führungskraft[6]	**Venus mercenaria** *Venusmuschel* Distanz. Groll, Welt fernzuhalten. Negative Einstellung über Körper. und Leben.
Corallium rubrum *rote Koralle* Betrogen. Wehrlos, ausgenützt, reizbar, schimpfen [5]	**Spongia tosta** *gerösteter Meeresschwamm* Sicherheit über Abhängigkeit. Wehrlosigkeit. Ängstlich.		

Meeresmittel: Cephalopoda – Kopffüßler

- Starker Bewegungsdrang. Verletzung der Intimsphäre erfahren. Missachtung und Entwürdigung der Weiblichkeit. Möchten gesellschaftlich nach „oben“. Streben nach Aufrichtigkeit. Bedrohungsgefühle. Starke Meeresbezüge. Unterwasserwelten. Tauchen.[82]
- *Empfindungen wie*: Abgeschnitten, Fallen, Sinken. Halten. Schweben. Antriebslos. Zusammendrücken, zerquetschen.[72]

Eledone cirrata *kleiner Krake* Möchten nach „oben“, schafft es aber nicht aus eigener Kraft. Ehrgeiz. Multikultur. Angst um ihre Kinder, und reizbar mit den Kindern. Orientierungslos. Wissbegier.	**Nautilus popiliuns** *Perlboot* Glauben, dass ihnen eine höhere Position angemessen wäre. Forschen gern. Widersprüchlich in ihrem Willen. Nostalgisch am Alten festhaltend	**Octopus vulgare** *Polypus oktopus* Möchten Halt finden, aber brauchen auch viel Selbstbestimmung. Nicht von der Familie eingenommen sein.	**Onychotheutis banksii** *Krallenkalmar* Glauben sich mit aller Kraft aus einer scheinbar aussichtslosen Situation hinaus zu bringen. Ideenreich. Wirft im Zorn mit Gegenständen. Betäubung.
Sepia *Tintenfisch* Tanzen. Geschlechterzugehörigkeit. Entwürdigung. Reizbarkeit. Gleichgültig gegenüber was sie am meisten lieben. Ausgelaugt.			

Meeresmittel: Allgemeine Tiere

- Das Meer ist ein Symbol der tiefen Verbundenheit mit der großen Urmutter und allem, was ist. Sinnbild für Geborgenheit. Gemeinsam sind den Meeresmitteln die inneren Empfindungen von Verlassenheit, Mangel an Schutz sowie emotionaler Minderversorgung. Auch finden sich Unsicherheit und Abhängigkeit. Verl./Abg.:Salz, Meeresfrüchte.

Aqua marina *Meerwasser* Durch eigenes Bedürfnis Blöße geben.[1] Verletztes Schamgefühl. Isoliert. Verstecken. Künstlerisch. Siehe auch Wasser.	**Ambra grisea** *Ambragries* Peinlich, dass man sich schämen musste. Schamhafte Zurückhaltung. Schüchtern. Empfindsam f. Musik	**Asterias rubens** *Seestern* Ausgeliefert sein, unter fremder Kontrolle. Willkür.[6]	**Corallium rubrum** *Rote Koralle* Fühlen sich betrogen. Ihre Wehrlosigkeit wird ausgenutzt, was sie reizbar macht.
Homarus gammarus *Hummer* Suchen Beschützer oder Schutz. Talisman. Enge Kleidung nicht ertragen	**Lac delphinum** *Delphinmilch* Gemeinschaft. Lebensfreude. Fürchten verantwortlich für das Leiden anderer zu sein.	**Lac phoca vitulina** *Seehund* Können die Trennung nicht überwinden.[2]. Zerschlagenheitsgefühle.	**Limulus cyclops** *Königskrabbe* Aktivität für sicheres Umfeld erschöpft. Selbständigkeit beweisen.[6]
Medusa *Ohrenqualle* Harmonie, Ästhetik, das Leben tanzen. Unabhängigkeit, um dem eigenen Fluss zu folgen.	**Spongia tosta** *gerösteter Meeresschwamm* Nachgiebigkeit aus einem Gefühl von Wehrlosigkeit. Alles muss sicher, sein. Alten Groll. Rückzurück.		

Wasser

- Möchten nicht angesehen werden, jedoch Beachtung finden. Verminderte Selbsteinschätzung. Sich nicht gewürdigt fühlen. ***Verbundenheit und Trennung.*** Lebenslust und Niedergeschlagen. Wechselhafte Stimmung von Heiter bis Wolkig. ***„Nah am Wasser gebaut". Ruhelos.*** Reserviert. *Beschwerden durch* Gefühlsspannungen. Tadel. Trennung.

Aqua pura *destilliertes Wasser* Möchten in Harmonie: Arbeit, sozialer Status. Verminderte Selbsteinschätzung. Streit. Aggression und starke Gefühle. Eifersucht. Redseligkeit. Kinderwunsch.	**Ems aqua** *EMS Wasser* Schlaflosigkeit durch Schmerz im Abdomen. Innere Hals wie Zusammenschnürung, krampfartige. Erbrechen. Verlust Körperflüssigkeiten. Pankreaserkrankung. Genitalien.	**Friedrichhaller aqua** *FRIED* Rationalisieren. Mangel an Gefühlen. Depression. Traurigkeit. Hypochondrie. Schleimhäute. Absonderungen – sauer und vermindert.	**Hochstein aqua** *Hochstein Wasser* Zweifel über die Beziehung, ob denn nun Trennung oder Verbindung sinnvoll ist. Trauen der eigenen Wahrnehmung nicht. Fehlende Klarheit und Auseinandersetzungsfähigkeit. Pankreas.

Nosoden

- Krankheit, die sie wie ein Makel befallen hat. Es ist, als ob an ihnen etwas falsch oder nicht in Ordnung wäre. Art, Lebenshaltung zu betrachten.
- Menschen versuchen aufgrund ihrer (miasmatischen) Haltung heraus in ihrem Leben zurechtzukommen.

Aids *Aids-Nosode* Nicht genügen können. Erst extravagant, später Abneigung. Gesellschaft mit Furcht, allein zu sein. *Furcht.* In Frage gestellt zu werden. Als Außenseiter behandelt zu werden.	**Anthracinum** *Milzbrand* Rational aus Pflichtgefühl und Existenzangst. Hilflose Wut über fehlende Zugehörigkeit.[1] Ausgenutzt. Trauer. Selbstvorwürfe. Langanhaltender Kummer.	**Carcinosinum** *Brustkrebs-Nosode* „Die Liebste von allen!". „ICH" darf nicht (egoistisch) sein. Selbstaufgabe. Unterdrückung von Lust und Frust und Kreativität. Wut wird nicht gefühlt. Tun, was verlangt wird.	**Diphtherinum** *Diphtherie-Bakterien* Kollaps Isoliert. Kontaktabbruch aus Furcht, Anstoß zu erregen. Erschöpfung, feindseligem Umfeld, auf der Hut sein müssen.
Influenzinum *Influenza (Grippe)-Nosode* Schwierig, auf Übergangssituationen einzustellen oder anzupassen.[1] Lebensumstellung. Rastlos, depressiv nach Grippe.	**Leprominium** *Lepra-Nosode* Ausgestoßen. Sich ergeben. Hoffnungslos. Abscheu gegen das Leben.[78] Niemand möchte sie in ihrer Nähe haben.	**Lyssinum Hydrophobinum** *Tollwut-Nosode* Kontrolle. Hierarchie und Unterordnung. Impulsiv. Unkontrollierte Wut mit Reue. Selbstverletzung. Dissoziativ. Hydrophobie Panikstörungen.	**Medorrhinum** *Trippernosode* Intensität statt Intimität. Leidenschaftlich Unruhe. Autoritätskonflikt. Freiheitsliebend. Nachtmensch. Erwartungsspannung.
Morbillinum *Masernnosode* Entscheiden fällt schwer. Zurückhaltend, um Zugehörigkeit nicht zu gefährden. Wutausbrüchen. Furcht im Dunkeln, abgesondert zu werden.	**Parotidinum** *Mumpsnosode* Frühreife. Zugehörigkeit nicht gefährden.[1] Entzündung der Ohrspeicheldrüse, des Hodens. Gehirnhautentzündung.	**Pertussinum** *Keuchhusten-Nosode* Der Willkür ausgeliefert. Dies macht Aggressionen, die aber nicht ausgedrückt werden darf. Wie feststecken, blockiert und schockiert.	**Polio** *Kinderlähmung* Suche nach Rückhalt. Unruhig mit Bewegungsdrang. Abenteuerlust, mitfühlend. Muskelatrophie, Multiple Sklerose. Polio.
Psorinum *Krätzebläschen* Existenzielle Angst und Unsicherheit. Nur das Überleben zählt. Mangel. Armut. Leidensweg. Fleiß. Hoffnungslosigkeit.[35]	**Rubeola** *Rubela-Nosode* Sich nicht angenommen fühlen. Trotz Ablehnung beugen müssen.[1] Taubheit der Neugeborenen. Lymphdrüsenschwellung.	**Scarlatinum** *Scharlachnosode* Sich infrage gestellt fühlen und sich den Bedingungen fügen müssen. Mandeln. Angst. Gehirnhautentzündung.	**Syphilinum** *aus Syphilis* Neigung zu Selbstüberschätzung. Groll mit Zerstörungsneigung. Eile. Sarkasmus. Verschwendung. Verzweiflung. Depression. Rituelle Zwänge.
Tuberculinum bovinum *Rindertuberkulose* „Sehnsuchtsvolle Suchte. Rebellion gegen Einschränkungen. Suche nach Veränderung. Entwurzelung.	**Bacillinum** *Tuberculose-Nosode* Das Problem ist schwerwiegend, dass es nicht lösbar scheint. Hektisch gegen die Zeit ankämpfen. Atemlos bis zum Kollaps. Asthma.	**Vaccinum** *Kuh-Pocken-Nosode* Fühlen sich nicht respektiert und sollen sich unbegreiflichen Bedingungen anpassen. [1] Hoffnungslosigkeit. Als wären sie unnormal oder abstoßend.	**Varicellinum** *Variola-Viren Windpocken* Selbstbestimmt den Freiraum suchen.[1] Entzündungen an den Körperöffnungen. Herpes. Warzen.

Literaturliste

1 Zippermayr, Philipp: Materia Medica der Motive. Irl Verlag (2004)
2 Müller, Karl-Josef: Wissmut, Materia Medica. Verlag (2007)
2.1 Müller, Karl-Josef: 3. Auflage Wissmut, Materia Medica. Verlag (2010)
3 Scholten, Jan: Homöopathie und Elemente. Narayana Verlag (1996)
3.1 Scholten, Jan: Homöopathie und Minerale. Narayana Verlag (2003)
3 L Scholten, Jan: Geheime Lanthanide. Narayana Verlag (2003)
3 S Scholten, Jan: Seminar Plants1-8, Eurosids Pflanzenfamilien. Utrecht (2005)
4 Sankaran, Rajan: Die Seele der Heilmittel. Homoeopathic Medicinal Publishers (2000)
4 P Sankaran, Rajan: Einblicke ins Pflanzenreich. Homoeopathic Medicinal Publishers (2003)
4 T Sankaran, Rajan: Sankaran's Tabellen 2006. Narayana Verlag (2006)
5 R Morrison, Roger: Leitsymptome der Homöopathie. Verlang Kai Kröger (1995)
6 Mangialavori, Massimo/Burley, Vicky: Die Meeresmittel in der Homöopathie. Narayana Verlag (2007)
6.1 Mangialavori, Massimo: Cactaceae in der Homöopathie. Narayana Verlag (2007)
6.2 Mangialavori, Massimo: Insekten und Parasiten in der Homöopathie. Narayana Verlag (2009)
6.3 Mangialavori, Massimo/Zwemke, Hans: Von der Tarantel gebissen, Faust Verlag (2005)
6.4 Mangialavori, Massimo: Die Säuren in der Homöopathie. Narayana Verlag (2008)
7 Kittler, Gertraude: Seminarmitschrift Gütersloh
8 Bomhardt, Martin: Symbolische Materia Medica. Verlag Homöopathie + Symbol (2000)
9 Vermeulen, Frans: Homöopathische Substanzen. Verlag Sonntag (2004)
9.1 Vermeulen, Frans: Synoptische Materia Medica 1. Emryss Verlag (2006)
9.2 Vermeulen, Frans: Synoptische Materia Medica 2. Emryss Verlag (1998)
10 Nash, Eugene Beauharnais: Leitsymptome der homöopathischen Therapie. Haug Verlag (2004)
11 Mütsch-Engel, Annemarie (Hrsg.): Bäume lügen nicht. Verlag Knaur (1986)
12 Lux, Andrea: in Gemeinschaft mit Nürnberger Phytotherapeutinnen, Seminarmitschriften
13 Zeitschrift „Lachesis": Gemeinschaftsarbeit und Mitschriften aus Verbandstagung zum Thema Bäume
14 Wikipedia `https://de.wikipedia.org`
15 Vermeulen, Frans: Konkordanz der Materia Medica. Emryss bv (2000)
16 Miller, Robbert G./Klunker, Willi: Arzneibeziehungen. Haug Verlag (1983)
17 Shore, Jonathan: Seminarmitschrift aus „Gib mir die Freiheit zu fliegen" Vogelarzneien
23 Schroyens, Frederik: 101 kleine Arzneimittel. Hahnemann Institut (1995)
24 Kleber, Johann Josef: Naturheilkunde. Information nach Jan Scholten und R. Sankaran `http://www.naturmedinfo.de/html/plants.html`
25 Master, Farokh J.: Milchmittel in der Homöopathie. Narayana Verlag (2008)
26 Schadde, Anne: Der Turmalin. Narayana Verlag (2009)
27 Le Roux, Patricia: Die Energie des Wasserstoffs. Narayana Verlag (2007)
29 Stürmer, Joachim: Minimale Materia medica. Verlag Müller und Steinicke (2008)
30 Homöopathic Links. Die Milchmittel der Materia Medica (2002)
31 Hiwat, Corrie/van der Zee, Harry (Hrsg.). Homöopatic links Publishers
32 Joshi, Bhawisha: Homöopathie und die Struktur des Periodensystems. Narayana Verlag (2010)
33 Sesam Homöopathie Programm, Biblibiothek `https://www.sesam-homoeopathie.com`
34 Welte, Ulrich: Das Periodensystem in der Homöopathie. Narayana Verlag (2009)
35 Murphy, Robin: Klinische Materia Medica, Narayana Verlag (2000)
36 Zeitschrift „Spektrum der Homöopathie" Narayana Verlag 1/2009
37 Le Roux, Patricia: Die Metalle in der Homöopathie. Narayana Verlag (2009)
38 Le Roux, Patricia: Schmetterlinge. Narayana Verlag (2009)
39 Dörre, Edith Helene: Symptome und Themenverzeichnis von 13 Edelsteinen für die homöopathische Behandlung. Novalis Verlag (2007)
40 Weirauch, Wolfgang / Verena Staël von Holstein: Gespräche mit Bäumen. Flensburger Hefte (2007)
41 Gawlik, Willibald: Arzneibilder und Persönlichkeitsportrait. Haug Verlag (2012).
42 Boericke, William: Homöopathische Arzneimittellehre. Narayana Verlag (2013)
43 Krusse, Frans: Homöopathische Typenbilder. Narayana Verlag (2010)
44 Zeitschrift „Spektrum der Homöopathie", 1/2010
45] Heuer, Ulrike: Zusammenfassung mit Hilfe der Bücher „Grundkurs Pflanzenbestimmung", Verlag Quelle & Meyer (2004) sowie „Die große Enzyklopädie, Urania Pflanzenreich, Blütenpflanzen 1", Urania-Verlag (2000)
46 Uyldert, Mellie: Verborgene Kräfte der Edelsteine. Lüchow Verlag (2005)
49 Scholz, Barbara: Gesund durch die Kraft der Edelsteine. Verlag Weltbild (1998)
50 Kaiser, Rosemarie: Zeitschrift „Homoeopathia viva", 1/08 (von Thomas Schweser)
50.1 Vermeulen, Frans: Zeitschrift „Homoeopathia viva Thema Pilze 2/08 (von Thomas Schweser)
50.2 Merialdo, Giacomo: Zeitschrift „Homoeopathia viva", 2/09 (von Thomas Schweser)
50.3 Kittler, Gertraude: Zeitschrift „Homoeopathia viva", 1/04 (von Thomas Schweser)
51 Eberle/Ritzer: Arzneimittellehre, Heilung von Krankheiten in modernen Lebenssituationen, Neue homöopathische Arzneien 1. Verlag Müller & Steinicke (1999)
52 Homoeopathic Links 4/95

53 Purkert, Peter M.: Homöopathie Zeitung I/98
54 Smits Tinus: Zitat
55 Schmelzer, Wolfgang: Seminarmitschrift
56 Voss, I.: Seminarmitschrift Botanischer Garten Münster
57 Greiner, Sibylle, Zitat
59 Becker, Jürgen: aus einer Seminarmitschrift der Boler Homöopathiewoche,
60 Riefer, Marco: Freiburg, Zitat
61 Barwig, Gudrun: Artikel aus www.frauenweise.de
62 Jelinek, George: Zitat
63 Zeitschrift „Homoeopathia viva"
64 Weihe, Christoph: Köln, Zitat
65 Sesam, Williamsii: aus Lophophora aus einer Arzneiprüfung
66 Master Farokh: Die Homöopathie der Schlangenmittel. Narayana (2012)
67 Assilem, Melissa: Muttermittel in der Homöopathie. Narayana Verlag (2012)
68 Le Roux, Patricua: Radioaktive Substanzen in der Homöopathie. Narayana Verlag (2012)
69 Fraser, Peter: Spinnen in der Homöopathie. Narayana Verlag (2012)
70 Fraser, Peter: Insekten in der Homöopathie. Narayana Verlag (2013)
71 Kraus, Harald: Die Botschaft der Bäume. Die Essenzen der Laubbäume. Verlag Unimedia (2011)
72 Sankaran, Radjan/Sudhir, Baldota: Überleben, Die Mollisken. Homoeopathic Medicinal Publisher (2012)
73 Kean, Sam: Die Ordnung der Dinge. Hoffmann und Campe (2011)
74 Klein, Louis: Klinischer Fokus. Narayana Verlag (2005)
75 Fraser, Peter: Vögel in der Homöopaathie. Narayana Verlag (2013)
76 Le Roux, Patricia: Die Homöopathie der Säuren, Narayana Verlag 2. Ausgabe (2014)
77 Theodore, Gray: Die Elemente. Bausteine unserer Welt. Komet Verlag (2010)
78 Josi, Bahwisha/Shachindra: Nosoden und Naturkräfte in der Homöopathie. Narayana Verlag (2013)
80 Scholten, Jan: Wunderbare Pflanzen. Narayana Verlag (2015)
81 Tumminello, Peter: Die Zwölf Juwelen in der Homöopathie. Narayana (2012)
82 Ruster, Gerhard: Sepia und die Tintenfamilie. Books on Demand (2001)
83 Kruse, Sigrid: Arzneimittelprüfung durch Gudjons Hausschriften veröffentlicht.
84 Seiler. Benjamin: Die unendliche Kraft im Wasser Fa. Aquadea Broschüre.
85 Bhawisha/Shachindra: Quick Book, Mineralien und Tiere. Herausgeber Shachindra, Joshi, Mumbai (2015)
86 Kremer: „Raum & Zeit" Nr. 115,1/ 2 2002 "ZeitenSchrift", (25/2000)
87 Seidler, Christiane: Perle und Perlmutt, Perle. Homöopathische Einblicke Nr. 48
88 Peppler, Antonie: Zeitschrift Co.Med Heft 9 (2010)
89 Nach: www.chemgapedia.de/vsengine/vlu/vsc/de/ch/4/cm/atombau.vlu/Page/vsc/de/ch/4/cm/atombau/strahlenbelastung.vscml.html
90 Fachgruppe Homöopathie. Prüfung durchgeführt von der Lachesis Verband (2009)
91 Louis, Klein: Orchideen in der Homöopathie. Narayana Verlag (2015)
92 Yakir, Michal: Wundersame Ordnung, Einführung in die Pflanzentabellen. Narayana Verlag (2013)
93 Peppler Antonie: Die Psychologische Bedeutung homöopathischer Arzeien. Band 1, CKH Verlag 1. Aufl. 1998
93.2 Peppler Antonie: Die Psychologische Bedeutung homöopathischer Arzeien. Band 2, CKH Verlag

Hinweis auf Kürzel:

622.40-72. = Struktur nach Jan Scholten – Ziffernfolge der Pflanzenfamilien

(Y:S1-2/R1-6) = Struktur der Pflanzenfamilie nach Michal Yakir

Die meisten Photos sind von A. Holle und aus der Sammlung von Britta Gudjons, die weitere Photos zur Verfügung gestellt hatte.

Amati Holle

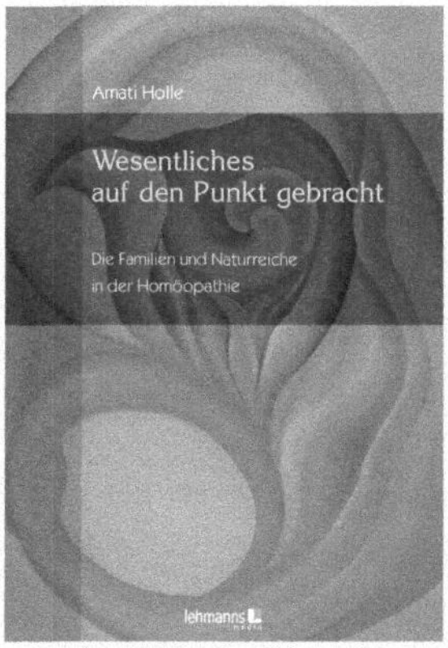

Wesentliches auf den Punkt gebracht
Essenzen der homöopathischen Familien & Naturreiche

2. Auflage 520 Seiten
ISBN 978-3-86541-857-9

Zum tieferen Verständnis der Homöopathischen Familien und Naturreiche und vieler weiteren Arzneimittel.

Darin finden sich auch viele sog. Kleine Mittel – „klein" werden sie deshalb benannt, weil unser bisheriges Wissen darüber noch klein ist, da sie noch nicht so viele Prüfungen erfahren haben, wie die hier erwähnten Polychreste, die vielgeprüften Arzneien.
Das reich illustrierte Buch ist ein einzigartiges, praxisorientiertes Nachschlagewerk, in dem unterschiedliche Quellen namhafter Homöopathen und Homöopathinnen zu einer Synthese zusammengeführt werden.
Die Essenzen werden übersichtlich "auf den Punkt gebracht" und gegliedert:
Mineralien, Säuren, radioaktive Substanzen, Edelsteine. Pilze, Bäume, Insekten, Schmetterlinge, Spinnen, Reptilien und Schlangen, Vögel, Meeres- und Wassermittel, Milch- u. Muttermittel sowie körpereigene Substanzen und Nosoden, dazu Differenzierungen und Gliederung nach Lebensthemen und Empfindungen.

Die Pflanzenfamilien, vor allem nach Rajan Sankaran und auch die neuesten Erkenntnissen von Jan Scholten ermöglichen einen tieferen Einblick und eine genauere Systematisierung. Zahlreiche, farbige Abbildungen runden dieses Buch ab.

https://www.lehmanns.de/isbn/9783865418579

Amati Holle

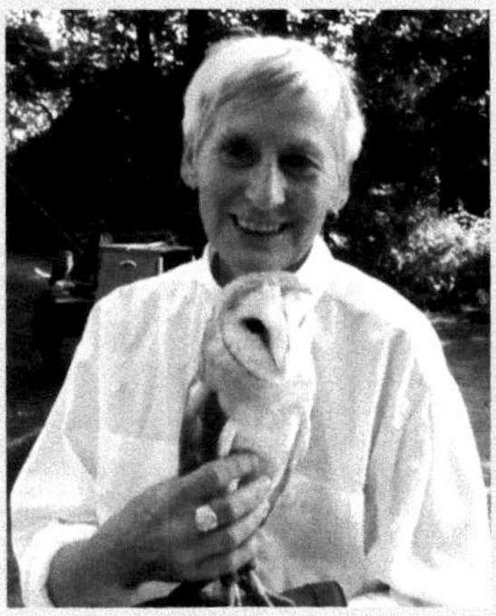

Homöopathin und Heilpraktikerin seit 1984, Autorin und Künstlerin, lebt im Münsterland.

Seminare und Webinare über Homöopathie & Heilweisen, Naturerfahrungen, Baumheilweisen und Kunst

Website: https://www.ammatiholle.de

Seminaranfragen richten Sie an: info@amatiholle.de

Filme finden sich auf YouTube:

https://www.youtube.com/watch?v=zUWFOTivsZQ